DE

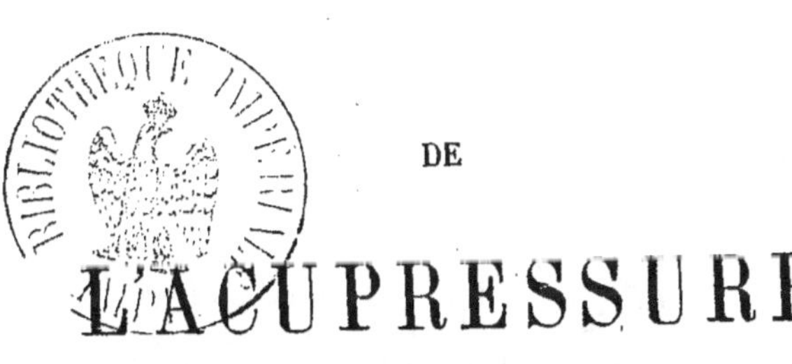

L'ACUPRESSURE

Paris — Typographie HENNUYER ET FILS, rue du Boulevard, 7.

DE
L'ACUPRESSURE

MÉTHODE NOUVELLE

DE RÉPRIMER LES HÉMORRHAGIES CHIRURGICALES

ET D'ACCÉLÉRER

LA CICATRISATION DES PLAIES

PAR

J.-Y. SIMPSON

PROFESSEUR DE MÉDECINE OBSTÉTRICALE A L'UNIVERSITÉ D'ÉDIMBOURG
ACCOUCHEUR DE S. M. LA REINE D'ANGLETERRE
MEMBRE DE LA SOCIÉTÉ ROYALE DES SCIENCES D'ÉDIMBOURG

Ancien président du Collège royal de médecine, des Sociétés royale de médecine,
médico-chirurgicale et obstétricale d'Edimbourg,
Membre honoraire du Collége royal de médecine d'Irlande; lauréat de l'Institut de France,
Associé étranger des Académies de médecine de France,
de Belgique et de New-York,
de l'Académie des sciences de Suède, de la Société philosophique américaine,
de l'Institut médical d'Egypte, des Sociétés médicales
de Constantinople, d'Athènes, de Bohême, de Norwége, de Stockholm, de Copenhague,
de Gand, du Massachusetts, de Lima, de Bombay, etc., etc.;
des Sociétés de Chirurgie et de Biologie de Paris, membre honoraire
ou correspondant
des Sociétés obstétricales de Londres, de Dublin,
de Leipsick de Berlin, etc., etc.

Avec figures dans le texte

PARIS

P. ASSELIN, SUCCESSEUR DE BÉCHET JEUNE ET LABÉ
LIBRAIRE DE LA FACULTÉ DE MÉDECINE
Place de l'École-de-Médecine

1864

Cette traduction est la seule autorisée par l'auteur.

PRÉFACE.

Dans le traitement des plaies, ainsi qu'à la suite des opérations, deux points principaux doivent avant tout fixer l'attention. En premier lieu, oblitérer les artères, afin de prévenir toute hémorrhagie ; en second lieu, provoquer une cicatrisation rapide, de manière à épargner au malade la douleur, la suppuration, l'épuisement et toutes les consé - quences fâcheuses d'une lésion chirurgicale.

JOHN BELL (Principles of Surgery, t. I, p. 41).

L'acupressure est un moyen nouveau d'arrêter les hémorrhagies, par la compression provisoire des artères à l'aide d'une tige, et quelquefois d'un fil métallique. C'est devant la Société royale de médecine d'Edimbourg, dans la séance du 19 décembre 1853, qu'il a été question de cette méthode pour la première fois. Un résumé de cette communication a été inséré dans les comptes rendus de cette Société, t. IV, p. 249, et dans le Journal de médecine d'Edimbourg (*Edinburgh Medical Journal*) du mois de janvier 1860 (p. 645). L'histoire des premières amputations, dans lesquelles ce moyen a été mis en usage, a été publié dans le *London Medical Times* du 11 février 1860.

Je ne me proposais pas, à cette époque, de revenir sur une

question purement chirurgicale, et par conséquent étrangère à mes travaux habituels ; mais vers la fin de l'année dernière, on me pria d'envoyer au *Medical Times* quelques leçons sur l'acupressure. Ces leçons, quand j'ai voulu les reprendre pour les publier séparément, ont acquis une extension imprévue, et sont devenues le point de départ du volume aujourd'hui placé sous les yeux du lecteur ; il y est question, comme on le verra, non-seulement d'une méthode hémostatique nouvelle, mais aussi de la réunion des plaies par première intention, et de prophylaxie de l'infection purulente chez les amputés.

Les fatigues de la pratique et le dérangement de ma santé ne m'ont point laissé le temps de condenser cet ouvrage, de lui donner une forme plus méthodique et d'éviter les redites qui frapperont sans doute les yeux du lecteur. Personne, au reste, ne sent mieux que moi les nombreuses imperfections de ce travail.

Par suite de la manière irrégulière avec laquelle cet ouvrage a été composé, et des longs intervalles qui en ont interrompu la rédaction, plusieurs chapitres, qui devraient se suivre, se trouvent au contraire plus ou moins éloignés. J'engage le lecteur à parcourir le chapitre xviii après le chapitre vi ; ils se rapportent tous les deux à la description des meilleurs procédés d'acupressure.

Si le temps et l'espace me l'avaient permis, j'aurais aisément pu multiplier les observations insérées dans ce travail ; car des faits nombreux, à l'appui des idées qu'il expose, me sont parvenus de tous les points du monde. Mais je n'ai pas jugé nécessaire, quant à présent, d'accumuler de nouvelles preuves à cet égard.

Je dois de vifs remercîments à mon élève et ami le docteur Black, pour les services qu'il m'a rendus par ses recherches bibliographiques, ainsi que pour l'attention avec laquelle il a surveillé l'impression de cet ouvrage.

J. Y. SIMPSON.

Edimbourg, le 21 novembre 1864.

DE

L'ACUPRESSURE

CHAPITRE I.

DE L'IMPORTANCE DE L'HÉMORRHAGIE
ET DES MOYENS HÉMOSTATIQUES, AU POINT DE VUE CHIRURGICAL.

Parmi les grandes questions de la chirurgie, l'étude des hémorrhagies traumatiques et des moyens propres à les combattre a toujours occupé, en raison de son importance capitale, un rang des plus élevés, chez les anciens comme parmi les modernes.

Jusqu'à une époque relativement assez récente, les vaisseaux divisés dans le cours d'une opération ou lésés par une blessure accidentelle ne pouvaient fournir du sang sans inspirer au chirurgien les inquiétudes les plus vives et les plus légitimes ; il ne possédait, en effet, aucun moyen commode et sûr de mettre un terme à l'hémorrhagie. La crainte d'un accident, dont les conséquences, toujours redoutables, pouvaient quelquefois devenir mortelles, arrêtait la main des opérateurs les plus audacieux et faisait obstacle à tous leurs efforts ; elle a paralysé, pendant des siècles entiers, l'essor de la chirurgie : les progrès récents de cette science ont été proportionnés à l'amélioration de nos procédés hémostatiques. Combien d'affections diverses, où nous faisons largement intervenir l'instrument tranchant, exigeaient autrefois l'emploi du fer rouge, des caustiques et des ligatures ! Combien d'opérations, qui ne sont aujourd'hui qu'un jeu pour les commençants, paraissaient autrefois impossibles, grâce à la terreur qu'inspirait alors l'hémorrhagie ! C'est ainsi que le célèbre

1

Dionis nous apprend incidemment[1] qu'il ne trouva pas à Marseille un seul chirurgien qui eût jamais pratiqué l'amputation du sein. Il paraît, d'après Celse[2], que de son temps les amputés succombaient assez souvent à l'hémorrhagie ou à la syncope dans le cours de l'opération ; et même, au commencement du dix-septième siècle, en Italie, un grand anatomiste et un chirurgien distingué, Fabrice d'Aquapendente, paraît avoir tellement redouté les pertes sanguines effrayantes et parfois funestes qui résultaient souvent des opérations, qu'il donnait le conseil de ne pratiquer les incisions que sur les parties mortifiées[3], c'est-à-dire dans les tissus privés de circulation et de vie[4]. Plus tard encore, vers le milieu du siècle dernier, Samuel Sharp, élève de Cheselden, et chirurgien de Guy's Hospital, n'ayant jamais entendu parler de la désarticulation de l'épaule pratiquée par Le Dran, Morand et d'autres chirurgiens, fait observer que cette opération peut devenir nécessaire dans quelques cas ; « mais, ajoute cet éminent prati-

---

[1] Cours d'opérations de chirurgie, 1708, p. 324.

[2] « Sæpe in ipso opere, vel profusione sanguinis, vel animæ defectione moriuntur. » (De re medicà, lib. VII, cap. iv, sect. iii.)

[3] Voyez, dans les œuvres chirurgicales de cet auteur, les chapitres intitulés : « De sphaceli curatione, » et « De sphaceli chirurgia. » En pratiquant l'amputation dans les tissus mortifiés, il se flatte d'éviter à la fois la douleur et l'hémorrhagie : *Nullus concitatur dolor, nec timetur sanguinis profusio.* (Hieronymi Fabricii ab Aquapendente, etc., etc. Opera chirurgica, Leyde, 1723, p. 103 et 628.)

« Dans plusieurs parties de ses ouvrages, dit M. Sharp, il (Fabrice) nous donne une vive peinture de l'état déplorable où se trouvait alors la chirurgie à l'égard des amputations. Il reconnaît combien le cautère actuel est un moyen infidèle, lorsqu'il s'agit d'arrêter l'écoulement du sang. » (Sharp, Critical Enquiry into the present state of Surgery, 4e éd., p. 306.)

[4] Le traité de chirurgie le plus en vogue en Angleterre, vers la fin du dix-septième siècle, parle de l'amputation des membres comme d'une affreuse mutilation. (Cook, Marrow of Chirurgery, p. 202.) « L'amputation, dit Purmann, est la plus terrible et la plus affreuse de toutes les opérations de la chirurgie. » (Chirurgia curiosa, etc., etc., par M. G. Purmannus, chirurgien en chef de la ville de Breslau, Londres, 1706, p. 209.) D'après Woodall, chirurgien de l'hôpital Saint-Barthélemy de Londres, l'amputation « est la partie la plus lamentable de la chirurgie, » et « l'artiste ne doit jamais se permettre de *démembrer* un homme sans y avoir mûrement réfléchi. » (The Surgeon's mate, or Military and Domestic Surgery, p. 156 et 400.) Sylvester O'Halloran, en 1765, à propos d'une opération aussi simple que l'amputation de la jambe au tiers supérieur, parle de l'hémorrhagie comme de la « complication la plus incommode et la plus inquiétante. » Il ajoute que, pratiquée par la méthode de Verduin, cette opération fait souvent périr le malade par hémorrhagie. (Complete Treatise on Gangrene and Sphacelus, with a new Method of Amputation, p. 237 et 261.)

cien, la crainte de voir expirer les malades sous le couteau, par
suite d'une hémorrhagie foudroyante, a jusqu'à présent empêché
les.chirurgiens de l'entreprendre [1]. »

Quoique de nos jours l'hémorrhagie ait cessé d'inspirer de pareilles terreurs, elle constitue encore une complication sérieuse
pour toutes les opérations de quelque importance, — toutes celles
du moins où l'on fait intervenir l'instrument tranchant. Il en résulte que toutes les questions qui se rattachent à l'étude de ce sujet intéressent simultanément toutes les branches de la médecine opératoire. Qu'on modifie ce procédé spécial, qu'on fasse varier la forme, la position, la longueur ou la largeur d'un lambeau,
de semblables innovations ne s'adaptent qu'à des cas particuliers
et n'exercent aucune influence sur la chirurgie prise dans son ensemble. Les discussions qui peuvent s'élever à cet égard, malgré
tout l'intérêt qu'elles comportent, ont toujours je ne sais quoi de
trivial ; les limites étroites où la question est renfermée ne permettent guère qu'il en soit autrement. Au contraire, la solution
de l'un des grands problèmes qui se rattachent à l'étude des hémorrhagies fournit des applications pratiques, non pas à une
seule amputation en particulier, mais à toutes les amputations en
général, ou, pour mieux dire, à toutes les opérations sanglantes.

Envisagé à un autre point de vue, ce sujet présente la plus
haute importance. Le moyen de supprimer les hémorrhagies traumatiques et les moyens de fermer et de cicatriser les plaies avec
assez de promptitude et de facilité pour abréger les souffrances
du blessé, et mettre sa vie en sûreté, constituent deux branches
de la pratique qui ont toujours suivi une marche parallèle dans
les progrès de l'art. Le perfectionnement des procédés hémostatiques a permis de perfectionner le pansement des blessures ; car
ce sont là deux questions inséparables en pratique, bien qu'elles
se présentent l'une au commencement, l'autre à la fin de toute
opération chirurgicale. « En effet, disait, il y a un demi-siècle,
mon savant et bien-aimé maître, le professeur Thomson, supprimer l'hémorrhagie et réunir les surfaces divisées, tels sont, pour
toute blessure comme pour toute opération, le premier et le dernier objet des efforts du chirurgien [2]. »

---

[1] Sharp. (Treatise on the operations of Surgery, 3ᵉ éd., 1740, p. 221.) « J'ai
entendu dire, ajoute-t-il, que cette opération a été pratiquée une seule fois. »
[2] Thomson, Lectures on Inflammation, p. 249.

Jusqu'ici, si nous laissons de côté les moyens accessoires, deux grandes méthodes hémostatiques ont été pratiquées en chirurgie. La *cautérisation* est la première : elle consiste à promener le-fer rouge ou les caustiques sur les orifices béants des vaisseaux divisés, dans le but de former le plus promptement possible une escarre [1] au milieu de ces ouvertures béantes, afin de les obstruer et de fermer les vaisseaux pendant un temps assez long pour leur permettre de subir une oblitération complète.

La *ligature* est la seconde des deux méthodes dont nous venons de parler : elle consiste à fermer la lumière des artères divisées en nouant autour d'elles un fil fortement serré, immédiatement au-dessus du point intéressé. L'occlusion d'une artère ouverte, qu'elle s'opère par la cautérisation ou par la ligature, est, dans le principe, un effet purement mécanique, et par conséquent provisoire ; mais l'oblitération permanente et complète qui lui succède est, au contraire, le résultat d'un travail organique qui s'établit à l'intérieur du vaisseau obstrué et tout autour de lui. Il est à peine nécessaire de faire observer que la seconde de ces deux méthodes est le moyen presque universellement adopté en Angleterre par les chirurgiens modernes pour combattre les hémorrhagies traumatiques [2], sauf le cas où la petitesse de l'artère permet d'employer la torsion.

---

[1] L'obstruction mécanique aux orifices des artères ouvertes que produit l'emploi du cautère actuel après les amputations, est brièvement décrite par Fab. d'Aquapendente, dans les termes suivants : « Artifices partem urunt, et parant crustam satis crassam, quæ operculum firmum est vasorum. » (Op. cit., p. 103.) Les expériences de Bouchacourt ont démontré que lorsque l'ouverture d'un vaisseau divisé est cautérisée par des instruments portés au rouge naissant, le degré de température qui convient le mieux dans ce but, les trois tuniques de l'artère se renversent ou sont invaginées à l'intérieur du tube vasculaire, et tendent à en obstruer plus ou moins complétement l'orifice. (Voyez Malgaigne, Méd. opératoire, p. 40.)

[2] Les chirurgiens anglais ne recourent que très-rarement à la cautérisation, sans doute ; mais il peut arriver, dit M. Porter, « qu'une artère soit blessée sur un point qu'il est impossible d'atteindre, comme il arrive pour les opérations pratiquées à la base de la langue, ou sur d'autres points profondément situés, ou qui présentent des conditions anatomiques spéciales : le cautère actuel devient alors notre seule ressource ; il réussit généralement à merveille. » (Obs. on aneurism, p. 50.) Cependant le fer rouge, même en pareil cas, occupe une place de moins en moins grande dans la pratique du chirurgien anglais. En France, on en fait plus souvent usage : Bérard a énuméré les cas où il pouvait être utilement appliqué, dans un article du *Dictionnaire*. (Dict. de méd. en 30, art. Hémostatique, t. XV, p. 232.) Il m'a paru inutile de signaler ici l'emploi du calorique comme moyen de prévenir les hémorrhagies, à l'aide de l'appareil

Le but de ce travail est de décrire une troisième méthode générale d'arrêter les hémorrhagies de ce genre ; il s'agit du procédé connu sous le nom d'*acupressure*, et qui consiste à créer artificiellement un obstacle à l'écoulement sanguin que fournissent les artères ouvertes ou coupées en travers, par la pression d'une aiguille, ou plutôt d'une épingle métallique qui croise perpendiculairement leur trajet. Pour bien saisir les avantages de ce nouveau procédé, il faut d'abord étudier les causes qui empêchent les vastes plaies chirurgicales, celles qui résultent, par exemple, d'une amputation, de se réunir par première intention, quand les moyens hémostatiques ordinaires, soit anciens, soit modernes, ont été mis en œuvre.

galvano-caustique des professeurs Marshall et Middeldorpf ; de l'écrasement linéaire de M. Chassaignac, ou de la *ligature en masse* de la chirurgie ordinaire, appliquée aux polypes, aux hémorrhoïdes, etc,, etc. Car nous avons pour but d'indiquer ici un moyen d'arrêter les hémorrhagies produites par les instruments tranchants, sans empêcher la réunion immédiate des lèvres de la plaie ; tandis que les moyens préservatifs que nous venons de signaler produisent nécessairement des plaies qui ne sont pas destinées à se cicatriser par première intention.

CHAPITRE II.

DES CIRCONSTANCES QUI S'OPPOSENT A LA CICATRISATION
DES PLAIES PAR PREMIÈRE INTENTION.

J'admets en principe que tout chirurgien physiologiste, en Angleterre, a pour but de guérir, autant que possible, les plaies soumises à son traitement par une adhésion primitive [1].

Dans les anciens temps de la chirurgie, où le fer rouge et les caustiques étaient les seuls moyens d'arrêter les hémorrhagies consécutives aux opérations, on ne pouvait guère songer à obtenir une cicatrisation immédiate ; car la présence d'escarres à la surface de la plaie s'opposait d'une manière absolue à toute réunion directe ; et même, après avoir abandonné la cautérisation pour la compression, la ligature et les hémostatiques, les chirurgiens se défièrent longtemps de cette idée, et ne s'y habituèrent qu'avec difficulté [2] : des tentatives de ce genre furent faites par Yonge,

---

[1] « La méthode, dit M. Cooper, qui consiste à rapprocher les lèvres de la plaie après une amputation, dans le but de les réunir par première intention est, depuis longtemps, universellement adoptée en Angleterre : c'est notre pratique constante dans le traitement de toutes les plaies par instruments tranchants ; c'est là ce qu'on peut appeler le triomphe de la chirurgie anglaise. » (Dict. of practical surgery, p. 65, 7e éd., 1858.) « Il n'existe aucune blessure, dit M. John Bell, qu'on ne puisse chercher à cicatriser par première intention ; aucun pansement appliqué à la surface d'une plaie ne peut être préférable au contact de la surface opposée : la séparation vient à l'instant de se faire, la réunion pourra se faire immédiatement; et, quand même elle n'aurait pas lieu, il n'en résulterait aucun inconvénient; le travail de la suppuration se fera tout aussi bien que si la plaie avait été pansée avec de la charpie sèche ou avec quelque onguent irritant. » (Principes de chirurgie, t. I, p. 46.) « Ce procédé, dit M. Cooper, ne présente aucun danger : on ne peut rien essayer de mieux. S'il échoue, peu importe ; la plaie se remplira de bourgeons charnus, et se fermera tout aussi bien qu'à l'aide d'un pansement ordinaire. (Dict. of practical surgery, p. 65.)

[2] En 1761, Sharp faisait les réflexions suivantes :

« On s'est efforcé, depuis quatre-vingts ans, de rendre les amputations moins

Verduin, Sabourin, Vermale, Garengeot, etc. Cependant, dans la première moitié du siècle dernier, la coutume de lier les artères « se *glissa* peu à peu dans la pratique[1], » et le système de réunir les lèvres de la plaie par une adhésion immédiate acquit de nombreux partisans, parmi lesquels se rangèrent Sharp[2], Alanson[3], et d'autres chirurgiens anglais[4]. Cependant d'autres praticiens continuèrent à combattre cette idée; qu'ils accusaient d'être absurde et impraticable. C'est ainsi que O'Halloran, en 1765, soutint opiniâtrement que la cicatrisation par inosculation, sans suppuration, par une adhésion immédiate, est entièrement chimé-

dangereuses, en inventant une méthode pour cicatriser la plaie *par la première intention*. La première tentative de ce genre est rapportée dans le *Currus triumphalis è terebintho*, imprimé à Londres en 1679, quoique l'on ait attribué cette idée à Verduin et à Sabourin, qui s'en sont disputé le mérite plusieurs années plus tard. » (Critical enquiry into the present state of Surgery, 4e éd., p. 292.) Yonge, qui exerçait à Plymouth, décrit pour la première fois l'amputation à lambeaux dans le travail déjà cité : il en parle comme d'une « méthode pour amputer les membres de manière à fermer la plaie *per symphisin* en trois semaines, sans provoquer l'inflammation ni l'exfoliation de l'os. » Il attribue l'invention de cette méthode à Lowdham, chirurgien à Exeter. Plus tard (en 1696), Verduin, en faisant ressortir les avantages de l'opération à un seul lambeau, dans les amputations au-dessous du genou, ajoute que la méthode à lambeaux avait été pratiquée par un chirurgien de Londres ; et il prend la défense de la cicatrisation par première intention dans les termes suivants : « Decurtationem ipsam quod spectat ; mirum in modum nec semper affecit, promptum illud et stupendum naturæ opus, in partibus sibi invicem agglutinandis, licet longissimè dissitis, si abscissâ cute, labra earum vulnerata et sanguine madentia, proximè duntaxat ad invicem jungantur, ac probè conjuncta ferventur, cujus rei frequentissima in praxi meâ habui exempla, imprimis in restituendis labiis leporinis, etiam maximè distantibus; unde mihi aliquoties in mentem venit, an non in decurtandis artubus simile quid præstari posset ? » (De Novâ Artuum decurtandorum ratione, p. 5.)

[1] Ces paroles significatives sont employées par Sharp, en parlant des progrès si lents de la ligature des artères. (Op. cit., p. 299.)

[2] « La fièvre symptomatique et les dangers qui menacent la vie à la suite d'une amputation, ne paraissent pas procéder exclusivement de la violence faite à la nature par la douleur de l'opération et l'ablation d'un membre, mais aussi de la difficulté avec laquelle une vaste suppuration s'établit ; c'est là un fait évident, d'après ce que nous voyons pour les plaies fort étendues qui sont disposées de manière à se fermer par inosculation, ou, comme disent les chirurgiens, par première intention : car, dans ce cas, nous voyons la guérison s'opérer sans secousse violente ; tandis que la même plaie, si on l'avait abandonnée à la suppuration, aurait occasionné une fièvre symptomatique, etc., etc. Mais dans l'un et l'autre cas, l'opération, prise en elle-même, est également grave, quel que soit le traitement ultérieur. » (Op. cit., p. 290.)

[3] Practical Observations on Amputation, 2e éd., 1782, p. 153.

[4] Voyez les œuvres de B. Bell, John Hunter, William Hey, John Bell, etc.

rique et opposée aux règles de la nature [1], et ce chirurgien, ainsi que la plupart des autres, recouvrait assidûment, avec des onguents et des lotions, la surface interne des moignons et des lambeaux, pendant dix, douze ou quatorze jours après l'opération, s'opposant ainsi de la manière la plus efficace à toute adhésion, puisque nulle part les surfaces saignantes ne se trouvaient en contact.

Les points destinés à se réunir, par seconde intention, dans un état de *maturité* complète, vers la fin du deuxième septenaire, étaient jusque-là pansés comme « des plaies distinctes, » d'après les propres expressions de cet auteur (p. 240 et 245). A cette époque, et même plus tard encore, l'immense majorité [2] des chirurgiens appliquaient leurs pansements et leurs médications à l'intérieur des plaies, et peu à l'extérieur [3]; ils enfonçaient, ils accumulaient sans pitié leur charpie, leurs compresses, leurs onguents jusqu'au centre des moignons amputés, et mettaient autant de soin à panser les extrémités osseuses [4] que leurs prédécesseurs à les cautériser [5].

Entraînés par la haute autorité de Pelletan, de Larrey, de Gensoul, de Monteggia, de Dupuytren [6] et d'autres auteurs, quel-

---

[1] *Op. cit.*, p. 220. Dans un autre endroit (p. 213) il s'efforce inutilement de prouver que Garengeot altère les faits, lorsqu'il signale la rapidité avec laquelle il a vu les lambeaux s'accoler à la suite de certaines amputations, et surtout lorsqu'il parle d'un cas où la cicatrisation fut complète au bout de trois jours. « Je le demande aux commençants les plus inexpérimentés, s'écrie O'Halloran, ont-ils jamais vu une blessure d'un pouce de largeur se fermer dans cet espace de temps? Voici pourtant une masse énorme de chairs, comprenant la jambe presque tout entière ; il existe une division complète des nerfs, des muscles, des vaisseaux, des os, et tout cela se réunit en trois jours ! »

[2] Consultez White, Gooch, Bromfeild, etc.

[3] Alanson emploie quelquefois l'expression significative de « pansements extérieurs à la plaie. » *op. cit.*, p. 289, etc.

[4] Voyez Bromfeild, qui recommande la charpie sèche pour le pansement des os. (Chirurgical obs. and cases, t. I, p. 174); et Moyle, qui conseille de protéger les os et la moelle avec des morceaux d'étoupe ou de charpie sèche ; « appliquez ensuite, dit-il, vos compresses et vos astringents. » (The sea Chirurgion, p. 67.)

[5] Jean de Vigo, en parlant de l'amputation, dit que « les os doivent être coupés avec une scie bien affilée, puis cautérisés au fer rouge. » (Voir la traduction anglaise publiée en 1586, p. 43.) D'après Fabrice de Hilden, après l'amputation, l'opérateur « cauteriis vasa inuret ad sistendum sanguinem, ipsumque etiam os, quò citius excidant ejus fragmenta. » (Opera omnia, 1646, p. 811.)

[6] Ce n'est que dans les amputations immédiates ou traumatiques que ce grand chirurgien recommandait la réunion par première intention. (Leçons orales, t. II,

ques chirurgiens étrangers repoussent systématiquement toute tentative de réunion directe dans la plupart des cas : peut-être leur manière d'opérer, et surtout leurs pansements consécutifs sont-ils la cause des insuccès presque constants qui les ont découragés. J'ai vu, il y a peu de temps, l'un des chirurgiens les plus distingués du continent enlever d'un seul coup la mamelle entière, dans un cas où cet organe était devenu le siége d'un cancer. Il ne chercha point, comme l'aurait fait un opérateur anglais, à disséquer un lambeau de peau saine pour couvrir le vide laissé par l'ablation du sein : il préféra enlever la mamelle tout entière, avec la peau qui la recouvrait, laissant ainsi une vaste surface dénudée qui, les artères une fois liées, fut pansée avec de la charpie, etc. Cependant, lorsque les plaies, au lieu de se fermer par première intention, subissent le travail de bourgeonnement, et ne se réunissent que par seconde intention, le travail organique est lent et pénible, et s'accompagne d'une suppuration plus ou moins longue, qui inflige au malade des souffrances prolongées, qui compromet sa santé et lui fait quelquefois perdre la vie [1].

Il arrive quelquefois que la cicatrisation par première ou par seconde intention dépend de la constitution et de l'état habituel de santé du malade, ainsi que des conditions hygiéniques où il est placé. Toutefois ce résultat dépend toujours, en partie, souvent même en totalité, des caractères locaux et des conditions intrinsèques de la plaie, et surtout de la coaptation parfaite et directe de ses deux lèvres opposées. J'ai vu, à l'autopsie, une fistule vésico-vaginale, dont les bords avaient été avivés, parfaitement et complétement cicatrisée cinq jours après l'opération, bien que, dans ce court espace de temps, la malade eût été frappée d'une pelvi-péritonite mortelle [2], accompagnée de tous les troubles géné-

---

p. 405, 2e éd.) Ses compatriotes, Roux et Richerand, soutenaient l'opinion diamétralement opposée : pour eux, les amputations immédiates étaient, de toutes, les plus impropres à la réunion directe et les moins favorisées à cet égard. (Cooper, Dict. of pract. Surgery, p. 65.)

[1] En parlant de l'ancienne méthode de traiter les amputations, M. Velpeau s'exprime ainsi : « Elle expose à la conicité du moignon, à la nécrose de l'os, à l'épuisement du malade par l'abondance et la persistance de la suppuration, aux douleurs les plus vives lors de chaque pansement ; elle exige trois, quatre, cinq, six, et même sept ou huit mois pour que la cicatrisation s'opère, et ne fournit ordinairement qu'une cicatrice des plus minces, qui se déchire au moindre effort. » (Nouveaux éléments de médecine opératoire, t. I, p. 354.)

[2] Le cas auquel je fais allusion ici offrait quelques difficultés, à cause de l'insertion du col utérin dans la cavité vésicale. L'opération fut très-habilement prati-

raux de l'économie qui se manifestent dans des cas aussi graves. La question qui nous est posée est donc la suivante : *La chirurgie est-elle aujourd'hui préparée à réaliser un nouveau progrès en modifiant le traitement des plaies de manière à déterminer, dans l'immense majorité des cas, la réunion par première intention ?* S'il en était ainsi, le praticien verrait, dans les cas les plus heureux, les plaies d'amputation se fermer dans l'espace de quelques jours, au lieu de traîner pendant des semaines et même pendant des mois entiers ; il abrégerait ainsi les souffrances de l'opéré, et ferait disparaître la plupart des dangers qui menacent son existence.

Or il existe des plaies qui se réunissent presque à coup sûr par première intention, malgré des circonstances locales en apparence très-défavorables ; ainsi les bords avivés d'une fistule vésico-vaginale, rapprochés à l'aide d'une suture métallique, s'accolent presque toujours, malgré le contact permanent de l'urine ; les déchirures du périnée, malgré la présence des matières fécales irritantes, et les surfaces saignantes du bec-de-lièvre récemment opéré, malgré le contact de la salive, se comportent absolument de la même manière.

En un mot, toutes les opérations de la chirurgie *plastique* sont destinées à obtenir la réunion par première intention, et presque toujours les choses se passent ainsi. Pourquoi donc les plaies de cette espèce se cicatrisent-elles habituellement par l'adhésion primitive, tandis que, pour les plaies d'amputation, de pareils résultats sont exceptionnels ? Car il est reconnu que, dans la pratique chirurgicale, il est extrêmement rare[1] de voir l'amputation du sein ou des membres, ou l'ablation des tumeurs volumineuses, donner lieu à des plaies qui se referment par l'adhésion primitive dans toute leur étendue. Je crois que la réponse à la ques-

---

quée à Edimbourg par M. le docteur Bozeman. « On doit considérer, dit ce chirurgien, le cas dont il s'agit comme un succès complet, malgré la mort de la malade ;... car, à l'autopsie, nous trouvâmes la suture aussi parfaitement ajustée qu'au jour même de l'opération : il en était résulté une adhésion *parfaite* du bord de la fistule. L'infection purulente dont mourut la malade devrait, je crois, être envisagée comme une complication purement accidentelle. » (Bozeman, Med. Times and Gazette, nov. 27, 1858, p. 561 ; et Keiller, Edimb., Med. Journal, oct. 1858, p. 330.)

[1] « La cicatrisation de la plaie, dit l'un des premiers chirurgiens de l'Allemagne, à la suite des grandes amputations, ne s'opère *jamais* complétement par première intention, dans le sens précis du mot. » (Chelius, Traité de chirurgie, trad. South, t. II, p. 904.)

tion est la suivante : *Il n'y a point de ligatures artérielles* dans les opérations de chirurgie réparatrice auxquelles nous venons de faire allusion ; tandis que, au contraire, dans les plaies qui résultent des opérations chirurgicales ordinaires, et qui se refusent à la cicatrisation directe, des ligatures ont été employées en plus ou moins grand nombre pour arrêter l'hémorrhagie artérielle. En un mot, c'est l'absence ou la présence des fils noués autour des extrémités ouvertes des artères divisées qui constitue la différence capitale entre les plaies prédisposées à se réunir par première intention et celles qui présentent une tendance opposée. — Mais on se demande alors pourquoi les ligatures s'opposent à l'adhésion ?

Les ligatures artérielles empêchent les lèvres de la plaie de se réunir directement : 1° en agissant comme des corps étrangers irritants, qu'on peut comparer à des sétons en miniature; et 2° en produisant inévitablement l'étranglement et l'élimination des vaisseaux ainsi oblitérés au-dessous de la ligature.

CHAPITRE III.

INCONVÉNIENTS DES LIGATURES,

ENVISAGÉES COMME CORPS ÉTRANGERS A L'INTÉRIEUR DES PLAIES.

Toute ligature est nécessairement un corps étranger interposé aux lèvres de la plaie. Lorsque le fil constricteur est de soie ou de toute autre substance organique, il s'imprègne rapidement des liquides qui baignent les tissus environnants ; et ces produits éminemment putrescibles se décomposent rapidement, de manière à empoisonner les fils qui les ont absorbés, et qui deviennent alors une cause d'irritation pour les tissus voisins. Dans un chapitre ultérieur, quand nous discuterons l'influence que peuvent exercer les ligatures sur l'origine de certaines complications générales trop fréquentes à la suite des plaies et des blessures chirurgicales, je rapporterai des expériences sur les animaux, qui démontrent parfaitement que des fils composés de matières organiques, employés soit pour des sutures, soit pour des ligatures, se chargent très-promptement de matières irritantes, et que, transportés sur des plaies récentes chez d'autres animaux, ils ont la propriété de développer presque toujours autour d'eux une inflammation suppurative et quelquefois furonculeuse. En d'autres termes, chaque ligature artérielle se transforme promptement en un petit séton [1] et produit, comme un séton, de la suppuration dans tout le trajet qu'elle occupe [2]. Or la suppuration, ainsi que

[1] Nous empruntons cette expression à Porter, de Dublin, l'un des chirurgiens les plus distingués de l'Irlande. En parlant des effets que produisent les ligatures artérielles sur les plaies, il s'exprime ainsi : « Il est évident que, jusqu'au moment où elles sont tombées, la plaie ne peut se réunir par première intention ; et que, lorsqu'il en existe plusieurs à la surface d'un moignon, par exemple, ou sur toute autre plaie d'une vaste étendue, elles agissent comme des *sétons en miniature ;* leur présence entretient une irritation continue et une suppuration souvent très-abondante. (*Op. cit.*, p. 29.)

[2] « Si, dit John Hunter, un corps étranger quelconque, une ligature par

toutes les autres manifestations d'une inflammation aiguë, sont des obstacles locaux à cette inflammation adhésive qui amène la

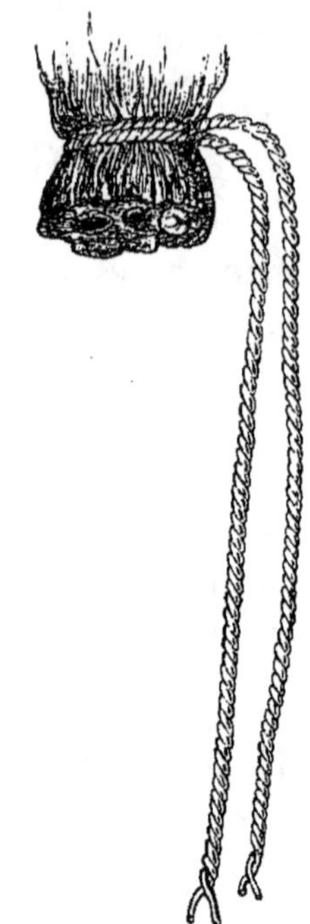

Fig. 1.   Ligature comprenant une artère, une veine, un nerf et quelques portions
des tissus environnants.

réunion directe, et tendent à entraver ou à supprimer le travail organique qui conduit à ce résultat.

exemple, est laissée dans la plaie, la suppuration s'établira. » (Œuvres de Hunter, éd. Palmer, t. III, p. 258.) « Les ligatures agissent comme des corps étrangers à l'intérieur des plaies, excitant l'irritation, s'opposant à la réunion des surfaces divisées, et provoquant la suppuration. » (Blair et Cooper, in Rees' Cyclopædia, t. XVII, art. Hæmorrhage.) « Les ligatures, dit Lawrence, étant des corps étrangers à la surface de la plaie, doivent nécessairement l'irriter, et donner naissance à une inflammation suppurative. Dans les amputations, où il est nécessaire de lier plusieurs vaisseaux, une portion considérable de la plaie est exposée à cette irritation : la cicatrisation est retardée, et une douleur vive, un spasme considérable, en sont quelquefois la conséquence. Ces inconvénients sont-ils inséparables de l'emploi des ligatures, et n'existe-t-il aucun moyen de les éviter ? (Med. chir. Transactions, t. VI, p. 162.)

Un illustre chirurgien français (Roux) fait observer « que les ligatures sont des corps étrangers qui, tant qu'ils restent dans la plaie, l'irritent, y déterminent et y entretiennent la suppuration. » (Relation d'un voyage fait à Londres, p. 132.)

Rien ne serait plus facile de citer de nombreuses autorités, en faveur de l'idée que l'inflammation, surtout lorsqu'elle acquiert une certaine intensité, s'oppose à la réunion par première intention. Le fait est tellement avéré, que je me contenterai d'invoquer ici l'autorité de M. Syme. En parlant des obstacles que l'inflammation oppose aux réunions par première intention, cet habile chirurgien fait observer que « l'inflammation, loin d'être indispensable à ce travail organique, lui est diamétralement opposée. Un léger degré d'irritation, ajoute-t-il, n'est pas absolument nuisible ; mais aussitôt qu'il se manifeste de la douleur, de la rougeur et une tuméfaction considérable, l'union par première intention est devenue impossible, et un autre procédé de cicatrisation se prépare : des bourgeons charnus vont se produire [1]. »

Les chirurgiens ont fait de nombreuses tentatives pour se débarrasser des inconvénients qu'entraînent les ligatures, en diminuant la masse des parties qu'elles embrassent, en modifiant l'épaisseur du fil, en substituant à la soie des matériaux d'une autre nature (A). Anciennement, on avait coutume de comprendre dans la ligature quelques portions des tissus environnants [2]. C'est ce que nous avons représenté dans la figure 1. Mais ce travail ulcératif, par lequel toute ligature détache à la longue les parties qu'elle comprime, se prolongeait ainsi d'une manière inutile, et

---

[1] Principles of Surgery, 1863, p. 41.

[2] Ambroise Paré, lorsqu'il décrit la ligature des vaisseaux, fait observer qu'en saisissant l'extrémité de l'artère divisée avec la pince, il n'y a pas d'inconvénient à comprendre dans la ligature une partie des tissus voisins.

Les mêmes opinions et la même pratique étaient encore en vigueur deux siècles plus tard. En décrivant l'amputation de la cuisse, O'Halloran s'exprime ainsi : « L'artère fémorale doit être soulevée à l'aide d'une forte aiguille convexe, munie d'un fil aplati et ciré : et en pratiquant cette opération, il n'est point indispensable d'embrasser dans l'anse de la ligature un paquet considérable de chair musculaire. Une faible portion de ce tissu, jointe au tissu cellulaire qui environne les muscles voisins, formera un coussinet pour l'artère ; et la tuméfaction de ces parties comprimera suffisamment le vaisseau, et empêchera la ligature de tomber. » (*Op. cit.*, p. 249.) Comme il avait coutume de laisser détacher toutes ses ligatures par un travail ulcératif avant de rapprocher les lèvres de la plaie, O'Halloran ne craignait nullement de comprendre les tissus voisins dans la ligature. C'est, je crois, le seul auteur qui ait proposé d'y comprendre les os : il s'en servait parfois comme d'un moyen de compression. A propos de l'amputation au-dessous du genou, il dit : « Quand les chairs n'étaient pas assez fermes, j'ai souvent appliqué autour de l'os une ligature dans laquelle l'artère était comprise. » (P. 235.) Monro le père, professeur à Edimbourg, dans la première moitié du siècle dernier, insistait sur les avantages des ligatures qui n'embrassaient que le moins possible de tissus étrangers. (Edimb. Med. Essays and Obs., 1737, t. IV, p. 329.)

quand les nerfs compris dans la ligature s'enflammaient[1], des douleurs aiguës en étaient quelquefois la conséquence[2]. Telle fut l'origine de la règle (B) de ne comprendre absolument que l'artère dans l'anse de la ligature. Après l'adoption de cette réforme importante, les vaisseaux furent liés, par un grand nombre d'opérateurs (C), avec de gros fils de coton d'une épaisseur considérable, et quelquefois aplatis ou rubanés, pour mieux éviter les hémorrhagies consécutives à une section trop rapide des tuniques artérielles. Dans le même but, d'autres chirurgiens, guidés surtout par les leçons du célèbre Scarpa sur la ligature des artères dans le traitement des anévrysmes, revinrent à l'ancienne idée (D) de placer un corps étranger, un fragment de liége, un morceau de toile, entre le fil constricteur et l'artère comprimée[3]. L'un et l'autre système furent trouvés plus aptes à produire qu'à empê-

[1] L'illustre Petit, mort en 1750, nous apprend que, dans sa jeunesse, il avait vu les maîtres de l'époque agiter la question de la ligature des nerfs ; et, tandis que les uns soutenaient qu'il était complétement indifférent de lier le nerf ou de le laisser libre, les autres répliquaient que si, pour s'opposer à l'écoulement du sang on fermait l'artère, il fallait traiter le nerf de même, pour ne point laisser s'écouler les esprits animaux. (Tr. des maladies chir., t. III, p. 197.) La pratique et les doctrines d'un aussi grand chirurgien que J. Hunter ne sembleraient guère orthodoxes aux opérateurs de nos jours : il soutient que la compression du nerf dans la ligature ne produit jamais aucun effet fâcheux : « Je l'ai souvent fait exprès, » dit-il. (*Op. cit.*, t. I, p. 541.) Moore, dans un essai publié en 1784, et intitulé : « D'un moyen de prévenir ou de diminuer la douleur dans plusieurs des opérations de la chirurgie, » propose de comprimer à l'avance les nerfs des membres ; il cite un cas où Hunter eut recours à ce procédé dans une amputation de cuisse : les gros troncs nerveux furent liés en même temps que les artères.

[2] L'histoire maritime de l'Angleterre en fournit un exemple bien connu. Quand Nelson fit une tentative malheureuse sur Santa-Cruz, le 15 juillet 1797, il reçut, comme on le sait, un coup de feu au coude droit, qui nécessita l'amputation immédiate. L'une des ligatures pratiquées à cette occasion embrassait à la fois un nerf, une artère, et peut-être une portion des tissus voisins. La ligature ne tomba que quatre mois après l'opération ; et, pendant ce laps de temps, les souffrances de Nelson, d'après son biographe Southey, furent extrêmement vives : il existait « une inflammation suppurative en permanence ; et les tiraillements journaliers pratiqués sur les extrémités de la ligature, pour faire tomber le fil, redoublaient chaque fois ses douleurs. »

[3] Le professeur Monro, dans un ouvrage sur les amputations, publié il y a cent trente ans, fait observer que « l'on ne saurait approuver la pratique recommandée par certains auteurs, qui consiste à placer un tampon de linge entre l'artère et le fil : ce procédé a pour effet d'empêcher une compression suffisante du vaisseau ; si le tampon glisse, on doit s'attendre à une hémorrhagie ; s'il demeure en place, le pus dont il s'imprègne deviendra trop irritant. » (Edimb., Med. Essays and Obs., 1757, t. II, p. 332.)

cher l'hémorrhagie secondaire ; et dans la pratique des chirurgiens anglais, on eut recours à des fils (E) aussi fins qu'ils
pouvaient l'être sans devenir cassants (voyez la figure 2). Pour
diminuer le volume du corps étranger inséré dans la plaie, on
adopta plus tard le système de couper l'un des bouts du fil (F)
après avoir fait le nœud (voyez la figure 3). D'autres, nourrissant

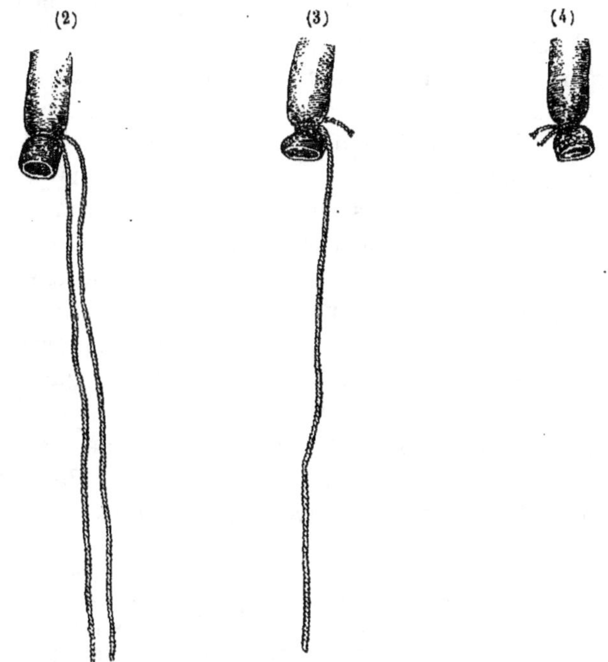

Fig. 2. Ligature d'épaisseur ordinaire n'embrassant que l'artère. — Fig. 3. La même ligature,
dont l'un des bouts a été coupé. — Fig. 4. La même ligature, les deux bouts étant coupés.

le vain espoir qu'une simple anse de fil pourrait rester à demeure
dans l'intérieur de la plaie, malgré sa qualité de corps étranger,
proposèrent (G) de couper [1] les deux extrémités de la ligature

[1] « La pratique de couper les deux bouts du fil, dit Liston, fut autrefois fort
à la mode. On supposait que le nœud de la ligature pourrait demeurer enkysté
dans les tissus, sans occasionner aucun inconvénient.,... Toutes ces espérances
ont été déçues ; les ligatures, quelle que soit la substance dont le fil est composé,
occasionnent presque toujours des accidents, bien qu'elles puissent quelquefois séjourner longtemps dans la plaie sans y manifester leur présence. Mais au moment
où l'on croit le malade guéri, il se développe de l'irritation, de la douleur, du
gonflement inflammatoire, et la suppuration se déclare ; de nombreux abcès se
forment les uns après les autres, les nœuds restés dans la plaie sont successive-

(voyez la figure 4) ; cette dernière méthode fut peu satisfaisante quant aux résultats immédiats, et souvent très-nuisible par les conséquences ultérieures que provoquaient les fils ensevelis dans la profondeur des tissus. — On s'est aussi efforcé de favoriser la réunion par première intention, en modifiant la substance dont les ligatures sont composées. Au lieu de fils *végétaux* formés de chanvre ou de lin, des fils de provenance animale, tels que des cordes à boyau, des lanières de peau de chamois, des fibres tendineuses du cerf, des fils de soie, etc., ont été mis en usage (H), dans l'espoir que, présentant plus d'analogie avec les tissus vivants, ils amèneraient moins d'irritation dans la plaie. Finalement (I), des ligatures métalliques ont été employées dans le même but ; et bien que les substances de ce genre ne possèdent point de propriétés irritantes, cependant les nœuds métalliques, semblables à tous les fils constricteurs jetés sur le trajet des artères et destinés à couper le vaisseau par ulcération, déterminent une trop vive inflammation pour laisser la plaie se cicatriser directement. D'ailleurs, comme nous le verrons ultérieurement [1], dans presque tous les cas où des ligatures métalliques ont été appliquées, on les a serrées avec autant de force que les fils ordinaires, de manière à produire un autre inconvénient dont nous allons maintenant nous occuper ; à savoir, l'étranglement et la mortification des vaisseaux au niveau de la ligature.

ment éliminés, et à la fin, les corps étrangers qu'elles renfermaient sont expulsés en totalité. De cette manière, la guérison complète est notablement retardée. » (Liston, Practical Surgery, 4e éd., p. 24.) « De nombreuses expériences, dit le professeur Chelius, établissent que les ligatures restées dans la plaie peuvent rouvrir la blessure, la faire suppurer, et donner naissance à des trajets fistuleux. » (Traité de chirurgie, trad. South, t. I, p. 306.) M. Lawrence, le principal défenseur de ce procédé, l'a depuis longtemps abandonné. Il adoptait cette pratique, à l'instar de Delpech, Walther, Hennen et Haire, dans le but de favoriser la réunion immédiate, en empêchant les prolongements du fil de séjourner entre les lèvres et la plaie.

Il y a un siècle (en 1765) O'Halloran, en parlant de l'amputation de la cuisse, établissait la règle suivante : « Coupez à ras les fils. » Mais en formulant ce précepte, il ne songeait nullement à citratriser les plaies à lambeaux par première intention.

[1] Voyez, à ce sujet, le deuxième chapitre de l'appendice.

CHAPITRE IV.

DES INCONVÉNIENTS DES LIGATURES,

AU POINT DE VUE DE LA MORTIFICATION ET DE L'ÉLIMINATION

DES EXTRÉMITÉS ARTÉRIELLES

AU-DESSOUS DU POINT COMPRIMÉ.

Ce n'est pas seulement à la manière des corps étrangers que les ligatures retardent la cicatrisation des plaies : elles s'y opposent d'une façon plus directe encore. Elles développent inévitablement, au niveau des extrémités oblitérées des vaisseaux artériels, un travail phlegmasique qui, dépassant le degré nécessaire pour amener l'adhésion des tissus, aboutit à l'ulcération, la suppuration, et la *gangrène*. Car, d'après le procédé actuellement en usage, pour lier une artère, il faut l'amener au dehors à l'aide d'une pince, en l'isolant en partie des tissus ambiants : ou l'entoure ensuite d'un fil qui en déchire mécaniquement les tuniques internes, et qui en étrangle la membrane externe. Le fil ne peut tomber qu'après avoir traversé le vaisseau de part en part ; un travail d'ulcération, de désagrégation moléculaire, et de suppuration s'établit donc au niveau de chaque ligature ; mais, en outre, la portion d'artère embrassée dans l'anse de la ligature constitue une petite escarre, qui sera nécessairement éliminée ; il en est de même de la portion d'artère située au-dessous, sauf les cas exceptionnels où ce moignon vasculaire s'attache aux surfaces contiguës, ou à l'exsudat fibrineux qui ne tarde pas à les recouvrir. Si, par conséquent, nous pratiquons deux, quatre, ou six ligatures dans une plaie d'amputation, nous aurons, à l'intérieur de cette plaie, autant de foyers d'ulcération, de suppuration, et de gangrène :

aussi la réunion par première intention devient-elle impossible à réaliser complétement en pratique.

Telles sont, au dire des meilleurs auteurs, les conséquences inévitables de toute ligature jetée sur le trajet d'une artère. Les tissus modifiés sont habituellement éliminés sous forme de petites escarres : ils paraissent aussi se résoudre, en partie, en détritus moléculaires. Lorsque nous jetons une ligature autour du pédicule d'un polype ou d'une tumeur hémorrhoïdale, nous avons pour but d'en provoquer la séparation par un travail ulcératif identique à celui que nous venons de décrire. M. John Bell, en traitant des effets des ligatures artérielles, invoque l'analogie que nous venons de signaler : «La portion de l'artère située au-dessous de la ligature, dit-il, se détruit comme un polype : elle se flétrit, et finit par se détacher, et c'est l'élimination de cette partie *gangrenée* qui permet au fil de tomber[1]. Suivant le docteur Wise, observateur scrupuleux, et qui s'est spécialement occupé de cette branche de la pathologie, après la ligature d'une artère « une ulcération du point comprimé se développe du cinquième au sixième jour, et la ligature est éliminée du douzième au quatorzième jour : elle est mise en liberté par un travail *de mortification*, qui sépare du vaisseau la portion comprimée par la ligature[2]. » M. Spenser Wells fait observer que « tout chirurgien doit savoir que la portion d'artère située au delà de la ligature est nécessairement *frappée de mort*, — et qu'un fragment de tissu gangrené ne peut rendre aucun service, lorsqu'il se trouve enfermé parmi les tissus vivants de l'économie[3]. » Sans avoir subi l'influence d'une discussion semblable à celle que nous venons d'établir, de nombreux auteurs, —Cross[4],

---

[1] Principles of Surgery, t I, p. 220. — Dans un autre passage (p. 217) l'auteur se sert d'un nouveau terme de comparaison pour indiquer les effets d'une ligature sur le vaisseau comprimé : « Une artère, dit-il, est un cylindre creux, et peut être comparée (après la ligature) à une anse intestinale étranglée ; car la compression de l'anneau enflamme l'intestin tout entier : la portion moyenne est gangrenée et se laisse éliminer, tandis que les deux extrémités, au niveau de l'étranglement, s'enflamment et contractent des adhérences au pourtour de l'anneau. »

[2] Pathology of the Blood, p. 316.

[3] Med. Times and Gazette, 5 mai 1860, p. 459.

[4] « Lorsqu'à la surface d'un moignon, une ligature fine est suffisamment serrée pour mettre à l'abri d'une hémorrhagie, je suis convaincu que l'extrémité du vaisseau, isolée du tronc principal, doit *nécessairement mourir*. » (London Medical Repository, t. VII, p. 363.)

Guthrie[1], Thomson[2], Brodie[3], Hodgson[4], Erichsen[5], Roux[6], Pécot, Velpeau[7], Nélaton[8] et d'autres chirurgiens encore[9], considèrent la portion d'artère qui se trouve isolée et étranglée par la ligature, comme définitivement *morte*, et destinée à subir une élimination prochaine. Qu'il me suffise ici de rappeler les opinions formulées à cet égard par les auteurs de trois des meilleurs traités

[1] « L'artère se divise ordinairement à la suite de la formation d'une escarre, et la ligature est mise en liberté par l'ulcération qui se produit dans la partie saine de l'artère, au-dessus et au-dessous du point comprimé. Cette portion tombe souvent avec la ligature elle-même. » (Comm. in Surgery, p. 200.)

[2] « La portion d'artère comprise dans la ligature étant privée de toute vitalité, se détache des tissus vivants. » (Lectures on Inflammation, p. 253.)

[3] « Elle (la ligature) déchire les tuniques interne et moyenne, mais se borne à comprimer la tunique externe; elle se transforme en escarre; et quand la ligature tombé, au bout de dix ou quinze jours, vous retrouvez cette petite escarre dans l'anse du fil. » (Lectures illustrative of various subjects, etc., p. 306.)

[4] « La ligature fait mourir la portion de la tunique externe avec laquelle elle se trouve en contact. Après un temps assez court, cette *escarre* est détachée par un travail ulcératif, et la ligature tombe. » (Treatise on the diseases of Arteries and Veins, p. 194.)

[5] « La pression du nœud amène graduellement la gangrène et l'ulcération de la partie comprimée. » (Science and Art of surgery, p. 135, 1re éd.)

[6] « On devrait avoir la précaution de ne pas appliquer le fil destiné à lier chaque artère trop au-dessus de l'orifice du vaisseau divisé, afin qu'il n'y ait en deçà de chaque ligature qu'une très-petite partie de l'artère destinée à tomber en mortification. » (Relation d'un voyage fait à Londres, etc., p. 134.)

[7] « Les expériences et le raisonnement de M. Pécot tendent à prouver que la portion du canal comprise dans le fil se mortifie nécessairement un peu plus tôt ou un peu plus tard, quel que soit le degré de constriction employé. » (Nouveaux éléments de médecine opératoire, t. I, p. 81.)

[8] « La ligature frappe de mortification la partie du vaisseau qui est soumise à la constriction. » (Eléments de pathologie chirurgicale, t. I, p. 133.)

[9] Consultez Manec, Traité de la ligature des artères, p. 14; Marjolin, Dict. de médecine, t. XIII, p. 168; Porter, Observations on the Surgical Pathology of aneurism, p. 27; Wardrop, on Aneurism; in Cyclopædia of Practical Surgery, t. I, p. 239.
Je n'ai cité jusqu'ici que des auteurs du siècle présent, au sujet des conséquences d'une ligature jetée sur le trajet d'un vaisseau. Veut-on connaître les opinions des chirurgiens du siècle dernier à cet égard? Je me contenterai d'en citer deux; ils appartiennent l'un et l'autre à la première moitié du dix-huitième siècle. « Les fils qui servent à lier les artères, disait Monro d'Edimbourg, ne peuvent se détacher que par la destruction des parties ainsi liées, soit par suppuration, soit par gangrène; et plus ce travail est prompt à s'effectuer (ce qui aura lieu en raison directe du degré de constriction exercé), plus la séparation des fils sera rapide. » (Remarks on the amputations of the larger extremities, in the Edinburgh Medical Essays, t. IV, p. 331.) Le célèbre J.-L. Petit, en discutant le degré de constriction qu'il faut exercer sur une artère en pratiquant la ligature, fait observer que « tout ce qui est compris dans la ligature tombe en mortification. » (Traité des maladies chirurgicales, t. III, p. 195.)

de médecine opératoire publiés en Amérique, en France et en Angleterre. « La portion d'artère embrassée par la ligature (je cite textuellement les paroles du professeur Gross, de Philadelphie), se *mortifie* et se détache sous forme *d'escarre*[1]. » M. Chassaignac[2] fait observer que « la portion d'artère comprise dans l'anse du fil *se mortifie nécessairement*, un peu plus tôt, un peu plus tard, quel que soit le degré de constriction qu'elle supporte : ce n'est que par suite d'un travail éliminatoire, semblable à celui qui, dans la gangrène, isole les parties mortes des parties vivantes, qu'elle se détache des tissus qui l'entourent. » Enfin, d'après le professeur Milles, « l'anse de la ligature, et *l'escarre* qu'elle renferme, sont à tous les égards des corps étrangers : comme tels, ils irriteront les tissus vivants qui les environnent, et seront éliminés par voie de suppuration[3]. »

L'ancienne méthode de traiter les plaies s'opposait directement à la réunion par première intention ; quand le fer rouge ou les caustiques servaient à réprimer les hémorrhagies, les escarres carbonisées qui en résultaient ne permettaient jamais d'affronter directement les surfaces saignantes. Plus tard, quand la déligation fut universellement employée, les chirurgiens des deux derniers siècles continuèrent, comme nous l'avons vu, à s'opposer à ce travail primitif de cicatrisation, en appliquant leurs pansements à l'intérieur des plaies.

Tous les chirurgiens anglais considèrent aujourd'hui la réunion directe comme le but qu'il faut poursuivre. Mais tout en manifestant ce désir, ils persistent à traiter les plaies d'après la méthode de leurs prédécesseurs, d'ailleurs profondément modifiée. Car le fil de la ligature représente encore le pansement interposé aux lèvres saignantes de la plaie — réduit, il est vrai, à sa plus simple expression, — et les escarres produites par la déligation artérielle correspondent, sur une petite échelle, aux vastes escarres qui résultaient de l'application du cautère actuel. Il n'existe à cet égard qu'une différence de degré entre la pratique des anciens et celle des modernes : elles ne se ressemblent que trop dans leur principe et dans leurs conséquences.

[1] System of Surgery, 1862, t. I, p. 7.
[2] Traité des opérations chirurgicales, 1861, t. I, p. 233.
[3] System of Surgery, 1864, p. 224.

CHAPITRE V.

PARALLÈLE ENTRE LA LIGATURE ET L'ACUPRESSURE.

Un habile chirurgien de province me demandait, il y a quelque temps, quel était le système actuellement adopté par ses anciens maîtres, dans le traitement des plaies. Je lui répondis qu'ils introduisaient de petits fragments de chair mortifiée à l'intérieur de toutes les grandes solutions de continuité. Je renonce à peindre l'étonnement de mon interlocuteur : il fut étrangement surpris d'apprendre que de pareilles idées eussent obtenu l'approbation de nos autorités scientifiques : il soutint qu'un semblable procédé devait s'opposer à la réunion directe, et favoriser la résorption purulente ; enfin c'était là, disait-il, un abaissement regrettable de la pratique et des principes de la chirurgie.

En effet, si, après l'amputation d'un membre, ou l'ablation d'une tumeur, un chirurgien de notre époque se proposait d'introduire à l'intérieur de la plaie, avant de la fermer, un grand nombre de petites parcelles de chair putride empruntées à un cadavre, s'il fixait en outre, ces petites escarres aux parois de la plaie par une série de fils destinés à les maintenir en place pendant huit ou quinze jours, un pareil système ne serait-il pas l'objet des plus vives critiques ? et n'y verrait-on pas un abus incompatible avec les progrès de la chirurgie moderne ? Mais si, en outre, le chirurgien habitué à traiter ainsi les blessés confiés à ses soins, en plongeant au sein de leurs plaies des fragments putrides, attachés aux tissus vivants par des fils faisant office de sétons, si, disons-nous, ce chirurgien soutenait que les plaies ainsi pansées devaient se cicatriser par première intention, que penserait-on d'un tel raisonnement ?

Et cependant, comme nous l'avons vu dans les deux derniers

chapitres, telle est la pratique, tels sont les principes adoptés aujourd'hui par les chirurgiens, qui arrêtent les hémorrhagies traumatiques en serrant un fil de soie autour des extrémités saignantes des vaisseaux. Car, de la sorte, on arrive forcément aux résultats suivants :

1° Autant de ligatures, autant de petites escarres artificiellement produites et destinées à subir une élimination prochaine ;

2° Autant de ligatures, autant de fils insérés dans la plaie, et faisant office de sétons ;

3° Ces petites escarres et ces petits sétons sont fixés dans la plaie pendant plusieurs jours ;

4° Chaque escarre artérielle développe inévitablement autour d'elle un travail éliminatoire, suivi d'ulcération et de suppuration, et chaque fil de ligature entretient, dans son trajet, un travail phlegmasique.

Comment s'étonner dès lors que la réunion par première intention soit rarement obtenue par de tels procédés ? ne serait-il pas bien plus surprenant, au contraire, de voir la cicatrisation directe s'opérer en présence de tant d'obstacles ?

Nous ne pouvons espérer, je crois, d'obtenir aucun progrès sensible dans le traitement des plaies, et nous ne pouvons nous attendre à la voir se réunir habituellement par la première intention, avant d'avoir trouvé le moyen d'arrêter les hémorrhagies sans étrangler dans une ligature les extrémités vasculaires. L'acupressure nous permet de réaliser ce but ; car une assez longue expérience a désormais prouvé que ce procédé suffit pour fermer la lumière des vaisseaux sans y déterminer aucune lésion physique, — sans gangrener leurs extrémités, et sans laisser aucun corps étranger dans la plaie, après l'occlusion des artères. La supériorité de l'acupressure à cet égard tient à ce que le corps étranger qui sert à suspendre le cours du sang n'est destiné qu'à remplir provisoirement cet office, et peut être promptement retiré ; à ce que la pression exercée sur ces tuniques vasculaires est relativement peu considérable, et à ce que la substance employée a la propriété de ne pas irriter nos tissus. Cette dernière condition se rattache à une loi générale ; à savoir que, tandis que la soie et toutes les substances d'origine *organique* excitent de l'inflammation et de la suppuration dans les parties qu'elles occupent, les corps métalliques sont, au contraire, tolérés par les tissus vivants.

Cette loi physiologique est démontrée[1] par des faits qui se présentent journellement à notre observation, la présence de projectiles divers, de grains de plomb, d'aiguilles et d'épingles, tolérés souvent pendant de longues années, à l'intérieur du corps : la nature inoffensive des fils métalliques, soit en fer, soit en argent, soit en platine, lorsqu'ils sont employés pour faire des sutures chirurgicales : l'usage d'épingles métalliques dans l'opération du bec-de-lièvre ; enfin, dans les opérations de Wutzer, Rothmund, Bonnet, Wells, etc., pour la guérison radicale des hernies, l'insertion d'une aiguille métallique dans le péritoine, où elle peut séjourner sans inconvénient pendant plusieurs jours : tous ces faits concourent à la démonstration. L'usage d'une aiguille de métal dans ces deux dernières opérations, où le but du chirurgien est d'établir une inflammation adhésive, — démontre qu'une aiguille employée à comprimer et fermer une artère, comme cela a lieu dans l'acupressure, — n'est guère capable de développer une inflammation trop intense pour être adhésive, et ne peut, par conséquent, s'opposer à la réunion primitive des plaies.

De longues aiguilles peuvent impunément séjourner pendant des jours entiers à l'intérieur du corps : les expériences nombreuses pratiquées sur l'homme, il y a quarante ans, par divers opérateurs, quand l'acupuncture était plus en vogue que de nos jours, suffisent pour l'attester.

« Il est fort remarquable, dit un auteur de l'époque, que les aiguilles à acupuncture ne développent jamais d'inflammation autour d'elles. Lorsqu'elles ont été trop brusquement enfoncées, — lorsqu'elles ont été froissées par les vêtements du malade, elles peuvent, il est vrai, produire un peu d'irritation : mais lorsqu'elles sont convenablement fixées et mises à l'abri des chocs extérieurs, elles peuvent séjourner indéfiniment dans l'économie sans produire aucun des effets qui résultent habituellement de la présence de corps étrangers dans nos tissus. Dans l'une des expériences de M. Cloquet, elles restèrent dix-huit jours dans les tempes : et dans les cas où des aiguilles ont été avalées, on les a vues demeurer en place bien plus longtemps encore, sans produire aucune inflammation. D'après les faits recueillis à cet égard, il paraît très-probable que des corps métalliques de tout genre peuvent

---

[1] Pour ne point interrompre la discussion entamée dans le texte, j'ai rejeté à la fin l'étude plus complète de ce sujet. (Voir l'Appendice n° 1.)

s'ensevelir dans les tissus des animaux, sans le moindre inconvénient [1]. »

Ainsi, les aiguilles, en qualité de corps métalliques, sont tolé-
rées par l'organisme vivant. Pour amener l'occlusion d'un vaisseau, un séjour de quelques heures ou de quelques jours au plus,
leur suffit amplement : l'expérience l'a prouvé ; en outre, lorsqu'on les place sur le trajet d'une artère, elles se bornent à en
rapprocher les surfaces internes, sans isoler le vaisseau des parties voisines, — sans déchirer ses tuniques internes, — et sans
étrangler, ulcérer et gangrener le bout inférieur, — lésions qui,
comme nous l'avons vu, résultent inévitablement de la ligature,
En substituant ainsi l'acupressure à la ligature, dans les hémorrhagies, nous cherchons à ramener les plaies de la chirurgie *ordinaire* aux conditions de la chirurgie *plastique*, dans laquelle la
réunion directe est le but avoué et le résultat habituel du traitement employé. Nous fermons les artères qui saignent par des aiguilles métalliques, incapables de les enflammer, et nous retirons
ces aiguilles le plus tôt possible, de manière à ne laisser ultérieurement dans la plaie aucun corps étranger. Les ligatures jetées
sur une artère ne peuvent être retirées qu'après un long espace
de temps, — lorsque, après plusieurs jours ou même plusieurs
semaines, elles ont ulcéré le vaisseau lié, et l'ont traversé de part
en part. Nous pouvons au contraire retirer nos aiguilles aussitôt
que nous le jugeons utile ; nous le faisons aussitôt que l'occlusion
du vaisseau nous paraît accomplie.

Mais j'anticipe sur une autre partie du sujet ; car, avant de considérer combien de temps il convient de laisser en place les aiguilles, il faut se demander comment on les introduit dans la plaie.

---

[1] Edinburgh Medical and Surgical Journal. Janvier 1827, p. 197.

CHAPITRE VI.

DES INSTRUMENTS NÉCESSAIRES POUR PRATIQUER L'ACUPRESSURE,
ET DES DIVERSES MÉTHODES DE LA PRATIQUER.

Rien de plus simple que les instruments employés pour l'acupressure. Ils varient d'après le procédé qu'on adopte. Dans le premier, le seul instrument nécessaire est une longue aiguille (fig. 5),

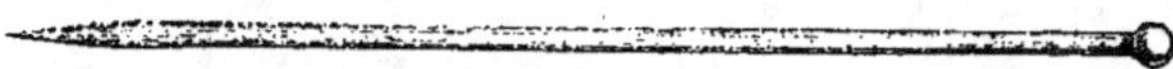

Fig. 5.   Aiguille à acupressure. Premier procédé,

mier, le seul instrument nécessaire est une longue aiguille (fig. 5), armée d'une tête en verre ou en cire à cacheter, qui permet d'exer-

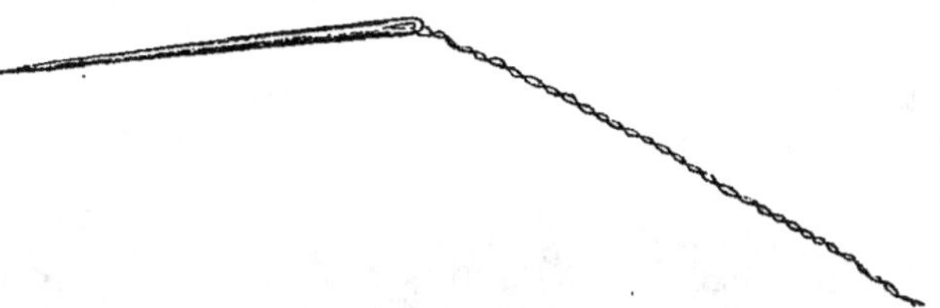

Fig. 6.   Aiguille à coudre enfilée d'un fil de fer.

cer sur la pointe une pression suffisante pour la faire pénétrer

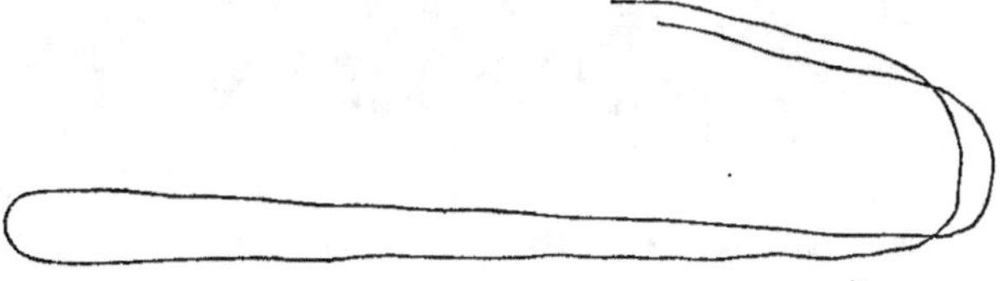

Fig. 7. Fil de fer employé dans le quatrième procédé.

dans les tissus ; dans le second et le troisième, une courte aiguille à coudre, armée d'un fil de fer ou de soie ; dans le quatrième on se sert de la même aiguille ; mais le fil de fer doit être d'une ténuité extrême, et avoir une longueur de huit à dix centimètres environ (fig. 7). Les quatre procédés dont il s'agit sont les suivants :

PREMIER PROCÉDÉ.

C'est celui que j'avais adopté au début, dans la plupart de mes opérations. Il consiste à passer (fig. 8) une longue aiguille deux

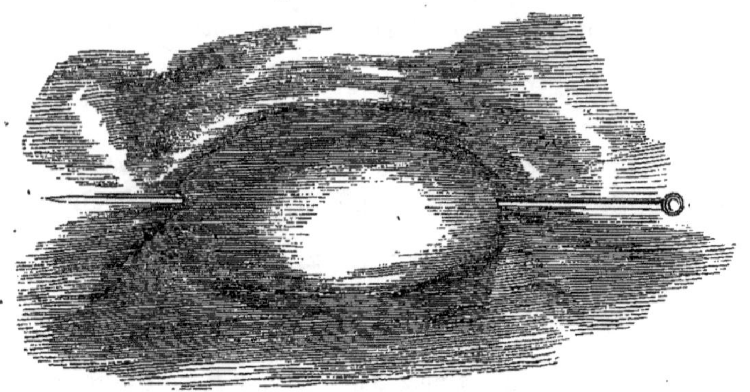

Fig. 8. Surface cutanée d'un lambeau, dans lequel une artère est comprimée par une aiguille à acupressure, d'après le premier procédé.

fois à travers les tissus, de manière à croiser l'artère pour en comprimer l'orifice ; de même qu'en fixant une fleur à sa boutonnière

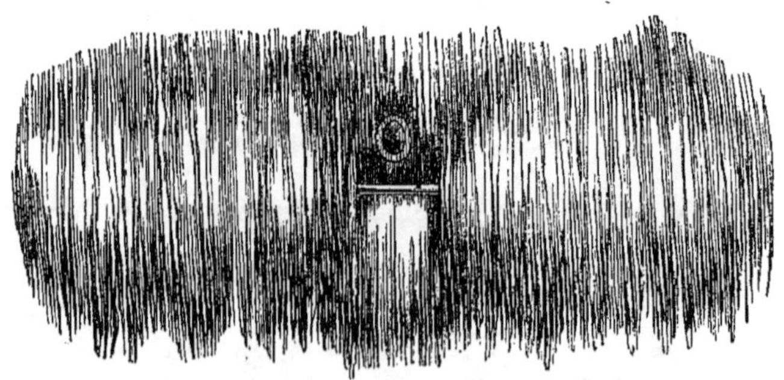

Fig. 9. Surface interne du même lambeau, montrant les rapports de l'aiguille avec le vaisseau qu'elle comprime. On a exagéré la distance qui sépare l'aiguille de l'orifice artériel.

on en comprime la tige avec l'aiguille qui sert à la fixer et qui traverse deux fois l'étoffe de l'habit (fig. 9). La seule portion de l'aiguille qui se montre à découvert à la surface interne du lambeau est celle qui passe à la manière d'un pont au-dessus de l'artère, soit au niveau de l'ouverture de ce vaisseau, soit un peu plus haut. Il serait, d'ailleurs, facile de plonger complétement l'aiguille dans les tissus, en la glissant *entre* l'artère et la surface saignante de la plaie. Une portion plus ou moins considérable des deux extrémités de l'aiguille se montre à découvert à la surface cutanée du lambeau (fig. 8). En posant l'aiguille d'après ce procédé, le chirurgien comprime le vaisseau béant avec l'index de la main gauche ; et de la main droite, il plonge l'aiguille de dehors en dedans, à travers toute l'épaisseur des chairs, jusqu'à ce que la pointe fasse une saillie d'un ou deux centimètres à droite du vaisseau. Inclinant ensuite à droite la tête de l'aiguille, il en abaisse fortement la pointe sur le vaisseau ; et après s'être assuré que l'occlusion est parfaite, il ramène l'aiguille de dedans en dehors, en passant aussi près que possible du tube artériel. De cette manière, les masses charnues et les parois cutanées du lambeau saignant servent de point d'appui pour comprimer l'artère et en fermer la lumière. Mais il est des blessures où un os, ou quelque autre tissu résistant, forme un point d'appui naturel pour exercer cette compression. En pareil cas, il est quelquefois nécessaire d'appuyer sur la pointe de l'aiguille avec le bout du doigt pour obtenir une occlusion parfaite du vaisseau divisé. Dans chacun de ces deux procédés, si le lambeau est d'une grande épaisseur ou si l'artère est profondément située, une aiguille d'autant plus longue est nécessaire ; et le degré de pression qu'on veut exercer sur l'artère peut aisément se graduer : il est d'autant plus considérable que l'angle formé par l'aiguille avec la surface du moignon est plus aigu. Pour former une artère par acupressure, une pression considérable n'est pas en général nécessaire, surtout si l'on a soin de passer l'aiguille aussi près du vaisseau que possible, et d'éviter l'interposition d'une languette de tissus élastiques. L'aiguille peut être retirée à volonté, grâce à la tête qui fait saillie au dehors.

On peut adresser quelques objections à l'usage de ces longues aiguilles : elles compriment quelquefois trop fortement les tissus et embrassent dans leur action une trop grande étendue : enfin, par la saillie qu'elles font à l'extérieur, elles peuvent gêner le pansement, lorsqu'on juge utile d'en appliquer un.

Dans le procédé que je viens de décrire, les aiguilles sont introduites de dehors en dedans, et leurs extrémités font saillie au dehors. Dans les autres procédés, on fait usage d'aiguilles à coudre : on les introduit par la surface saignante de la plaie; elles se trouvent donc entièrement à l'intérieur des tissus, entre les lèvres de la plaie.

DEUXIÈME PROCÉDÉ.

Une petite aiguille à coudre (fig. 6), portant un petit fil de fer destiné àl 'extraire plus tard, est plongée dans les parties molles, sur l'un des côtés du vaisseau : puis on la soulève, on la fait passer transversalement au-dessus de l'artère ; on la replonge ensuite dans les tissus (fig. 10). En passant au-dessus du vaisseau, il faut avoir soin de le comprimer avec assez de force pour fermer l'artère et arrêter l'hémorrhagie. Il est donc souvent nécessaire d'ap-

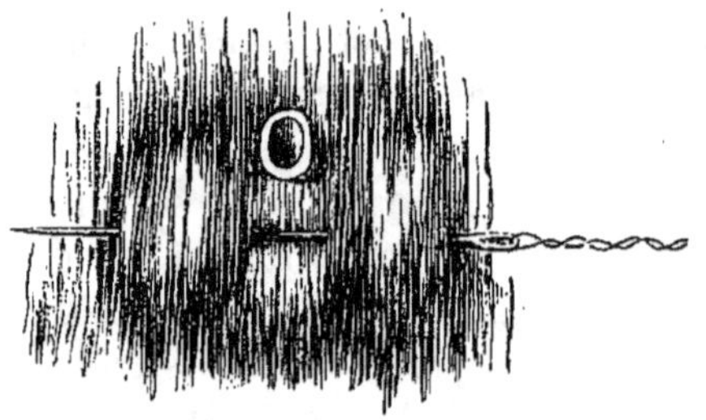

Fig. 10, Second procédé. Acupressure appliquée à un vaisseau à l'aide d'une simple aiguille à coudre.

puyer le bout du doigt sur la pointe de l'aiguille avant de la pousser de nouveau dans les chairs.

TROISIÈME PROCÉDÉ.

On peut employer la même aiguille d'une façon peut-être plus simple et plus sûre pour fermer l'orifice des artères divisées. Il serait peut-être utile d'employer ici une aiguille plus forte. Il s'agit de transpercer le point qui fournit l'hémorrhagie, et d'imprimer aux tissus un mouvement de torsion d'un quart de cercle environ. En d'autres termes, l'aiguille passe, soit au travers du

vaisseau, soit au-dessous de lui, de droite à gauche : elle pénètre
dans les chairs à quelques lignes de distance de l'artère ouverte

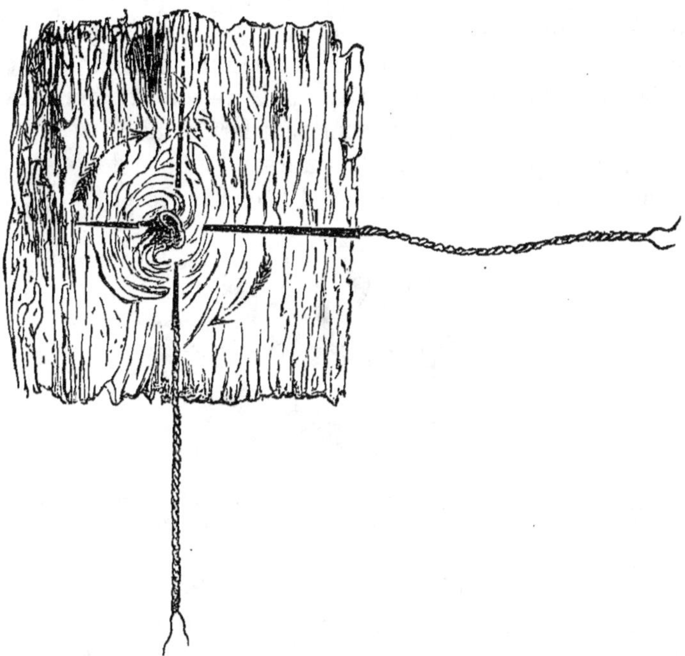

Fig. 10 *bis*. Acupressure par transfixion et rotation, la pointe de l'aiguille
étant ultérieurement fixée dans les tissus.

et ressort à une distance égale du côté opposé. On peut en faire
sortir la pointe à la surface cutanée ou à la surface saignante de la
plaie, mais il s'agit d'imprimer au vaisseau lui-même et aux tissus
ambiants une torsion suffisante pour fermer le calibre de l'artère ;
on plonge alors la pointe de l'aiguille à une grande profondeur
dans les tissus, pour maintenir en place le vaisseau lui-même et
les parties ambiantes (voir la figure 10 *bis*). Ce procédé sera décrit
plus longuement dans le chapitre XVIII.

QUATRIÈME PROCÉDÉ.

Ce dernier procédé, qui sera probablement très-souvent adopté,
consiste à comprimer le vaisseau entre l'aiguille (fig. 6) et un fil

de fer flexible (fig. 7). La surface cutanée reste intacte, mais l'aiguille est passée *derrière* l'artère, au lieu de passer *au-devant d'elle*. La pointe de l'aiguille est plongée dans les chairs à quelques lignes en dedans de l'artère, puis elle passe derrière le vaisseau pour ressortir quelques lignes au delà. Le fil de fer plié en double vient alors saisir dans son anse la pointe de l'aiguille, et après avoir croisé l'artère, s'enroule autour de son extrémité opposée. On le serre alors assez fortement pour fermer le vaisseau, et enfin on le fixe en place en le tordant autour de l'axe de l'aiguille. Un simple demi-tour suffit en général pour fixer le fil (fig. 11). Mais,

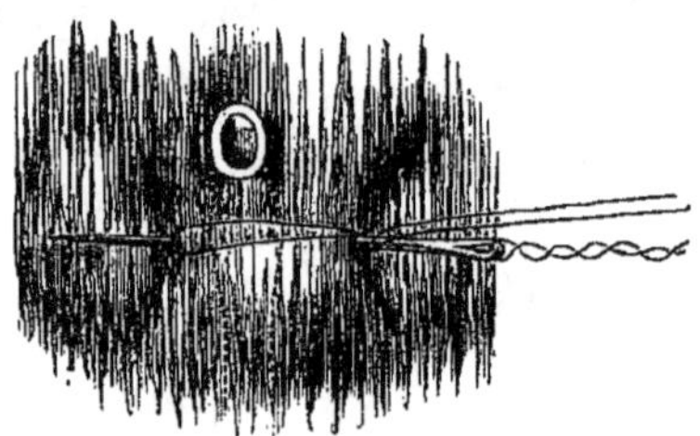

Fig. 11.   Quatrième procédé. L'artère et une portion des tissus voisins sont compris entre l'aiguille et une anse de fil de fer.

si l'opérateur le préfère, il peut séparer les deux bouts du fil et les nouer ensemble sur la tige de l'instrument, au lieu de les tordre. On peut employer de cette manière un fil de soie. Mais il faut toujours plus longtemps pour faire un nœud que pour tordre un fil métallique autour de l'aiguille, et au point de vue de la solidité, il n'y a aucun avantage à le faire. Quand, dans l'un ou l'autre cas, qu'on ait noué ou tordu le fil, l'opérateur veut retirer l'appareil compresseur après un espace de temps quelconque, il

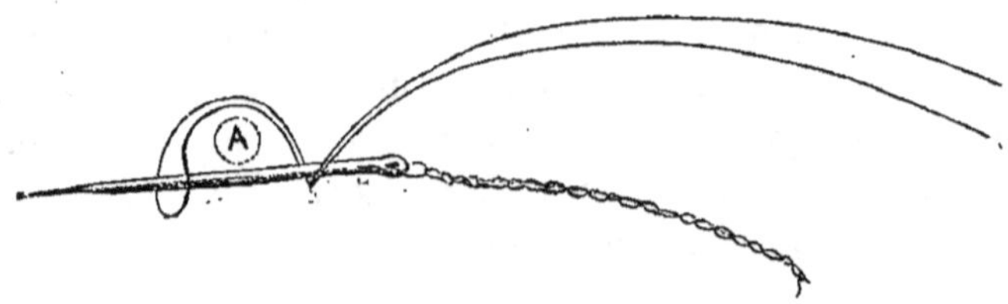

Fig. 12.   Quatrième procédé. L'artère est comprimée entre l'aiguille et le fil de fer : on voit aussi comment un demi-tour autour de l'aiguille suffit pour fixer le fil.

suffit de retirer l'aiguille en agissant sur le fil de fer dont elle est enfilée : l'anse métallique se trouve alors libre et peut être retirée à son tour. Pour distinguer le fil qui sert à retirer l'aiguille de celui qui est destiné à comprimer l'artère, on peut le tresser comme dans la figure 6, ou le marquer en y faisant un nœud.

Le mécanisme de ce dernier procédé est un peu plus difficile à comprendre que celui des trois autres : une figure schématique (fig. 12) le rendra sans doute plus facile à saisir. La lettre A représente ici l'artère qui, avec une partie des tissus voisins, se trouve embrassée et comprimée entre l'aiguille qui passe au-dessous et le fil de fer qui passe au-dessus d'elle. Cette figure montre aussi l'anse du fil embrassant la pointe de l'aiguille ; elle fait voir en même temps ce simple demi-tour qui suffit pour maintenir en place ce fil de fer. Car il ne faut jamais oublier que lorsqu'on se sert de fils métalliques, la simple torsion autour d'un autre fil ou de tout autre corps solide (ex. : une aiguille) suffit pour les fixer absolument comme un nœud fixe et maintient un fil de soie.

Quand l'un des trois derniers procédés est adopté, il faut prendre garde à la direction qu'on imprime aux aiguilles, afin que les fils qui doivent servir à les retirer soient placés autant que possible sur le prolongement de leur axe. En d'autres termes, le fil dont on se servira pour ramener l'aiguille au dehors, et qui fait saillie à travers les lèvres de la plaie, doit se trouver, pour faciliter la traction, sur la même ligne droite que l'aiguille elle-même. Et dans quelques cas particuliers, on pourra trouver commode de régler la direction de l'aiguille de manière à ce que les fils de fer proéminent à la partie la plus déclive de la plaie ou sur quelque autre point déterminé.

Le chirurgien échouera peut-être dans ses premières tentatives pour fermer le vaisseau divisé, quel que soit le procédé d'acupressure auquel il aura recours ; de même qu'en pratiquant la ligature, il ne réussira pas toujours du premier coup à saisir l'artère avec la pince ou à la lier avec le fil. Mais, dans l'un ou l'autre cas, un peu d'habitude suffit pour triompher de toutes ces petites difficultés.

Il n'est pas, en général, nécessaire de saisir et d'attirer au dehors les extrémités artérielles avant d'introduire les aiguilles à acupressure. Mais dans quelques cas particuliers, quand la surface de la plaie est perpendiculaire. comme dans la partie antérieure du moignon, quand la jambe est amputée au-dessous du genou, l'aiguille sera quelquefois plus commodément fixée (dans les trois derniers procédés), si l'on saisit préalablement avec la pince l'orifice du vaisseau qu'il s'agit de comprimer. Nous verrons cependant plus tard que dans cette amputation spéciale, l'acupressure a souvent réussi à arrêter l'hémorrhagie, quand l'orifice était trop rétracté pour être saisi avec la pince ou le ténaculum.

De tous les procédés qui viennent d'être décrits, le troisième et le quatrième sont assurément les meilleurs. Le quatrième est plus compliqué que les autres, à cause de l'interposition d'un fil surajouté à l'aiguille. En se servant de ce procédé, l'opérateur peut tirer sur le fil, de manière à augmenter la pression autant qu'il le voudra; mais, quel que soit le système adopté, il ne faut point oublier qu'une pression légère, pourvu qu'elle soit suffisante, est incontestablement préférable à une compression très-énergique. D'après Petit [1], pour arrêter les hémorrhagies par compression, il s'agit beaucoup moins de déployer une grande force que d'obtenir une pression constante. La simple application du doigt suffirait, s'il était possible de maintenir dans l'immobilité le moignon et la main de l'opérateur, et pour assurer le succès, il suffit d'inventer une machine qui puisse *remplacer l'application du doigt*. Cette dernière indication est complétement remplie par l'acupressure.

On trouvera sans doute un jour le moyen de simplifier et d'améliorer les procédés qui viennent d'être indiqués. On donnera peut-être la préférence à des aiguilles plus petites ; on pourra se contenter peut-être d'une aiguille ordinaire glissée à travers les tissus, de manière à comprimer de certains points, et en particulier l'artère ouverte : il suffira peut-être de transpercer l'artère avec une petite aiguille, de manière à en rapprocher les parois. Dans quelques-unes de mes premières expériences, je serrais le tube artériel entre les deux aiguilles parallèles qui traversaient les chairs. J'ai fait usage également d'une petite fourchette de fil de fer offrant des pointes aiguës que je plongeais dans les tissus, de manière à comprimer l'artère dans l'angle rentrant formé par ses deux branches : cet angle se rétrécissait brusquement. Mais tous ces divers procédés m'ont paru, en définitive, plus compliqués et moins efficaces que ceux que je viens de décrire dans ce chapitre.

[1] Traité des maladies chirurgicales, t. III, p. 171.

CHAPITRE VII.

ÉPOQUE A LAQUELLE IL CONVIENT DE RETIRER LES AIGUILLES :
OBSERVATIONS RELATIVES A CE SUJET.

Il faudra une pratique plus longue de l'acupressure et des recherches plus complètes à ce sujet, avant qu'il soit possible de fixer l'époque à laquelle il convient de retirer les aiguilles, et de décider quelques autres questions accessoires. Une série d'expériences physiologiques et d'observations cliniques serait nécessaire pour nous apprendre le mécanisme suivant lequel l'acupressure amène l'occlusion complète des artères ; c'est alors seulement que nous pourrions avoir des notions exactes sur la marche de ce travail et l'époque à laquelle il est terminé [1]. Nous ne savons pas encore au juste si l'acupressure fait adhérer directement les surfaces internes de l'artère oblitérée, ou si l'interposition d'un exsudat fibrineux est nécessaire. Nous ne savons pas quelle est la part qui revient, dans ces modifications, au travail qui s'opère à l'intérieur du vaisseau au-dessus du point comprimé, ni celle qu'il convient d'attribuer au travail plastique qui se développe au dehors de l'artère. Nous ne savons pas d'ailleurs quel espace de temps ces divers changements exigent pour s'accomplir. Mais l'expérience clinique nous apprend qu'un temps relativement assez court suffit en général pour oblitérer l'artère comprimée ; et que la durée de ce travail est en rapport avec le volume du vaisseau. Il nous a suffi en général de cinquante heures pour obtenir l'occlusion complète des grosses artères, tandis que celles d'un petit calibre étaient quelquefois fermées au bout de deux heures.

A l'appui des assertions que je viens d'émettre, je vais produire

---

[1] Voir l'Appendice IV. Note sur le mécanisme physiologique de l'occlusion des artères par l'acupressure.

une série d'observations dans lesquelles l'acupressure a été employée, et où la réunion par première intention s'est effectuée. De telles observations, avec l'indication précise de l'époque où les aiguilles ont été retirées, paraîtront sans doute plus concluantes à nos lecteurs que toute discussion théorique sur ce point. Les observations dont il s'agit démontreront en outre que lorsqu'on fait usage de l'acupressure, les plaies d'amputation peuvent se cicatriser directement dans toute leur étendue : résultat qui, comme nous l'avons vu plus haut (p. 10), paraît impossible à l'un des maîtres de la chirurgie contemporaine, le professeur Chelius, de Heidelberg, — lorsqu'on emploie le pansement ordinaire.

La plus grosse artère qui puisse être divisée, dans les opérations chirurgicales, est l'artère crurale. Dans une douzaine d'amputations de la cuisse, où l'acupressure a été appliquée à la fémorale, les aiguilles qui comprimaient le vaisseau principal ont été retirées à des époques différentes. Le docteur Struthers, de Leith, est le premier opérateur qui ait osé se servir de cette méthode, dans un cas d'amputation de la cuisse. Dans ce cas (dont les détails seront rapportés plus loin), l'aiguille ne fut retirée qu'au bout de quatre jours, — quatre-vingt-dix-huit heures après l'opération. Peu de temps après, dans une seconde amputation de la cuisse nécessitée (comme dans le premier cas) par une gangrène traumatique, le docteur Handyside retira l'aiguille qui comprimait la fémorale au bout de quarante-neuf heures.

Dans l'observation suivante, que je dois à l'obligeance de mon ancien élève et ami le docteur Hamilton, l'aiguille fut retirée après quarante-huit heures. L'opération avait été pratiquée par un jeune et habile chirurgien, M. Brown, de Carlisle.

Obs. I. *Amputation de la cuisse ; réunion par première intention ; aiguilles retirées au bout de quarante-huit heures.* — Il s'agit d'un homme âgé de cinquante ans, qui souffrait depuis deux ans d'une nécrose des cartilages de l'articulation tibio-tarsienne gauche. Deux trajets fistuleux, communiquant avec l'articulation, fournissaient une suppuration abondante et fétide. Le malheureux était réduit à un tel état de marasme, que lorsqu'il vint des environs de Carlisle à Edimbourg pour se faire amputer, l'un de nos chirurgiens les plus éminents se refusa à entreprendre l'opération. Il retourna donc à Carlisle, où l'opération fut pratiquée par M. Brown, au tiers inférieur de la cuisse. On adopta le procédé de M. Teale, l'amputation à deux lambeaux rectangulaires. Cinq artères divisées exigèrent l'application des aiguilles. Quarante-huit heures après l'opération, toutes les aiguilles furent retirées. — La réunion eut lieu par première intention dans toute l'étendue de la plaie, sauf sur deux points : 1° au niveau de l'émergence des fils de fer ; 2° sur un point qui répondait à l'un des anciens trajets fistuleux. Cinq jours après l'opération, la cicatrisation était complète d'un bout à l'autre de la solution de continuité, sauf au niveau du trajet fistuleux. Après quatre semaines, le malade a pu quitter la chambre, et au bout de six semaines, il se promenait dans son cabriolet, qu'il conduisait lui-même ; la santé générale était excellente, et les forces revenaient rapidement.

Cette observation est extraite d'une série de cas analogues, où l'acupressure a été appliquée aux grandes amputations ; ce travail a été rédigé, à ma prière, par M. le docteur Hamilton, ancien interne de l'hôpital de Carlisle [1]. Qu'il me soit permis de lui emprunter encore un exemple de réunion par première intention.

Obs. II. *Réunion par première intention dans un cas d'amputation de la jambe gauche au tiers supérieur. — Aiguilles retirées au bout de quarante-huit heures.* — Un garçon de onze ans fut amené à l'hôpital de Carlisle, pour une fracture comminutive du tibia et du péroné : deux waggons de chemin de fer lui avaient passé sur la jambe. L'amputation fut pratiquée au-dessous du genou, par M. Page, et l'artère tibiale antérieure, le seul vaisseau qui ait exigé l'intervention chirurgicale, fut comprimée par une aiguille à acupressure, qu'on retira au bout de quarante-huit heures. Les lambeaux se réunirent par première intention d'un bout à l'autre.

L'amputation de la jambe laisse en général peu de chances à la cicatrisation directe, à cause de l'étendue considérable des surfaces osseuses mises à nu (tibia et péroné). Dans l'observation suivante, cette amputation fut pratiquée par l'un de nos plus habiles chirurgiens, le professeur Keith, d'Aberdeen : une cicatrisation directe eut lieu dans toute l'étendue de la plaie.

Obs. III. *Amputation de la jambe ; réunion par première intention ; aiguilles retirées au bout de quarante-huit heures.* — Un jeune ouvrier, fabricant de peignes, âgé de quatorze ans, fut admis à l'hôpital royal d'Aberdeen pour une affection ancienne de l'articulation tibio-tarsienne. Les surfaces osseuses étant décidément malades, le Dr Keith pratiqua l'amputation au tiers moyen de la jambe. Trois artères exigèrent l'intervention de la chirurgie, et furent toutes les trois comprimées entre l'aiguille et un fil d'argent, d'après le quatrième procédé. Au bout de quarante huit heures, les aiguilles furent retirées ainsi que les fils. La plaie se cicatrisa d'un bout à l'autre par première intention.

[1] Edinburgh Medical and Surgical Journal, janvier 1864, p. 630.

Dans les deux derniers cas que je viens de rapporter, il aurait été peut-être possible de retirer plus tôt les aiguilles ; mais il est digne de remarque que leur présence pendant deux jours à l'intérieur de la plaie ne s'est point opposée à la cicatrisation par première intention. Dans un cas d'amputation pratiquée il y a quelque temps sous mes yeux, chez une jeune fille de quinze à seize ans, les aiguilles furent toutes retirées dans l'espace de vingt-deux heures. L'opération fut faite par M. Edwards, celui peut-être de tous les chirurgiens de notre époque qui a le plus souvent employé l'acupressure ; mais je préfère laisser parler M. Edwards lui-même. Il s'agissait ici d'un cas des moins avantageux à tous les points de vue.

Obs. IV. *Amputation du bras gauche. Aiguilles retirées au bout de vingt-deux heures.* — La malade souffrait depuis deux ans d'une tumeur blanche du coude, ayant eu pour point de départ (selon toute apparence) une lésion traumatique. « Dans les derniers temps, dit M. Edwards, elle souffrait cruellement, et les mouvements de l'articulation étaient devenus presque impossibles. Quand je la vis, le membre était enveloppé de lourds cataplasmes, dont le poids avait amené une fracture de l'humérus, à deux pouces de l'articulation, pendant un moment où le bras n'était pas soutenu. Les extrémités osseuses étaient prètes à se faire jour à travers la peau. L'articulation était visiblement désorganisée. Cette malade était évidemment dans de mauvaises conditions : elle était faible et amaigrie ; il existait une vaste tuméfaction due probablement à un abcès froid, au côté gauche de la poitrine ; mais le bras fracturé lui causait de si vives souffrances, que je me crus obligé de l'amputer. Je pratiquai l'opération le lendemain, immédiatement au-dessous des tubérosités de l'humérus, afin de trouver des chairs plus saines. Tous les vaisseaux, sans en excepter l'artère humérale, furent comprimés par M. le professeur Simpson, à l'aide de ses aiguilles et de ses fils métalliques ; on les retira au bout de vingt-deux heures ; il n'y eut aucune hémorrhagie ; les lèvres de la plaie se réunirent, et sauf un peu de tuméfaction cutanée, le moignon fut cicatrisé au bout de cinq jours : au quatrième jour la malade put quitter le lit, et le huitième jour, elle vint à pied chez moi [1].

Les observations précédentes se rapportent à la cicatrisation directe de plaies d'amputation à la cuisse, à la jambe et au bras, chez des sujets soumis à l'acupressure. Je vais rapporter maintenant deux cas d'amputation de l'avant-bras, pratiquée avec les mêmes résultats. La première de ces deux observations m'a été commu-

---

[1] Med. Times and Gazette, 11 avril 1863, p. 385.

niquée par le docteur Greig, de Dundee, l'un des premiers chirurgiens qui aient adopté l'acupressure ; la seconde est due à M. le docteur Henderson, de Leith.

Obs. V. *Amputation de l'avant-bras dans un cas de lésion chirurgicale; aiguilles retirées au bout de deux jours.* — Dans un cas de traumatisme le docteur Greig pratiqua l'amputation à la partie moyenne de l'avant-bras, et ferma les vaisseaux, sans la moindre difficulté, par l'acupressure. Il n'y eut point d'irritation locale, et la plaie guérit complétement par première intention. C'était le second cas dans lequel ce chirurgien employait l'acupressure. On retira les aiguilles vers la fin du second jour.

M. le docteur Greig, qui a fait la campagne de Crimée, et qui s'est distingué d'abord comme élève et plus tard comme chirurgien de l'hôpital de Dundee, a vu sans doute de nombreuses amputations ; mais c'était là (m'écrivait-il) le premier cas où la cicatrisation directe ou complète s'était présentée à son observation. « Le moignon, dit-il, était parfaitement arrondi, les extrémités osseuses étant bien mieux recouvertes par les chairs qu'elles ne l'auraient été si la plaie avait suppuré ; aussi, le malade, qui exerçait la profession de tailleur de pierres, fut-il bientôt en état de reprendre ses occupations, et de travailler aussi bien que ses camarades, bien qu'il eût perdu la main droite. »

Obs. VI. *Amputation de l'avant-bras chez un sujet âgé ; réunion par première intention.* — « Il y a près d'une année, m'écrit le docteur Henderson, que j'ai été obligé d'amputer la plus grande partie de l'avantbras à une vieille femme, qui avait été grièvement blessée par les rouages d'une machine ; elle se trouvait, à l'époque de l'accident, dans un état si débile de santé, elle avait perdu tant de sang avant l'opération, qu'il me paraissait évident que si elle en perdait encore une once ou deux, ou s'il se développait une suppuration abondante, elle mourrait infailliblement. L'acupressure me parut indiquée, dans un cas pareil ; j'en fis donc usage, avec le plus grand succès : la perte de sang pendant le cours de l'opération fut insignifiante, et la plaie se cicatrisa complétement par première intention. » Le docteur Henderson ajoute que les aiguilles furent retirées vers la fin du deuxième jour.

Nous venons de poser cette question : « A quelle époque peut-on retirer les aiguilles ? » Nous croyons dès à présent pouvoir y répondre par les conclusions suivantes :

1° En règle générale, une artère du calibre de la fémorale est oblitérée au bout de quarante-huit ou cinquante heures ; d'une autre part la présence des aiguilles à l'intérieur de la plaie pendant cet espace de temps ne s'oppose pas, d'une manière absolue, à la réunion directe ; car il paraît démontré que les lèvres de la plaie se referment autour des fils métalliques, autour desquels il ne se développe point de suppuration comme sur le trajet d'un fil de soie ou de toute autre substance organique.

2° Dans les amputations de second ordre et dans les plaies d'une médiocre étendue, les aiguilles à acupressure peuvent donc séjourner dans les tissus pendant quarante ou cinquante heures, sans nuire sérieusement à la cicatrisation directe. Il est cependant probable que s'il est possible de les retirer plus tôt (ce qui, je crois, pourra se faire sans inconvénient) les probabilités d'une union directe seront augmentées ; car plus on s'empressera d'extraire de la plaie tous les corps étrangers, plus on favorisera la réunion par première intention.

3° Deux circonstances particulières me paraissent contre-indiquer formellement l'extraction des aiguilles :

1° Si consécutivement à l'opération il se déclare des nausées et des vomissements, les aiguilles devront séjourner plus longtemps dans les tissus, car les vomissements provoquent quelquefois le retour de l'hémorrhagie ;

2° Dans tous les cas douteux, s'il existe des pulsations artérielles sur le trajet des gros vaisseaux, dans le voisinage immédiat de la plaie, il convient d'user des plus grandes précautions jusqu'à ce que nous ayons acquis des connaissances pratiques plus complètes à cet égard : il vaut mieux pécher par excès de prudence que de sacrifier la sûreté du malade au désir d'obtenir la réunion directe et complète. Il est possible que la présence des aiguilles dans les tissus, pendant soixante ou soixante-dix heures, ne soit pas un obstacle absolu à la cicatrisation directe chez quelques sujets.

3° Mais il serait possible (comme je l'ai déjà suggéré) que dans de petites opérations, dans des amputations de second ordre, le chirurgien ne fermât point par des sutures métalliques les lèvres de la plaie avant d'avoir laissé six à douze heures s'écouler après l'opération ; il pourrait alors, avant de fermer la plaie, retirer la plupart des aiguilles, sinon la totalité ; s'il en était ainsi, il pourrait rapprocher les lèvres de la plaie sans y laisser aucun corps étranger. Dans le cas que je vais rapporter, mon ancien élève et ami, le

docteur Coghill, aujourd'hui établi à Shanghaï, adopta cette méthode, qui réussit parfaitement.

Obs. VII. *Amputation du sein ; aiguilles retirées au bout de deux
heures.* — La malade était une grande et vigoureuse montagnarde. Elle
portait une grosse tumeur cancéreuse au sein. Pour l'amputer, le docteur
Coghill fut obligé de faire une incision de onze pouces de longueur. Trois
ou quatre artères donnèrent du sang : on eut recours à l'amputation.
Le docteur Coghill laissa la plaie ouverte pendant deux heures environ ;
avant de la panser, il retira les aiguilles avec précaution ; aucune hémorrhagie ne s'étant manifestée, il rapprocha soigneusement les lèvres
de la plaie par des sutures en fil de fer. Une réunion immédiate eut lieu
dans toute l'étendue de la plaie.

Dans son admirable monographie des tumeurs du sein, M. le
professeur Velpeau a fait quelques remarques sur la réunion, par
première intention, après les amputations du sein, qu'il sera peut-
être utile de rapporter ici. Dans cet ouvrage, il parle de cent
soixante-sept amputations du sein qu'il aurait pratiquées dans des
cas de cancer de la glande mammaire (indépendamment des tumeurs bénignes dont il a pratiqué l'ablation). Toutes ces observations ont été recueillies à l'hôpital, et naturellement M. Velpeau
doit avoir bien souvent pratiqué cette opération dans sa clientèle.
Et cependant il n'a vu la cicatrisation directe se produire que chez
quatre ou cinq sujets ; et dans ces cas exceptionnels, on n'avait
point eu de ligatures à faire, circonstance accidentelle qui semblerait avoir permis aux lèvres de la plaie de se souder directement
ensemble. Citons, du reste, les paroles textuelles de l'éminent professeur : « Si la réunion immédiate, « dit-il, » si la cicatrisation par
première intention se fait d'une manière complète, si la plaie ainsi
formée se cicatrise sans suppuration, on a lieu d'en être émerveillé,
mais cela est rare. Je ne l'ai obtenue que quatre ou cinq fois : deux
fois chez l'homme, trois fois chez la femme, toujours après l'ablation de tumeurs petites ; chez des malades plutôt maigres que gras,
quand aucune ligature n'avait été nécessaire, alors qu'il s'agissait
de plaies parfaitement nettes et de peu d'étendue. Hors de là, j'ai
toujours vu la plaie suppurer, de telle façon qu'il a presque constamment fallu de trois à quatre ou cinq semaines pour obtenir une
cicatrisation complète [1]. »
Dans ces quatre ou cinq cas de plaies peu étendues de la région

---

[1] Velpeau, Traité des tumeurs du sein, p. 613 et 637.

mammaire, la réunion par première intention a eu probablement lieu, comme je viens de le faire observer, parce que le hasard a voulu qu'on ne fît point de ligatures d'artères. Dans l'observation relatée par M. le docteur Coghill, la plaie de la région mammaire était, au contraire, d'une longueur et d'une largeur exceptionnelles, et cependant la réunion directe eut lieu, parce que l'art est intervenu pour supprimer les ligatures, et parce que la plaie a été fermée, peu de temps après l'opération, sans qu'on ait laissé séjourner aucun corps étranger à l'intérieur de l'ouverture ni dans l'épaisseur de ses parois.

CHAPITRE VIII.

DES CONDITIONS LOCALES NÉCESSAIRES POUR OBTENIR
LA RÉUNION DES PLAIES PAR PREMIÈRE INTENTION.

Dans le chapitre précédent, j'ai rapporté plusieurs cas de grandes amputations, — à la cuisse, à la jambe, au bras et à l'avant-bras, — dans lesquelles l'acupressure a été adoptée ; on a vu que la cicatrisation directe a eu lieu dans toute l'étendue de la plaie, à la suite de ces diverses opérations. Nous croyons que, relativement à l'union immédiate et complète des plaies d'amputation, une pareille série de faits est jusqu'à présent sans exemple dans les annales de la chirurgie. Au reste, quand l'acupressure sera plus généralement employée, la cicatrisation directe des plaies d'amputation deviendra sans doute bien plus fréquente qu'elle ne l'est aujourd'hui.

Mais les observations rapportées dans le chapitre précédent pourraient amener quelques-uns de nos lecteurs à supposer que, dans le traitement local des plaies, l'acupressure suffit pour amener un résultat aussi vivement désiré. Ce serait là une grave erreur. La réunion directe de plaies fort étendues, même dans le cas où, pour étancher le sang, l'acupressure a été employée, continue toujours à être l'exception plutôt que la règle. C'est l'une des conditions (et, selon nous, l'une des plus indispensables) pour obtenir la réunion par première intention ; mais il existe d'autres conditions, d'autres circonstances dont il faudra tenir compte, — avant que nous puissions espérer de réaliser dans une forte proportion d'aussi grands succès, — en esquissant les données principales de la question. Je me bornerai à signaler celles qui se rapportent à la cicatrisation directe ; le pansement des plaies qui guérissent par *la seconde intention*, c'est-à-dire par le développement de bourgeons charnus, est en dehors du sujet que je me suis proposé de traiter ici.

1° *Réunion des lèvres de la plaie par des sutures métalliques.* — Quand on réunit les lèvres d'une plaie dans le but de provoquer la cicatrisation directe, on a bien rarement recours aujourd'hui aux bandages, aux emplâtres et aux agglutinatifs, tels que le collodion[1], les dissolutions de caoutchouc et de gutta-percha, etc., à moins que la blessure ne soit très-peu profonde. Toutes les fois que la plaie est d'une assez grande étendue, de pareils moyens ne suffisent guère pour rapprocher les surfaces opposées, ni pour bien les maintenir juxtaposées ; ils n'offrent point d'ailleurs la solidité nécessaire pour obtenir un contact permanent entre les surfaces divisées, condition absolument indispensable à la réunion immédiate. Voilà pourquoi, dans toutes les plaies (sauf, nous le répétons, celles qui n'offrent que peu de gravité) qu'on destine à subir la cicatrisation directe, la grande majorité des chirurgiens modernes fait usage de la suture pour rapprocher les bords de la solution de continuité.

2° *Les fils métalliques doivent être préférés aux fils composés d'une substance organique.* — Les fils qui servent à pratiquer les sutures sont tantôt métalliques, tantôt composés de substances organiques. Les métaux les plus divers peuvent entrer dans la composition des premiers, qui sont habituellement d'une ténuité extrême. Les seconds sont habituellement en soie, en chanvre, en lin, etc. L'emploi des fils organiques ne présente, selon moi, aucun avantage particulier ; les fils métalliques, au contraire, jouissent d'une supériorité marquée : ils sont dépourvus de propriétés irritantes ; ils sont tolérés pendant des journées entières par les tissus vivants et maintiennent en contact, d'une façon bien plus régulière, les lèvres de la plaie.

Si les fils unissants doivent être retirés dans l'espace de deux ou trois jours au plus, comme dans l'ovariotomie, dans l'opération césarienne et dans d'autres cas analogues, où les bords de la plaie n'ont aucune tendance à se séparer, il est d'assez peu d'importance de savoir si les fils employés seront organiques ou métalliques ; car il ne se produit, en général, aucune irritation notable autour des points de suture pendant les cinquante ou soixante

---

[1] Dans le Monthly journal of Medical science, d'Edimbourg, du mois de juillet 1843, p. 49, j'ai discuté cette question. Voyez mes notes dans l'Appendice V.

heures qui succèdent à l'opération. Mais après cet espace de temps, quelquefois même plus tôt, on voit les liquides absorbés par les fils organiques subir un commencement de putréfaction ; ces fils, devenus alors de petits sétons, développent dans leur voisinage immédiat une irritation plus ou moins vive, qui ne tarde pas à devenir plus intense. Un fil métallique, au contraire, étant incapable de s'imprégner d'aucun liquide, ne saurait amener de semblables effets. Il en résulte que si les sutures doivent être respectées pendant plusieurs jours, les fils métalliques, qui sont infiniment mieux tolérés, doivent invariablement obtenir la préférence. Mais, en pratique, il sera rarement nécessaire de laisser séjourner les fils dans la plaie plus de quatre à cinq jours, bien que certains opérateurs aient adopté la coutume de les laisser en place pendant huit à neuf jours, dans les cas de fistule vésico-vaginale. Les métaux les plus divers ont été tour à tour employés dant ce but. Il y a longtemps que des fils de plomb ont été adoptés par Percy, Dieffenbach et Mettauer, dans certaines opérations plastiques. M. Gossett, de Londres, recommandait, en 1834, l'emploi de fils *dorés* pour toute espèce de plaie. M. Morgan, chirurgien de Guy's-Hospital, vers 1840, fermait toutes les plaies avec de minces fils de platine. En 1858, le docteur Marion Sims, dans un essai remarquable, sur cette question, fit ressortir les avantages des fils d'*argent*, métal aujourd'hui très-généralement employé par les opérateurs anglais. Pour moi, je donne la préférence aux fils de fer, lorsqu'ils sont d'une finesse extrême; ils sont à la fois moins dispendieux, plus solides et mieux adaptés au but qu'on se propose. Ils doivent être fabriqués avec le fer *passif* de Schonbein, pour éviter toute oxydation de leur surface. J'ai souvent employé de semblables fils dans l'opération de la fistule vésico-vaginale, et avec de tels succès, au point de vue de la réunion directe, que je ne songe point à en changer [1].

3° *Les points de suture doivent être profondément placés.* — On se borne, en général, à réunir les surfaces entourées de plaies fort étendues par des points de suture très-superficiels. Mais lorsqu'on emploie des fils métalliques, il faut les planter assez profondément pour embrasser, de part et d'autre, une épaisseur d'un demi-pouce dans les tissus. Ces points de suture profonds sont moins irritants pour les surfaces destinées à s'unir, que ne le seraient

---

[1] Voyez, à ce sujet, l'Appendice II, où cette question est discutée.

des sutures plus superficielles ; car, en raison même de leur profondeur, ils sont plus éloignés de ces surfaces ; en outre, ils établissent et maintiennent une adaptation bien plus exacte entre les lèvres de la plaie. Dans les intervalles entre ces points de suture profonds, d'autres points de suture plus superficiels deviennent nécessaires pour rapprocher plus exactement encore les bords cutanés de la plaie ; si les premiers sont éloignés d'un pouce les uns des autres, il faudra dans l'intervalle deux ou trois points secondaires pour obtenir une adhésion pleine et parfaite des surfaces divisées (voyez la fig. 13). Dans quelques ouvrages modernes, la distance assignée aux points de suture exclut tout espoir d'une réunion par première intention. C'est ainsi qu'un chirurgien distingué des hôpitaux de Londres, dans un traité de médecine opératoire, tout récemment publié, soutient que « dans les plaies du tronc et des membres, ainsi que dans les cas d'amputation, il suffit de pratiquer deux ou trois sutures; » et il ajoute plus loin « qu'une coaptation précise et rigoureuse n'est que d'une bien minime importance. »

4° *Des moyens de placer les fils métalliques.* — Il est indispensable que les fils d'argent ou de fer employés pour rapprocher les bords d'une plaie soient parfaitement lisses, sans offrir la moindre aspérité. Quelques opérateurs, entre autres MM. Marion Sims et Bozeman, paraissent avoir rencontré de telles difficultés pour passer des fils métalliques à travers les bords d'une fistule vésico-vaginale, etc., qu'ils ont eu recours à des fils de soie ; passés les premiers, ils servaient ensuite à entraîner des fils métalliques. Ce procédé, compliqué et peu commode, est aujourd'hui complétement abandonné ; une foule d'aiguilles de formes diverses ont été inventées pour remplir ce but. Depuis longtemps je me sers, dans les cas de fistule vésico-vaginale, d'une longue aiguille creuse fixée à un manche [1], suivant l'idée de M. Startin. On peut également se servir de cette aiguille pour recoudre d'autres solutions de continuité ; mais, dans les cas ordinaires, je donne depuis longtemps la préférence à cette longue aiguille, portée sur un manche et percée d'un œil vers la pointe [2], dont on fait usage pour

---

[1] Voyez mes leçons cliniques sur les maladies des femmes, in Medical Times and Gazette, janvier 1859, p. 26 ; et Baker-Brown, Surgical diseases of Women, 2e éd., p. 127.

[2] Voyez Fergusson, System of practical Surgery, 4e éd , p 41; et Miller, System of Surgery, p. 470.

les tumeurs érectiles, les hémorrhoïdes internes, etc. Lorsqu'on emploie cet instrument pour passer des fils métalliques, on doit simultanément transpercer les deux lèvres de la plaie, et quand l'œil de l'aiguille apparaît au dehors, on y passe l'extrémité du fil métallique ; on retire aussitôt l'aiguille, et, de cette manière, le fil métallique est placé. Cette longue aiguille emmanchée est très-commode pour pratiquer les grandes sutures profondes dont nous venons de parler ; car les deux bords de la plaie sont visiblement adaptés l'un à l'autre, avant que le fil soit passé ; le même instrument peut servir à faire les sutures les plus délicates. Pour mieux assurer le passage du fil, on peut le recourber en crochet après avoir enfilé l'aiguille ; mais cela n'est point nécessaire, car ces fils minces sont assez flexibles pour s'adapter d'eux-mêmes à l'ouverture par laquelle on les fait passer. Il n'y a pas à craindre de faire une perforation trop large, en raison de la grosseur de l'aiguille ; car, pour ce qui touche à la réunion directe, la largeur des ouvertures faites à la peau, soit par l'aiguille, soit par le fil qu'elle entraîne, ne mérite pas d'être prise en considération ; toutes les ouvertures de ce genre se rétractent et se referment avec une merveilleuse facilité. Quelquefois, en passant un fil métallique à travers les tissus, dans le fond d'une cavité naturelle (le vagin, par exemple), on trouvera commode d'employer une aiguille semblable à la précédente, mais dont la pointe fait un angle droit avec le corps de l'instrument, dans une étendue d'un pouce et demi ; cette portion terminale de l'aiguille doit affecter une forme curviligne.

L'aiguille courbe ordinaire est employée par quelques praticiens pour l'introduction de fils métalliques dans les tissus ; mais pour en faciliter l'usage, les côtés de l'instrument doivent être plus larges, et la rainure, qui correspond au trou de l'aiguille, plus profonde que de coutume ; et de nombreuses modifications ont été inventées pour faciliter le passage du fil. Par sa roideur, celui-ci est exposé à faire une saillie au trou de l'aiguille, ce qui gêne l'introduction ; il peut aussi se courber et former un angle avec l'axe de l'instrument. Ces difficultés ont été vaincues par diverses modifications de l'instrument, dues au professeur Lister et à MM. Murray, Price, Levis (de Philadelphie), Christen Smith (de Christiania), etc., etc. Mon ami le docteur Aveling a proposé de revenir au système de Fabrice d'Aquapendente, et d'employer un fort fil d'acier, aiguisé à l'une de ses extrémités, et pouvant servir à la fois d'aiguille pour percer les tissus, et de suture pour les rapprocher.

5° *Moyens de fixer les sutures métalliques.* — On peut fixer les fils métalliques, soit par un double nœud, comme les fils de soie (fig. 13 *a*), soit par un seul nœud, en tordant ensuite le fil pour l'empêcher de glisser ; soit enfin en croisant et en tordant leurs extrémités sans faire de nœud (fig. 13 *c*). Si l'on adopte l'une

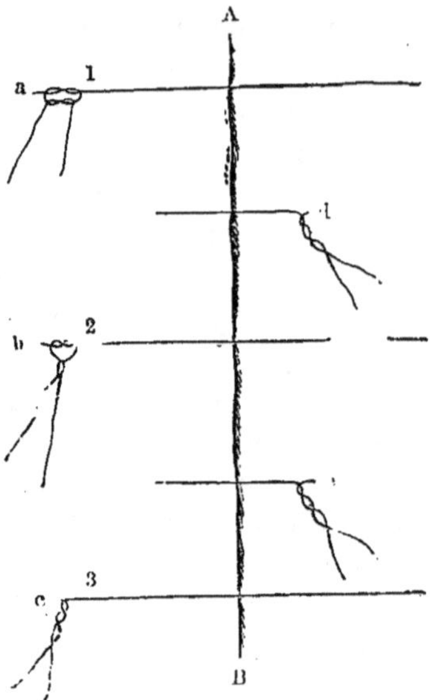

Fig. 13. Figure schématique dont la ligne verticale AB représente une plaie longitudinale, réunie par des sutures larges et profondes, *a, b, c,* et de petites sutures intermédiaires, *d, e.* Dans ces deux espèces de sutures, les nœuds sont tous placés latéralement sur le côté de la plaie. *a,* nœud double ordinaire ; *b,* nœud simple avec torsion du fil ; *c, d, e,* simple torsion. Pour montrer l'involution des fils, on les a représentés tels qu'ils sont avant d'être serrés. Les figures 1, 2, 3, montrent les points où les fils peuvent être coupés, quand on veut diminuer la constriction.

des deux dernières méthodes, en laissant les bouts du fil assez longs, la portion tordue peut être déroulée au deuxième ou troisième jour, pour diminuer la constriction, si la tuméfaction des bords l'exige ; on peut ensuite tordre le fil de nouveau (fig. 13). Mais cela n'est pas souvent nécessaire, pourvu que les anses métalliques n'aient pas été trop fortement serrées dans le principe. Pour éviter, autant que possible, toute cause d'irritation sur la ligne d'adhérence, les nœuds doivent toujours être placés sur le côté, comme on le voit dans la figure 13. Lorsqu'on a eu soin de les disposer ainsi, la section du fil *entre* le nœud et la plaie, comme on le voit aux points marqués 1, 2, 3 dans la figure, suffit pour amoindrir la tension exagérée qui peut s'être produite sur un point quelconque, au deuxième ou troisième jour. La suture est relâchée de cette manière, sans être complétement supprimée, car la rigidité de l'extrémité libre du fil suffit ordinairement pour maintenir les tissus en place. Si l'on craint de voir cette extrémité libre glisser dans les chairs, de manière à ne plus produire la coaptation, on peut y faire un petit nœud avec une pince à pansement.

6° *Nécessité d'une juxtaposition parfaite des bords de la plaie.* — Lorsqu'on cherche à obtenir la réunion par première intention, les lambeaux rapprochés par les points de suture ne doivent pas offrir une forme qui exigerait une traction violente, soit pour les juxtaposer, soit pour les maintenir en contact. S'ils étaient trop courts, et si les fils unissants devaient être fortement serrés pour rapprocher les surfaces divisées, la cicatrisation directe deviendrait à peu près impossible. Un jour, sans doute, les chirurgiens donneront une telle forme à leurs lambeaux, qu'il sera toujours facile de les accoler dans toute leur étendue. Si, dans une opération quelconque, ce résultat n'est pas obtenu, il sera nécessaire de réduire la masse charnue des lambeaux, de manière à réaliser ce but. Combien de fois, dans les amputations à lambeaux, l'épaisseur des masses musculaires ne s'oppose-t-elle pas à l'adaptation parfaite des surfaces cutanées! Il faut alors tendre et presser si fortement les chairs, que la réunion immédiate devient presque complétement impossible; d'ailleurs, le gonflement du tissu musculaire suffit quelquefois pour déchirer les adhérences formées à l'extérieur. Dans de telles conditions, il vaudrait évidemment mieux retrancher une portion de l'épaisseur des lambeaux, avant de fermer la plaie. N'est-ce pas se placer à un point de vue plus élevé que d'opérer de manière à obtenir une cicatrisation directe, plutôt que de chercher une vaine satisfaction d'amour-propre dans la célérité ou l'élégance de l'opération? L'habileté d'un chirurgien doit se mesurer à la rapidité et la sûreté des guérisons obtenues, plutôt qu'à la promptitude avec laquelle il achève les opérations.

Dans toute l'épaisseur des tissus, les points opposés devront être soigneusement mis en contact, ainsi que les points opposés de la surface cutanée; il faut donc, après avoir planté les fils, les fixer à leur place avec le plus grand soin; c'est ce que l'on néglige trop souvent. Cependant, en sacrifiant un peu de temps, et en se donnant un peu de peine, en s'aidant quelquefois du manche d'un scalpel ou d'un stylet, cette juxtaposition exacte peut être assez aisément obtenue [1].

7° *Les sutures ne doivent pas être trop fortement serrées.* — Si les fils, métalliques ou non, sont soumis à une tension considérable, ils couperont infailliblement les bords de la plaie ; aussi, quand la coaptation est parfaite, il faut veiller à ce que les points de suture ne soient tendus nulle part, et ne produisent en aucun endroit une dépression cutanée ; car s'il en était ainsi, on verrait une inflammation ulcéreuse se développer sur le trajet du fil, et donner naissance à une suppuration consécutive. La réunion directe serait donc plus ou moins entravée. Quand même les fils sont métalliques, de pareils effets sont la conséquence inévitable d'une pression trop forte ou trop longtemps continuée. L'ulcération résulte alors d'un phénomène purement mécanique, et qui donnerait, dans toute autre circonstance, les mêmes résultats. Pour éviter cet inconvénient, il est toujours utile d'aplatir le fil après l'avoir tordu, afin de l'adapter aussi complétement que possible à la forme des parties dans lesquelles il se trouve plongé.

8° *La plaie doit être débarrassée de toute substance étrangère.* — Il est encore plus important, quand nous cherchons à obtenir la réunion directe, de ne point laisser d'escarres, ni de corps étrangers, quelle que soit leur petitesse, dans l'intérieur de la plaie ou sur ses bords. Dans un cas d'amputation, par exemple, quand les os sont divisés par la scie, des fragments de poussière osseuse sont dispersés tout autour ; leur présence exciterait plus tard un travail d'élimination, s'ils n'étaient pas soigneusement enlevés, à l'aide d'une éponge mouillée. Il ne faut pas oublier d'ailleurs, que les éponges elles-mêmes abandonnent quelquefois de petits fragments de leur propre substance à l'intérieur de la plaie : quelle que soit leur exiguïté, ce sont toujours des corps étrangers. Il vaudrait peut-être mieux employer des spatules métalliques de formes diverses pour nettoyer la surface des plaies ; elles enlèveraient, aussi bien que les éponges, le sang, les corps étrangers, etc., et ne présenteraient pas l'inconvénient dont nous venons de parler. Au reste, le plus simple et le meilleur moyen de

---

[1] « Il faut, dit un ancien auteur, que la symétrie la plus parfaite soit observée : la surface cutanée d'un côté doit exactement répondre à celle du côté opposé ; et il doit en être de même pour les parties profondes. » (Alex. Read, Treatise of Wounds, p. 48, 1638.)

nettoyer les plaies d'amputation, ainsi que la plupart des autres blessures, consiste à laisser couler un courant d'eau sur les surfaces divisées, de manière à les débarrasser de tout corps étranger, avant de les réunir ; précaution trop souvent négligée, malgré son importance.

9° *Cessation de l'hémorrhagie ; moment où il convient de fermer la plaie.* — Il serait évidemment illogique de fermer une plaie, et de s'attendre à une réunion directe, si l'on permet à des caillots sanguins d'y séjourner. Ce sont encore des corps étrangers d'une nature spéciale, qui s'opposent à l'adhésion des surfaces, et finissent par donner naissance à un travail de suppuration. Aussi la plaie ne doit-elle être fermée que lorsque tout écoulement sanguin a cessé : et l'on sait parfaitement que, pour éviter la formation des caillots, ou l'épanchement d'une certaine quantité de sang liquide à l'intérieur de la plaie, plusieurs chirurgiens ne la ferment qu'au bout de six ou huit heures, ou même davantage.

Il n'est guère possible, dans l'état actuel de la science, de déterminer pendant combien de temps une plaie peut rester ouverte, sans que la réunion immédiate ne devienne impossible, ni jusqu'à quel point la probabilité de ce résultat se trouve amoindrie par l'exposition des surfaces à l'air. Cependant cette question présente une haute importance au point de vue pratique. La cicatrisation directe est-elle favorisée, comme on le croit généralement, par le rapprochement des bords de la plaie, immédiatement après l'opération ? Devient-elle, au contraire, plus certaine, comme le pensent certains auteurs, quand on laisse un certain espace de temps s'écouler avant de panser la blessure ? S'il en est ainsi, combien d'heures faut-il laisser la plaie ouverte ? Dans un cas d'amputation du sein, j'ai vu la réunion par première intention ne point s'effectuer sur les points qui n'avaient pas été réunis dans les vingt-quatre heures qui ont suivi l'opération ; tandis que dans d'autres endroits, où des sutures avaient été pratiquées le jour même, la cicatrisation directe avait eu lieu. D'une autre part, j'ai vu la plaie qui résulte de la lithotomie vaginale demeurer ouverte vingt-quatre heures après l'opération, et se fermer complétement par première intention, malgré ce retard.

10° *Durée et traitement des suintements séro-sanguinolents.* — Dans quelques plaies, surtout celles qui ont assez d'étendue, un suintement séreux, ou plutôt séro-sanguinolent, a lieu, pendant quelque temps, à la suite de l'opération. Le fait est bien connu des chirurgiens, ils savent que la teinte rougeâtre que prennent les pièces de pansement doit être attribuée à cette circonstance ; mais on n'est pas d'accord sur la durée ordinaire de cette exsudation. M. Velpeau dit que ce suintement manque rarement « le premier ou le second jour [1] » après l'opération, et qu'il imprégne, non-seulement les pièces du pansement, mais aussi les draps du lit et les oreillers qui supportent le moignon. Le professeur Lister dit que ce liquide, qui, d'après lui, n'est autre chose que la sérosité du sang, « imprégne les pansements pendant les premières vingt-quatre heures [2]. » D'après M. Syme, au contraire, cette sécrétion disparaît « huit à douze heures après l'opération [3]. » Si donc on adopte la coutume de ne point fermer la plaie avant ce laps de temps, l'exsudation séro-sanguinolente aura cessé de se produire ; mais si une certaine quantité de ce liquide s'accumule entre les lèvres de la plaie, nous aurons encore là une circonstance défavorable, qui, en s'opposant au rapprochement des surfaces divisées, les empêchera de se réunir.

On a dit que les fils à ligature avaient l'avantage d'offrir à ce liquide un trajet facile à suivre pour s'écouler. S'il en est ainsi, les tiges et les fils métalliques de l'acupressure doivent exactement remplir le même but, mais avec une différence en leur faveur : c'est qu'on les retire au bout de dix, vingt, quarante ou cinquante heures après l'opération ; ils séjournent donc assez longtemps dans la plaie pour favoriser le drainage ; mais ils n'y sont pas retenus, comme les ligatures, longtemps après avoir cessé d'être utiles à cet égard. Quelques anciens chirurgiens lavaient les surfaces saignantes avec de l'alcool, de l'essence de térébenthine, etc., avant de les réunir ; ils avaient sans doute pour but de fermer définitivement ainsi les petites artérioles et veinules, et de s'opposer à ce suintement particulier. Ils prétendaient, en outre, que ces applications stimulantes favorisaient la cicatrisation directe. J'ai vu moi-même appliquer ces liquides à la surface des plaies ; j'ai vu le suintement disparaître et l'union directe avoir lieu ; mais n'était-ce pas plutôt en dépit du traitement que par suite de son emploi ? On découvrira peut-être un jour quelque fluide hémostatique, soit liquide, soit gazeux, qui jouira de la propriété de supprimer tout suintement et de favoriser

[1] Médecine opératoire, t. I, p. 349.
[2] Voyez son article *Amputation*, dans Holmes, System of Surgery, t. III, p. 64.
[3] Principles of Surgery, p. 40, 1863.

l'union immédiate ; mais pour le moment, nous ne connaissons rien de mieux qu'une douche abondante pour nettoyer la plaie avant de la fermer.

11° *La plaie doit être fermée de manière à favoriser l'écoulement des liquides.* — Pour obtenir la réunion par première intention, il faut toujours avoir soin de donner aux surfaces de section une inclinaison convenable, pour empêcher les fluides sécrétés de stagner entre les bords de la plaie. Il faut donc tenir compte de la position dans laquelle le malade sera couché, pendant les premiers jours qui suivront l'opération, et donner en conséquence une telle inclinaison à la plaie, que la partie la plus déclive puisse aisément permettre l'écoulement des liquides. Il vaut mieux prolonger de quelques pouces l'incision cutanée que de s'exposer à une accumulation semblable. En faisant ces remarques, je songe surtout à l'ablation des tumeurs mammaires. En disséquant une tumeur de ce genre, on est quelquefois obligé, pour l'enlever, de creuser intérieurement la plaie, de former un cul-de-sac, — ce qui s'oppose presque inévitablement à la réunion directe de la partie inférieure de cette solution de continuité ; souvent même la plaie tout entière refuse de se cicatriser directement. Quand, après l'amputation du sein, la surface saignante offrait une forme telle, qu'une incision faite à la partie inférieure ne pouvait pas obvier aux inconvénients que je viens de signaler, de bons résultats ont été obtenus, à ma connaissance, en transperçant la peau et le tissu cellulaire en cet endroit, de manière à laisser écouler les liquides à travers la perforation ; on obtenait ainsi une réunion complète de la plaie par première intention. On arrive aujourd'hui au même résultat dans les amputations, quand de certains procédés ont été suivis. Dans la méthode de M. Teale par exemple, où les deux lambeaux sont taillés à angle droit, l'écoulement des liquides se trouve assuré par la forme déclive que prend toujours la plaie. Le professeur Bouisson (de Montpellier) [1] recommandait, il y a quelques années, dans les cas d'amputation, ainsi que pour les autres plaies, de faire sortir isolément les fils à ligature à travers les lambeaux, au lieu de leur faire traverser les bords de la plaie. Après chaque ligature, il fixe l'extrémité libre du fil à une aiguille, qui traverse directement les tissus, et sort par la peau. Il espère ainsi faciliter la réunion directe des lèvres de la plaie,

[1] Tribut à la chirurgie, t. I, p. 447.

puisque le passage des ligatures, sur un point donné, ne vient
plus les irriter et les séparer. On pourrait adopter ce procédé pour
les fils qui servent à l'acupressure ; en les faisant tous passer, par
un point déterminé, à travers les lambeaux, on obtiendrait souvent un canal d'écoulement pour les liquides, et les probabilités
seraient d'autant plus en faveur d'une réunion directe.

12° *Nécessité d'éviter la présence de l'air.* — Lorsqu'on ferme
de grandes plaies, surtout à la suite d'une amputation, il est très-
important, je crois, de réunir soigneusement les lambeaux de bas
en haut pour éviter d'emprisonner une petite quantité d'air à
l'intérieur de la plaie. Je crois avoir vu l'occlusion de ces plaies
pratiquée de manière à y enfermer une quantité plus ou moins
considérable d'air. Or ce gaz, même en petite quantité, s'opposera, à la manière des corps étrangers, à l'union directe des surfaces saignantes ; il les empêche de se trouver en contact immédiat ; il jouera donc, par son interposition, le même rôle qu'un
corps solide étranger.

13° *Maintenir la coaptation des lèvres de la plaie.* — Si l'une
des premières indications est de débarrasser les surfaces saignantes de tous les corps étrangers qui peuvent s'opposer sur un
point quelconque à leur réunion directe, il est souvent nécessaire
aussi, par la position donnée au membre, par le repos musculaire, par l'emploi de petites bandes s'il le faut, et par des éponges
ou des tampons placés extérieurement pour soutenir les tissus,
de maintenir au contact le plus direct les surfaces opposées jusqu'à ce qu'elles aient contracté des adhérences suffisantes. En
d'autres termes, il est nécessaire, non-seulement de rapprocher
les bords d'une plaie, mais aussi de les maintenir rapprochés. Des
sutures d'une étendue suffisante faciliteront beaucoup ce résultat;
et si les fils métalliques, plongeant dans l'épaisseur des tissus, embrassent les bords de la plaie à une profondeur d'un demi-pouce
environ, les moyens accessoires sont rarement nécessaires. Quand
une fois les bords de la plaie sont bien rapprochés par des sutures
métalliques, la pression atmosphérique contribue aussi à les
maintenir.

14° *Nécessité d'un repos absolu.* — La principale indication,
après celle de la juxtaposition parfaite des bords d'une plaie, est
un repos *absolu* lorsqu'on veut obtenir la guérison par première
intention. Le chirurgien et le malade devront, l'un et l'autre, éviter de remuer la partie. Pendant les premières heures, pendant

les premiers jours, les adhérences plastiques entre les surfaces opposées de la plaie sont tellement délicates et tellement friables, que le moindre mouvement, la moindre pression suffit pour les rompre, et toute rupture de ce genre, tout dérangement de ces adhérences, quelque petite que soit son étendue, est capable de propager une irritation nuisible aux parties correspondantes. Tout mouvement, tout soulèvement du moignon pour examiner la plaie, toute pression exercée par les doigts du chirurgien ou de la garde-malade peut produire des déchirements peu étendus et pourtant nuisibles. Il faut donc proscrire autant que possible, au moins pour quelques jours, tout attouchement exercé sur une plaie récente. En examinant la plaie, le chirurgien doit se servir des yeux bien plus que des doigts. Il doit regarder la plaie, mais ne point la toucher, l'inspecter mais ne point la manier. Les efforts de la nature pour cicatriser une plaie ont souvent été paralysés par une conduite opposée. En traitant une fracture, tout chirurgien reconnaît la nécessité d'un repos absolu et le commande impérieusement à ses malades, afin d'obtenir la réunion des os fracturés. Mais ce principe n'est pas moins vrai par rapport aux parties molles que par rapport aux parties dures : il s'applique non-seulement aux os, mais aussi aux chairs qui les revêtent. Le pansement souvent renouvelé des plaies, tel que le pratiquent encore de nos jours bien des chirurgiens, est en contradiction directe avec ce principe, surtout lorsqu'il est répété tous les jours, en nécessitant des contractions musculaires et un maniement perpétuel du point malade. Et pourtant il est peu de principes plus certains en chirurgie que celui-ci : les pansements appliqués aux grandes plaies ne sont pas seulement inutiles, mais nuisibles.

15° *Inutilité des pansements en général.* — Moins nous multiplions les pansements à la surface d'une plaie, plus nous avons de chances de la cicatriser directement. Je crois, en d'autres termes, qu'une fois que les bords de la plaie ont été convenablement rapprochés par des sutures métalliques, l'abstention complète est la meilleure règle de traitement à suivre. J'en ai vu les preuves dans les vastes plaies que laisse l'amputation du sein, dans l'ovariotomie, dans la suture du périnée, etc., etc. Nous n'avons guère les moyens de panser les fistules vésico-vaginales après l'opération ni d'y appliquer des onguents ou des lotions ; il est peut-être heureux qu'il en soit ainsi, car il est probable que si ces fistules vésico-vaginales se ferment si souvent par première intention, cela tient en grande partie à ce que nous sommes forcés de les abandonner à elles-mêmes après les avoir recousues. Nous ne pouvons pas les échauffer, ni les irriter, comme on irritait autrefois les plaies extérieures, en les couvrant d'onguents, de charpie, de bandages, de calottes et d'appareils divers. Un simple pansement à la charpie imbibée d'eau froide est peut-être plus nuisible qu'utile : c'est un moyen de détruire, à mesure qu'il se produit, le résultat d'un travail naturel, à savoir la formation d'une croûte adhésive sur les bords de la plaie. Si l'on voit paraître à ce niveau des traces d'inflammation, alors on y pourra appliquer de l'eau froide, ou mieux encore, de l'air froid. J'ai constaté que des courants d'air froid, dirigés de temps en temps sur la plaie à l'aide d'un soufflet, ont une bienfaisante action locale, diminuent la chaleur et l'irritation qui règnent au point malade, et sont extrêmement agréables au blessé[1]. Quand la surface de la plaie est ainsi laissée à découvert, nous avons les plus grandes facilités pour constater la moindre rougeur, la moindre tuméfaction sur un point déterminé, et pour relâcher ou couper les fils qui produisent une tension exagérée, une irritation quelconque. Nous pouvons le faire sans causer au malade la douleur et l'ennui de renouveler sans cesse les pansements qui adhèrent si souvent aux bords de la plaie endolorie, aux fils à ligature et à des produits de sécrétion desséchés. Cette absence de tout pansement tranquillise en outre l'esprit du malade et lui permet de ne plus craindre ce renouvellement perpétuel de bandages qui environnent la plaie, ce qui inspire souvent autant de terreur aux malades que l'opération même, comme le fait observer M. Velpeau[2]. La suppression de tout pansement, je le répète, délivre le malade de tous les désagréments qui en suivent le renouvellement.

[1] Les effets sédatifs d'un courant d'air froid sur un point enflammé se montrent aussi dans d'autres circonstances, dans les brûlures, par exemple, où leur influence est évidemment salutaire et adoucissante. L'acide carbonique a des propriétés encore plus manifestes, quand on l'applique localement aux solutions de continuité.

Voyez, à ce sujet, l'Appendice VI.

[2] Médecine opératoire, t. I, p. 343.

CHAPITRE IX.

Rien de plus singulier dans l'histoire de la chirurgie que les changements survenus dans la manière de panser les plaies. La chirurgie grecque, romaine, arabe et celle des Européens au moyen âge, renonçait par système à tout espoir d'une réunion primitive, comme nous l'avons vu plus haut (p. 6); c'était la conséquence inévitable de la formation d'escarres à la surface du moignon, par l'emploi du cautère actuel et de caustiques pour arrêter les hémorrhagies. La non-réunion des plaies était en outre assurée par les baumes stimulants et les onguents irritants qu'on appliquait aux surfaces libres de toute plaie, cautérisée ou non. Mais le fer rouge était même appliqué quelquefois à des points qui ne fournissaient pas d'hémorrhagie [1]. C'est ainsi que Paré lui-même recommande de cautériser les extrémités osseuses lorsqu'on applique le premier pansement aux amputations; car, dit-il, les os ont été endommagés par la scie et le contact de l'air. Au temps d'Ambroise Paré, et longtemps après lui, toutes les plaies d'armes à feu passaient pour être envenimées par le contact de la poudre. Jean de Vigo, qui insiste tout particulièrement sur la nature vénéneuse des plaies d'armes à feu, conseille de cautériser toutes les plaies de cette espèce avec de l'huile bouillante de sureau (*ferventi oleo sambucino* [1]). La guerre est remplie d'horreurs, mais à cette époque ce devait être une terreur de plus de songer que tous les blessés devaient subir une cautérisation à l'huile bouillante.

---

[1] On ne saurait s'étonner si, après un pareil mode de traitement, Paré est d'avis que le malade et le chirurgien ont lieu d'être satisfaits, si les escarres sont éliminées au trentième jour.

Paré raconte avec bonhomie comment un heureux hasard lui ouvrit les yeux, et lui permit de comprendre la cruauté d'un pareil traitement. En 1536, il accompagna l'armée française, sous les ordres du connétable de Montmorency, au nord de l'Italie. Au siége du château de Villane il y eut nombre de blessés de part et d'autre; la plupart avaient été atteints par des armes à feu. Lorsqu'on s'occupa de les panser, tous les chirurgiens de l'armée les traitèrent d'après la méthode de Vigo, c'est-à-dire en plongeant dans la plaie des tampons imprégnés d'huile bouillante. « Enfin, dit Paré, mon huille me manqua, et fus contrainct d'appliquer en son lieu un digestif fait de iaune d'œuf, huille rosat et térébinthine. La nuict ie ne peu bien dormir à mon aise, pensant que par faulte d'auoir cautérisé ie trouvasse les blessez où i'auois failly à mettre de ladicte huille morts empoisonnez, qui me fist leuer de grand matin pour les uisiter. Où, contre mon espérance, trouuay ceulx auxquelz i'auois mis le médicament digestif sentir peu de douleur à leurs playes, sans inflammation ni tumeur, ayant assez bien reposé la nuict; les aultres, où l'on auoit appliqué ladicte huille, les trouuay fébricitants, auec grande douleur et tumeur aux enuirons de leurs playes; adonc ie me délibéray de ne iamais plus brusler ainsi cruellement les pauures blessez de l'arquebusade [1]. »

[1] Les Œuvres de chirurgie, etc., Paris, 1575, p. 358. Dans le même chapitre, Paré dit à ses lecteurs : « Je l'ay enrichi de beaucoup d'aultres choses, pour auoir suiuy depuis les guerres, et auoir esté aux batailles, et enfermé ès villes, comme Metz et Hedin ; pareillement pour auoir esté au service des Roys. »

Il ajoute qu'il avait « trouué telles playes autant aisées à traitter, estant aux parties charneuses, que les autres faictes par grandes contusions. » Il rapporte à cet égard l'histoire d'un blessé écossais, qu'il sera permis, sans doute, à un chirurgien écossais de rappeler. « Encore de n'aguères, i'ay pensé par le commandement de la Royne, mère du Roy, le comte de Cordon (Gordon), seigneur d'Achindon, lequel fut blessé d'vn coup de pistole au trauuers des deux cuisses, sans fracture d'os, lui estant donné de si près, que le feu flambait en ses chausses ; et fut entièrement guari en xxxij iours, sans qu'il lui suruient fièure ni autre mauuais accident; et le médicamentay à Saint-Jean-de-Latran, au logis de monsieur l'ambassadeur d'Escosse, Archeuesque de Glascò, lequel, tous les iours, assistoit à le uoir penser, en ayant bien grand soing. Et, pour plus grand tesmoignage, monsieur Brigard, docteur reçut en la faculté de médecine, luy assista auec moy, ensemble Iacques Guillemeau, chirurgien iuré à Paris, iusqu'à la parfaite guarison, vint le uoir par iours interposez, et Gilles Buzet, escoçois, estudiant en chirurgie; tous lesquels s'esmerveilloient comme il auoit esté si tost guari sans application de médicaments forts et âcres. » (Op. cit., p. 358, 353.) Qu'il me soit permis d'ajouter qu'il y avait plusieurs chirurgiens du nom de Bisset ou Brisset, à Edimbourg, au seizième siècle. L'un d'eux était attaché

Avec combien d'éloquence cette simple histoire ne prouve-t-elle pas que bien des pratiques orthodoxes de l'ancien temps, et peut-être aussi de notre temps, si j'ose l'ajouter, peuvent être regardées comme irrationnelles et barbares ; et qu'il est bien difficile, en tout temps, de modifier une pratique généralement admise en chirurgie.

Dans l'ancien traitement des plaies, lorsqu'elles avaient été suffisamment cautérisées, des substances stimulantes et détersives étaient appliquées à leurs surfaces pour hâter le décollement des escarres et *nettoyer* la plaie. C'étaient des poudres de toute espèce, des onguents, des liniments, des solutions, composés de substances de tout genre. On avait habituellement recours à des substances animales ou végétales ; mais le règne animal lui-même était mis à contribution. Ainsi Paré lui-même fait l'éloge de « l'huille de petits chiens, » comme détersif pour toutes sortes de blessures, et plus spécialement pour les plaies d'armes à feu. « Ladite huille, selon Paré, est de grande et merueilleuse efficace, tant pour appaiser la douleur que pour suppurer la playe et faire tomber l'escare. » (Op. cit., p. 374.) Et par suite des éloges qu'il lui a donnés, « vne infinité de chirurgiens, dit-il, en ont fait usage... auec bonne et heureuse issue. » Il nous dit en outre que ce fut « par grandes prières » et à grands frais qu'il en obtint la recette d'un chirurgien, « lequel auoit le bruit parmis tous les chirurgiens de ce païs là de bien guarir telles playes. »

On préparait ce baume merveilleux en faisant bouillir deux jeunes chiens (*catellos*) tout vivants dans quatre livres d'huile de lys avec une livre de vers de terre ; on ajoutait ensuite trois onces de térébenthine de Venise et une once d'eau-de-vie[1]. Paré, du moins, eut le courage et la loyauté de publier sa recette, ainsi que celle de plusieurs autres topiques. Des recettes semblables furent publiées par d'autres anciens auteurs. Mais, dans les œuvres d'une foule d'autres écrivains, les propriétés extraordinaires de leurs

à la reine, femme de Jacques V, et, dans la liste des déboursés royaux, nous voyons qu'il fut payé, au mois d'avril 1542, « à Antoine Brisset, chirurgien, pour travaux faits sur la personne de Sa Grâce la reine, xx livres. » (Pitcairn, Criminal trials in Scotland, t. I, p. 325.)

Le cas dans lequel Paré invoque le témoignage de Gilles Bisset (ou Buzet), ne peut avoir été observé que trente ans plus tard, car Adam Gordon d'Auchindoun, ne se rendit à Paris qu'en 1573. (Voyez Teulet, Papiers d'Etat relatifs à l'Histoire de l'Ecosse, au seizième siècle, t. II, p. 321.)

[1] Op. cit., p. 385.

onguents étaient pompeusement célébrées, tandis que leur mode de préparation était soigneusement dissimulé.

Nous avons vu plus haut (p. 8) qu'après avoir abandonné la cautérisation pour employer la ligature des artères, les chirurgiens continuèrent à se servir de pansements très-compliqués. Toute plaie de quelque étendue, au premier pansement, était soigneusement bourrée jusqu'au fond de tampons de charpie, et remplie de drogues et d'onguents stimulants ; de cette manière, les bords opposés étaient mis dans l'impossibilité de se réunir par première intention. Le chirurgien s'efforçait de tout faire par les mystères de son art ; on ne laissait rien à la nature. La quantité de pansements accumulés sur une plaie était vraiment formidable, même au point de vue numérique.

C'est ainsi qu'au siècle dernier, Bromfeild, opérateur distingué, chirurgien du roi et de l'hôpital Saint-Georges, en parlant du traitement des moignons, énumère une douzaine de pièces indispensables pour le premier pansement : 1° charpie sèche sur les os ; 2° morceau de toile circulaire, placé à l'intérieur de la plaie, sur les muscles coupés ; 3° charpie sèche appliquée en dehors de ce morceau de toile, pour combler les anfractuosités du moignon ; 4° un peu de farine sur ce morceau de toile ; ou bien, 5° un autre gâteau de charpie, dont la pression sera renforcée par 6° un coussinet d'étoupe au-dessus de la charpie ; 7° de petits gâteaux de charpie enduits d'onguent résolutif et appliqués aux bords de la plaie ; 8° un grand gâteau de charpie enduit d'onguent résolutif ; 9° une compresse d'étoupe ; 10° des bandes de cuir et de toile couvertes de diachylon, et croisées comme les rayons d'une étoile à l'extrémité du moignon : elles sont maintenues en place en passant, autour du moignon, 11° une bande de cuir enduite de l'emplâtre agglutinatif ; 12° la calotte à amputations de Fabrice de Hilden [1] recouvrant le moignon et l'enveloppant ; enfin, 13° une bande roulée autour du moignon, rattachée à la calotte par des fils, et faisant ensuite le tour du corps [2].

Deux ou trois grands changements ont eu lieu dans la chirurgie anglaise, du moins depuis l'époque de Bromfeild. *Premièrement.*

[1] M. Guthrie, dans ses commentaires sur la chirurgie de la guerre de la Péninsule (1808-15), fixe l'époque où les calottes à amputation disparurent de la pratique anglaise. « Pendant que la guerre se prolongeait, dit-il, les calottes à amputation disparurent, leur inutilité étant bien reconnue. » (5° éd., p. 74.)

[2] Chirurgical Observations and cases, 1773, t. I, p. 174.

Les pansements ne s'appliquent plus à l'intérieur de la plaie, mais à leur surface externe ou cutanée, après que les bords de la plaie ont été rapprochés. *Deuxièmement.* Les pansements eux-mêmes sont devenus de moins en moins compliqués. Cependant, plusieurs de nos maîtres en chirurgie continuent à panser les moignons, après que les bords de la plaie sont réunis, avec une multitude de pièces accessoires, telles que des bandelettes agglutinatives, des gâteaux de charpie, souvent recouverts d'un corps gras, des amas de charpie sèche, et une bande roulée par-dessus. D'autres conseillent de mettre sur la plaie, après que la suture est pratiquée, un pansement fait avec de la charpie imbibée d'eau, en passant quelquefois au-dessus une bande de taffetas gommé ou de gutta-percha. Mais, *troisièmement*, une autre révolution commence, et se développera rapidement sans doute ; je parle du système que j'ai défendu dans le chapitre précédent, qui consiste à fermer la plaie avec des sutures rapprochées, et de n'appliquer ensuite aucun pansement. Pendant de longues années j'ai pu vérifier les bons effets de ce mode de traitement dans la chirurgie obstétricale. Deux des plus habiles chirurgiens de province que nous ayons en Angleterre, ont rendu hommage à la supériorité de ce mode de pansement. Je veux parler de M. Teale, de Leeds, et du docteur Humphry, de Cambridge.

Dans son Essai sur les amputations, M. Teale apporte des preuves convaincantes à l'appui des succès obtenus par sa méthode ; et pour ce qui touche au pansement des moignons, il fait observer « qu'après la suture, le moignon repose sur un coussin, recouvert d'une feuille de gutta-percha. Aucun pansement, ajoute-t-il, n'est nécessaire pendant les premiers jours. Un morceau de toile ou de mousseline recouvre le moignon, qui se trouve protégé contre le poids des couvertures par un berceau en fil de fer [1]. »

Dans les réflexions qu'il a publiées sur le traitement des plaies, le docteur Humphry s'exprime ainsi : « On sait que les plaies de la face se réunissent généralement par première intention. Ce résultat est dû en grande partie à la vitalité puissante de cette région, et jusqu'à un certain point aussi à ce que la plaie est constamment exposée à l'air, les bords n'étant réunis que par des sutures. Depuis quelques années, j'ai étendu ce système aux am-

______
[1] British medical journal, octobre 1860, p. 840.

putations et à toutes ou presque toutes les autres opérations chirurgicales. Les téguments sont réunis par des sutures placées à des intervalles d'un pouce environ, et la plaie, ainsi que les parties voisines, reste exposée à l'air : aucun pansement n'est appliqué. Les avantages de ce traitement sont évidents. Toute l'irritation, toute la tension douloureuse, l'échauffement et les autres inconvénients qui résultent de l'emploi des bandes roulées et des bandelettes agglutinatives, sont évités de cette manière. Les bords de la plaie et la peau des régions voisines se trouvant à découvert, nous pouvons plus facilement prendre connaissance de ce qui se passe; nous pouvons, çà et là, couper une suture, quand cela paraît utile; nous pouvons nettoyer la plaie, ou adopter d'autres mesures sans la moindre difficulté. Aucun pansement n'ayant été appliqué, il n'y a rien à retirer. Les douleurs occasionnées par le renouvellement des pansements sont donc abolies. Dans bien des cas, je ne touche même pas à la plaie après l'opération, excepté pour retirer les sutures; et bien des sujets qui avaient été chloroformés pour subir l'amputation m'ont dit que ni pendant ni après l'opération, ils n'avaient ressenti de douleur. Nous obtenons bien plus souvent la réunion par première intention, qu'à l'époque où nous avions coutume d'appliquer des pansements à la plaie. »

Une circonstance a peut-être contribué au delà de tout aux immenses progrès réalisés dans le cours du siècle présent, en médecine et dans l'art des accouchements : c'est qu'on a fini par se convaincre de l'efficacité des efforts spontanés· de la nature, pour la guérison d'une foule de maladies diverses et de complications redoutables, qui passaient autrefois pour ne céder qu'aux secours de l'art; dans d'autres cas, nous invoquons les secours de l'art, non pour remplacer la nature, mais pour l'aider dans ses opérations. La chirurgie pratique subit un changement analogue sous bien de rapports, et plus particulièrement dans le traitement des plaies. C'est un principe de plus en plus généralement reconnu, que le meilleur moyen de traiter les solutions de continuité consiste à les placer dans les conditions où l'adhésion peut le plus aisément s'établir. « Aux siècles d'ignorance de la chirurgie, » pour citer les paroles du docteur Macartney, « on réduisait autant que possible la part de la nature, pour laisser à l'art une part plus grande; et il est à craindre que, même aujourd'hui, la plupart des chirurgiens, même les plus instruits, ne s'imaginent qu'ils obtiennent l'union des parties divisées, par les moyens qu'ils emploient à cet effet; tandis que le seul résultat que la chirurgie la plus habile puisse obtenir est de placer les parties dans les conditions les plus favorables pour que leur réunion s'opère naturellement. Si les plaies n'avaient point une tendance naturelle à guérir, à quoi servirait une opération quelconque? Quel avantage trouverions-nous à rapprocher les extrémités d'un os fracturé? C'est la nature, et non le chirurgien, qui les réunit. A quoi servirait de lier une artère, s'il ne s'opérait pas à l'intérieur du vaisseau une modification destinée à l'oblitérer? La chirurgie, envisagée comme un art, consiste à accomplir certaines opérations définies; mais, considérée comme une science, elle consiste à connaître les opérations de la nature et les conditions qui en favorisent l'accomplissement [1]. »

En jetant un coup d'œil rétrospectif sur l'histoire de la chirurgie, on s'étonne de voir combien la puissance de la nature a été méconnue, pour tout ce qui touche à la réunion directe des plaies. Galien, dans l'un de ses ouvrages les plus célèbres, fait une remarque digne d'intérêt sur les blessures des gladiateurs de son époque; car il nous apprend que chez ceux qui se livraient journellement à des combats singuliers, on voyait de vastes plaies se guérir sans la moindre inflammation, de sorte que du second au quatrième jour elles se trouvaient cicatrisées [2]. Dans un autre traité, Galien indique avec une grande précision quelques-unes des règles principales qui s'appliquent à la cicatrisation directe des plaies, surtout celles qui intéressent les parties molles : il dit que lorsque les bords de la solution de continuité sont réunis par des sutures (*fibulæ*), c'est la nature elle-même qui se charge de recoller les parties divisées et de rétablir l'état normal [3]. Mais pendant tout le moyen âge, les chirurgiens se fient de moins en moins aux forces vives de l'économie pour guérir les blessures : la plupart d'entre eux paraissent avoir cru que l'art était tout.

[1] Treatise on inflammation, 1838, p. 195.
[2] Galeni Opera, éd. Kuhn, t. X (De methodo medendi), p. 378.
[3] Op. cit., t. I, p. 385. Ars medica, cap. xxix. Dans ce chapitre, il recommande : 1° de rapprocher les bords de la plaie ; 2° de les maintenir en contact; 3° De retirer soigneusement les corps étrangers qu'elle renferme ; 4° de protéger la partie blessée en la recouvrant de linges capables d'absorber les liquides. Ces règles de Galien sont reproduites, sinon textuellement, du moins en substance, par J. de Vigo (Opera in chirurgia, lib. III, tract. i, cap. i), par Tagault (Institutiones chirurgicæ, lib. II, cap. iv), Paré (Œuvres, p. 325 et 382), et Fallope (Opera omnia, t. II, p. 176.)

Mais la guérison prompte et spontanée de blessures larges et profondes fut de nouveau découverte, il y a deux ou trois siècles, non par les chirurgiens orthodoxes, mais par les charlatans de l'époque, qui traitaient quelquefois clandestinement les nombreuses blessures qui résultaient de l'abus des duels. Ils se trouvaient là pour sucer la plaie [1], et lorsqu'ils en avaient détergé les surfaces saignantes et rapproché les bords, ils les couvraient de papier mâché ou d'autres substances également sans action. Les chirurgiens de l'époque prétendaient gravement que pour obtenir ainsi des guérisons merveilleuses, il fallait avoir recours à la sorcellerie, ou tout au moins à des procédés secrets ; car il était impossible, d'après leurs idées, qu'une large et profonde blessure se cicatrisât sans aucun pansement. Ils n'admettaient d'autres guérisons que celles qui s'opéraient directement par l'intervention de la chirurgie. A diverses époques on vit paraître des charlatans, qui guérissaient les plaies par première intention, en les recouvrant de compresses imbibées d'eau, comme on l'a fait de notre temps sur une plus vaste échelle [2]. Mais presque tous les chirurgiens qui admettaient que l'eau pouvait donner de tels résultats, soutenaient qu'il fallait qu'elle fût enchantée, ou miraculeusement

---

[1] Voyez Lamotte, Traité complet de chirurgie, p. 22; John Bell, Principles of Surgery, 1re éd., t. I, p. 32.

[2] Plusieurs chirurgiens, en Europe et en Amérique, ont adopté, de notre temps, le système des pansements à l'eau ; ils appliquaient à toutes les plaies, après les avoir fermées, des compresses imbibées d'eau froide ; d'autres soumettaient la plaie à l'irrigation continue; d'autres enfermaient le membre déjà mouillé dans un tissu imperméable. Par ce dernier procédé, le pansement à l'eau devient une espèce de cataplasme ; et dans les deux premiers procédés, l'eau se trouve à la même température que l'air ambiant, si la plaie reste découverte. Le seul avantage qu'il y ait à ménager aux plaies le contact de l'eau plutôt que le contact de l'air, c'est que l'eau enlève beaucoup mieux le calorique. Mais on peut pratiquer des irrigations d'air aussi bien que des irrigations d'eau. En Allemagne, l'application de compresses mouillées aux plaies récentes, a été préconisée par Kern, Klein, Walther, etc. L'attention des chirurgiens anglais fut attirée sur ce point par Macartney, de Dublin. Dans son Traité des inflammations, après avoir parlé des charlatans qui employaient ce procédé, il cite Fallope, qui recommande les applications d'eau sur les plaies, en 1560 ; Palazzo, qui publia, en 1570, un livre sur le traitement des plaies par l'eau simple, versée sur des fibres de chanvre ou de lin (aquâ simplici et frustulis de cannabe vel lino) ; et Lamorier qui, en 1732, affirmait qu'il y avait peu de plaies que les applications d'eau ne pussent guérir. Il cite aussi Caldani, de Padoue, et Danter, de Gottingue, en faveur de ce procédé. Percy et Lamy en faisaient également usage d'après lui. Il en conclut que le professeur Kern, de Vienne, a eu tort de s'attribuer l'invention de ce genre de pansement, bien qu'il ait été l'un des promoteurs les plus ardents du système. (Op. cit., p. 185.)

douée de propriétés curatives [1]. La magie était regardée comme un puissant moyen de guérison ; mais on refusait de croire au pouvoir bienfaisant de la nature. Enfin vint une singulière croyance, qui s'empara de l'esprit public. On abandonnait à la nature le soin de guérir les plaies ; mais l'art en réclamait tout le mérite. Je veux parler de la guérison sympathique des plaies [2], dans laquelle la blessure était abandonnée à elle-même, tandis que les onguents ordinaires étaient appliqués aux armes qui avaient causé la blessure, sous forme d'*unguentum armarium* [3], ou aux linges imbibés du sang perdu par le blessé.

Nonobstant les rares éclaircies que nous trouvons à cet égard dans quelques ouvrages, ce ne fut qu'avec lenteur et répugnance que le public médical se décida à laisser agir la nature dans la cicatrisation des plaies. On ne croyait guère aux propriétés réparatrices de la lymphe plastique, de la fibrine, ou du *baume* que la nature répandait sur les plaies, suivant le langage de l'époque. Nous avons vu qu'au siècle dernier O'Halloran regardait comme impossible la cicatrisation dans l'espace de trois jours, d'une plaie d'un pouce de longueur (voyez p. 8). Mais, depuis un siècle, il s'est produit un changement immense à cet égard dans l'opinion médicale. On reconnaît de plus en plus l'efficacité des forces réparatrices de la nature, et, en pratique, on laisse plus souvent le champ libre au travail physiologique des tissus. Les anciens moyens par lesquels on tentait autrefois d'intervenir dans la cicatrisation des plaies sont de plus en plus abandonnés. Les chirurgiens ont reporté leur confiance de la chirurgie de l'art à celle de la nature. Et, en vérité, comme le faisait observer il y a longtemps,

---

[1] J'ai parlé dans un autre endroit de l'usage de l'eau enchantée en Ecosse, comme moyen thérapeutique. (Proceedings of the Soc. of Antiquaries of Scotland, t. IV, p. 211.) Il y a peu de temps, un propriétaire du nord de l'Ecosse me dit que l'un de ses gardes-chasse, après avoir vainement eu recours à la médecine pour guérir une ophthalmie, avait fini par s'adresser à une sorcière du voisinage, qui l'avait rétabli en lui donnant une eau pour se laver les yeux. Lorsqu'on lui demandait si c'était de l'eau simple, il répondait « qu'on y avait mis des paroles. » Une formule magique avait été prononcée ; c'était là, selon le malade, ce qui l'avait guéri.

[2] Voyez Papin, De pulvere sympathetico, Paris, 1644 ; Kenelm Digby, Discourse touching the Cure of Wounds by the powder of Sympathy, Londres, 1660, etc., etc.

[3] Divers essais furent publiés à ce sujet : Roberts (1618), Servius (1642), Bartholin (1662), Becker (1664), etc. Voyez Portal, Histoire de l'anatomie et de la chirurgie, t. VI, part. II, p. 815.

ce fou de génie, Paracelse, la nature est le vrai *guérisseur* des plaies. « C'est, dit-il, la nature du corps vivant, — chairs, os, parties nerveuses, — de contenir en soi un baume naturel, qui jouit de la propriété de guérir plaies et piqûres, et toutes solutions de continuité. C'est le baume naturel qui raccommode les os cassés : c'est le baume naturel contenu dans les chairs qui guérit leurs plaies. Et chaque partie du corps contient en soi une puissance réparatrice : elle possède en soi ce qui doit guérir toute solution de continuité. Que le chirurgien se rappelle donc que ce n'est pas lui qui guérit les blessures, mais bien ce baume qui existe à l'intérieur du corps. Le médecin commet donc une erreur grave s'il s'attribue le mérite de la guérison. Car le seul devoir du chirurgien, le seul but de la chirurgie, est d'aider la guérison naturelle de la partie malade, en éloignant toute cause d'irritation, et en protégeant le baume contre l'intervention de toute cause extérieure, afin que, le médecin aidant, son travail naturel s'accomplisse sans obstacle. Pour parler exactement, ajoute Paracelse, celui qui sait bien conserver le baume est le meilleur chirurgien (*bonus balsami custos, bonus chirurgus*) [1].

[1] Chirurgia magna, tr. i, chap. ii, 1536.

CHAPITRE X.

L'ACUPRESSURE N'EST-ELLE PAS PLUS DIFFICILE EN PRATIQUE,
QUE LA LIGATURE DES ARTÈRES ?

Toute nouvelle méthode mise à la disposition du chirurgien offre quelques difficultés qui tiennent à sa nouveauté même. Les difficultés pratiques que présente la ligature des artères, d'après les procédés indiqués par Paré, surtout lorsqu'on compare cette opération à l'ancien système qui consistait à réprimer les hémorrhagies par le fer rouge, ont été pendant longtemps un obstacle à l'adoption générale de cette méthode. Un grand nombre d'anciens auteurs, — Fallope [1], Woodall [2], Salmon [3], Nuck [4] et d'autres encore [5], — insistent sur les difficultés que présente la ligature, et les considèrent presque comme insurmontables pour les praticiens ordinaires. Mais avec le temps, les procédés autrefois employés ont été simplifiés et améliorés. Il en sera probablement de même pour l'acupressure. D'autres et de meilleurs procédés d'appliquer les aiguilles seront découverts, et l'opération devien-

---

[1] « Actio hæc, inquam, difficilis est, neque ab omnibus opportunè fit, quoniam hanc nisi optimi anatomici perficere non possunt. » (Op. omnia, t. II, tract. vii, cap. x.)

[2] « Il faut faire attention à la grosse veine et à l'artère, qu'il faudra soulever, isoler et fortement lier ; il faut le faire rapidement s'il est possible ; mais on est exposé à ne point réussir du premier coup. » (Surgeon's Mate, p. 159.)

[3] A. Paré employait ce procédé après les amputations ; mais l'opération est très-difficile et peu usitée de nos jours. (Ars chirurgica, Londres, p. 771.)

[4] « Cum hic modus admodum sit molestus et patienti dolorificus, illum omnino improbamus. (Operationes et experimenta Chirurgica Antonii Nuck, med. doct. in Academia Lugduno-Batavâ, medicinæ anatomicæ professoris, etc., p. 163.)

[5] Voyez Wiseman, Chirurgical Treatises, p. 453 ; Read, Treatise of the first part of Chirurgerie, p. 12 ; Mihles, Elements of surgery, p. 175. Voyez aussi les remarques de Thomson, Lectures on inflammation, p. 272.

dra encore plus simple et plus sûre qu'elle ne l'est aujourd'hui.

Dans les conditions actuelles, il est peu de chirurgiens qui l'ayant essayée ne la trouvent pas au moins aussi facile que la ligature. Après avoir employée l'acupressure dans deux cas d'amputation de l'avant-bras, le docteur Greig, de Dundee, m'écrivait qu'il trouvait l'application des aiguilles tout aussi facile que la ligature. « Le procédé, dit-il, d'après mon expérience, est bien le plus simple qui se puisse imaginer. Il est étonnant de voir combien une pression légère suffit pour fermer l'artère. Vous engagez le chirurgien à placer l'index sur le vaisseau qui fournit le sang. Il sera plus commode dans les cas d'amputation à lambeaux d'employer le pouce, laissant l'index de l'autre côté : on sent battre l'artère entre les deux doigts et l'on peut passer l'aiguille sans y voir. »

Dans la première amputation où le docteur Handyside fit usage de l'acupressure, il se trouvait à la campagne, et fut obligé d'employer des aiguilles à tricoter. Il leur forma une tête avec de la cire à cacheter, pour mieux les introduire. A cette époque, les nouveaux procédés d'acupressure, par des aiguilles à coudre, n'avaient pas encore été inventés. Mais pour montrer que le docteur Handyside ne rencontra aucune difficulté, même avec ces longues aiguilles improvisées, je vais rapporter l'observation, en y joignant les réflexions de l'opérateur sur la facilité relative de l'acupressure et de la ligature.

Obs. VIII. *Amputation du tiers supérieur de la cuisse pour un cas de gangrène traumatique.* — Le malade frappé par une lourde charrette, qui descendait un plan incliné, eut une fracture compliquée des deux os de la jambe, avec déchirement des parties molles. La mortification survint, et cinq jours plus tard, quand le docteur Handyside fut appelé par le docteur Todd de Dysart pour voir le blessé, il le trouva dans un état de prostration marquée, avec délire ; la gangrène avait atteint le genou, et remontait vers la partie supérieure du membre ; les ganglions de l'aine étaient tuméfiés. Le pouls était faible, irrégulier, précipité ; la peau couverte d'une sueur froide. Le docteur Handyside pratiqua l'amputation de la cuisse au-dessous de la saillie trochantérienne, et comprima par les aiguilles quatre artères qui donnaient du sang. Deux des aiguilles furent retirées après vingt-quatre heures, deux autres après quarante-neuf heures : l'une de ces dernières comprimait la fémorale au niveau de l'origine de la profonde. Les ganglions engorgés finirent par suppurer [1],

---

[1] « Du cinquième au neuvième jour, dit l'opérateur, des collections puru-

et quelques jours plus tard le pus sortit par le centre de la cicatrice, et par deux incisions pratiquées avec le bistouri sur les bords mêmes de la plaie ; partout ailleurs le moignon était cicatrisé. Sauf les points qui viennent d'être indiqués, la plaie guérit par première intention, malgré les circonstances défavorables où se trouvait le malade ; et vingt et un jours après l'opération, la santé était parfaitement rétablie.

Le moignon a été moulé en plâtre : la figure 14 en reproduit la forme et indique la direction des aiguilles employées pour fermer

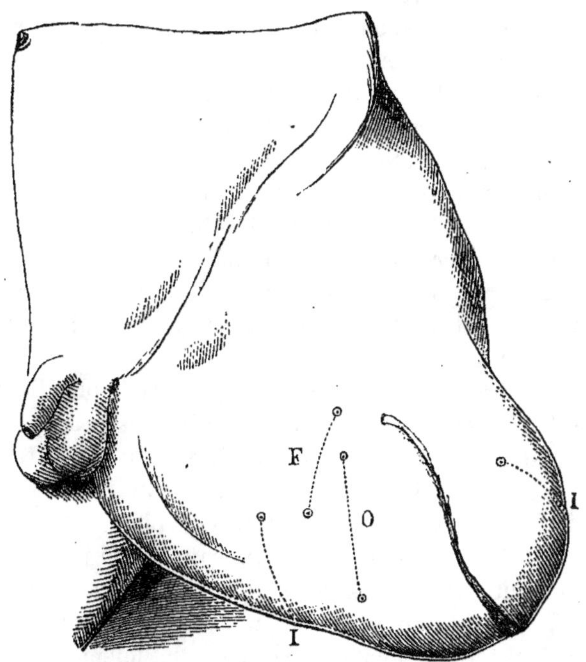

Fig. 14. Moignon d'amputation sous-trochantérienne de la cuisse, montrant la direction des aiguilles à acupressure.

les quatre artères : c'étaient la fémorale F, l'obturatrice O, et deux branches ischiatiques I, I.

C'était la première fois que le docteur Handyside employait l'acupressure, et cependant, pour citer ses propres paroles : « L'acupressure ne semble offrir aucune difficulté en pratique. » Il ajoute « que l'hémorrhagie fut beaucoup moins considérable que si l'on

lentes s'étaient formées ; elles étaient dues probablement à l'inflammation déjà établie des lymphatiques et des ganglions inguinaux, à la suite de la gangrène. »

avait employé la ligature : car, en fermant par des aiguilles les orifices vasculaires, je n'eus pas besoin d'un aide, et j'économisai mon temps. Il est probable que la secousse éprouvée par le malade fut moins grande, et que sa guérison n'en fut pas plus rapide [1].»

Un habile chirurgien de province, le docteur Turner, de Keith, a eu l'occasion d'employer l'acupressure dans quelques cas d'amputation. « Je considère ce procédé, m'écrivait-il en 1861, comme également commode, efficace et réparateur : et jamais je n'aurai recours à la ligature, quand il sera possible d'employer les aiguilles. » A une époque ultérieure le même auteur m'écrivait : « Sans parler de son principale mérite, votre méthode présente aussi des avantages accessoires, qui ne sont pas à dédaigner : la facilité, la célérité qui épargne au malade des pertes de sang considérables, et à l'opérateur des tâtonnements pénibles, surtout quand la pièce n'est pas bien éclairée. J'ai toujours appliqué les aiguilles d'après votre premier procédé : je connaissais la nouvelle méthode que vous proposez avant de pratiquer ma dernière opération ; mais je n'avais point à ma disposition les instruments nécessaires, et l'ancien système m'a paru si commode, que je ne désire point en changer. »

En parlant des trois derniers procédés décrits plus haut (chapitre VI), M. Edwards fait les remarque suivantes : « Le professeur Simpson a substitué aux épingles qu'il employait autrefois des aiguilles à coudre ; elles servent à conduire un fil métallique, et on les fait passer à la surface saignante de la plaie. Il a employé ce procédé deux fois en ma présence, dans un cas où j'avais amputé le bras d'un adulte au tiers supérieur, et dans une autre opération du même genre chez un enfant. Chez l'adulte la cicatrisation se fit entièrement, et chez l'enfant presque entièrement par première intention. Depuis lors le professeur Simpson a encore modifié son procédé, en joignant à l'aiguille une anse de fil de fer ; il est très-facile de l'adapter, et l'opération se fait très-promptement [2].»

Le docteur Handyside, n'ayant jamais rencontré la moindre difficulté à se servir du procédé primitivement employé, se prononce en faveur du système des longues aiguilles. « L'expérience, dit-il, me permet de manifester une préférence décidée pour les longues aiguilles ; en les employant, j'ai pu comprimer de grandes

[1] Edinburgh Medical Journal, décembre 1860.
[2] Medical Times and Gazette, 14 février 1865.

et de petites artères, tout aussi bien qu'avec les aiguilles à coudre.
D'ailleurs par le premier procédé j'évite de percer la surface cutanée, ce qui me paraît important lorsqu'on agit sur des tissus
déjà malades, et rendus encore plus irritables par l'opération.
J'ai vu quelquefois les fils de fer se mêler aux bandes qui servaient
au pansement ; — ce qui montre qu'il faut un peu d'adresse et
d'attention pour bien exécuter cette opération [1]. »

Je viens de rapporter les opinions de plusieurs chirurgiens distingués, qui avaient depuis longtemps l'habitude d'employer la
ligature avant d'avoir essayé l'acupressure ; leurs observations
servent bien mieux que ce que je pourrais dire à prouver combien l'application de ce système est facile.

[1] Edinburgh Medical Journal, février 1862, p. 716.

CHAPITRE XI.

Ceux qui ont l'habitude de voir lier les artères sont exposés à tomber dans une erreur bien naturelle ; ils croient volontiers que pour éviter l'hémorrhagie, une constriction très-énergique est nécessaire. Cette erreur tient à ce que nous voyons en effet le chirurgien employer une force considérable pour pratiquer la ligature : une force quelquefois suffisante pour rompre un fil très-résistant. Mais ici l'emploi de la force n'est point destiné seulement à arrêter le cours du sang ; il s'agit de rompre et de déchirer les deux tuniques internes du vaisseau, afin que la tunique externe soit coupée aussi promptement que possible par un travail ulcératif. Les expériences physiologiques qui nous ont appris à mesurer la force du courant sanguin[1], nous apprennent en même temps combien est peu considérable la pression nécessaire pour fermer l'ouverture d'une artère, de manière à empêcher l'écoulement du sang. Nous en avons tous les jours la démonstration pratique, quand nous suspendons, par une pression modérée, la circulation dans une grosse artère. Dans l'emploi de l'acupressure, une compression peu intense suffit pour fermer la lumière du vaisseau, surtout lorsqu'elle est directement appliquée, et sans

---

[1] La pression exercée par le courant sanguin dans les grosses artères, chez les mammifères et probablement aussi chez l'homme, élève la colonne barométrique à une hauteur de 5 à 6 pouces, ce qui équivaut à une pression de 3 livres par pouce carré. (Valentin, Textbook of Physiology, trad. Brinton, p. 102 ; et Vierordt, Grundriss der Physiologie des Menschen, p. 101.)

interposition d'un coussinet de tissus élastiques, comme je l'ai fait observer plus haut (p. 28 et 33). Dans de telles conditions il est parfaitement avéré que la pression de l'aiguille est aussi efficace que l'étranglement de l'artère et le déchirement des tuniques internes, qui résulte de la ligature. Quant aux hémorrhagies qui se déclarent quelques heures après une opération, soit parce que toutes les artères ouvertes n'ont pas été fermées, soit parce que leurs orifices n'ont pas été suffisammant oblitérés, elles peuvent évidemment avoir lieu dans l'un ou l'autre système ; elles ne résultent que d'un défaut d'attention dans la recherche des artères ouvertes, ou d'une négligence évidente dans l'application des moyens oblitérants. Mais nous avons à débattre la question suivante : L'hémorrhagie consécutive, — celle qui se manifeste quelques jours ou quelques semaines après l'opération, — a-t-elle plus souvent lieu quand les artères ont été simplement comprimées par l'aiguille, que lorsqu'on les a liées ?

Pour répondre avec précision, voyons quelles sont en général les causes de l'hémorrhagie consécutive dans les cas où la ligature a été employée. D'abord il est certains états diathésiques qui fournissent ces sortes d'hémorrhagies: tels sont le scorbut, l'hémophilie, etc. Ces conditions générales de l'économie sont susceptibles de produire des hémorrhagies secondaires, quelle que soit la méthode chirurgicale adoptée pour fermer les artères. Mais dans la grande majorité des cas, cette complication se rattache à des causes locales. Lorsqu'on a employé la ligature, la cause la plus ordinaire de cet accident, est l'altération et la mortification de l'artère au point lié, soit par son étendue, soit par la rapidité avec laquelle elle se produit, — de sorte que l'artère se trouve ouverte avant qu'un caillot oblitérant ait pu s'organiser au dessus du point lié. « La cause la plus fréquente des hémorrhagies secondaires, dit le docteur Hodgson, est l'ulcération ou la mortification de l'extrémité de l'artère[1]. » D'après Charles Bell, les hémorrhagies consécutives reconnaissent deux causes : — 1° L'ulcération des tuniques au niveau de la ligature, et 2° la mortification de l'artère[2]. En parlant des effets de la ligature, Scarpa s'exprime ainsi : « Si la pression est trop forte, et si l'artère a été isolée des tissus voisins sur une trop grande étendue, elle subit un travail de gan-

---

[1] Treatise on the Diseases of Arteries and Veins, p. 211.
[2] Institutes of Surgery, t. I, p. 61.

grène, elle s'ulcère, et peut s'ouvrir, avant que des adhérences ne se soient établies à l'intérieur [1]. »

« Les hémorrhagies consécutives, dit le docteur Druitt, peuvent résulter de la mortification ou de l'ulcération d'une artère, ou de son oblitération imparfaite au moment où la ligature tombe [2]. » D'après M. Syme, « une ligature étant jetée sur un vaisseau, l'ulcération qui la fait tomber, lorsqu'elle est trop prompte ou trop étendue, peut occasionner une hémorrhagie, dans un espace de trois jours à trois semaines après l'opération [3] » Ces auteurs, ainsi que bon nombre d'autres chirurgiens, tels que Fergusson [4], Milles [5], Paget [6], Wise [7] et d'autres encore [8], établissent tous d'une manière très-absolue que les causes habituelles des hémorrhagies consécutives à la ligature sont l'ulcération et la gangrène du vaisseau.

Mais, comme nous l'avons vu plus haut (chapitre II), un degré plus ou moins considérable d'ulcération et de gangrène est la conséquence inévitable de toute ligature. C'est lorsque ces accidents acquièrent une intensité excessive, et s'étendent trop loin, que le tube artériel entamé donne lieu à une hémorrhagie. Dans les cas d'acupressure, au contraire, il n'y a ni ulcération, ni gangrène du vaisseau, dont le calibre n'est oblitéré que par la com-

[1] Dell' Aneurisma, Pavia.

[2] The Surgeon's Vade Mecum, 8e édit., p. 305.

[3] Principles of Surgery, p. 100, 1863.

[4] « L'hémorrhagie peut résulter d'une mortification ou d'une altération, lorsqu'elle est consécutive. » (System of Practical Surgery, p. 26, 4e édit.).

[5] Les hémorrhagies consécutives peuvent être occasionnées par des causes diverses : 1o par mortification du tissu artériel..., 2o par ulcération, au moment où tombe la ligature..., 3o ou bien... une ulcération venant du dehors peut atteindre les parois artérielles. (System of Surgery, p. 412.)

[6] « Une ligature peut tomber trop tôt par suite d'un accident ; ou bien les petits vaisseaux qui se ramifient dans la plaie, ou les bourgeons charnus, devenus très-grands peuvent se rompre et fournir un écoulement sanguin très-abondant ; une hémorrhagie peut être occasionnée par le scorbut ou par l'hémophilie ; mais sauf ces exceptions, les hémorrhagies secondaires doivent être toujours regardées comme le résultat d'une ulcération ou d'une gangrène des parois des artères. » (Holmes, System of Surgery, t. I, p. 604.)

[7] « Dans quelques cas, par suite d'une prédisposition constitutionnelle, par suite du nombre et de l'importance des vaisseaux liés, par suite d'un pansement particulier, une inflammation plus intense qu'il ne le faut pour produire des adhérences se développe dans l'artère, et une ulcération bientôt suivie d'une hémorrhagie consécutive en est la conséquence. » (Essay on the Pathology of the Blood, and its containing vessels, p. 316.)

[8] Voyez John Bell, Principles of Surgery, t. I, p. 225 ; Travers, Observations on the ligature of arteries, in London, Medico-Chirurgical Transactions, t. IV, p. 450 (1813), etc., etc.

pression exercée sur lui par l'aiguille. L'hémorrhagie consécutive ne devrait donc jamais avoir lieu (au moins par ses causes ordinaires) quand cette méthode est adoptée.

Cependant, l'imperfection de nos connaissances au sujet du mécanisme par lequel les vaisseaux s'oblitèrent lorsqu'ils sont comprimés par acupressure, et l'incertitude qui règne encore au sujet du temps nécessaire pour obtenir ce résultat, ont permis à des hémorrhagies consécutives de se produire dans deux des nombreuses amputations où l'acupressure avait été employée. Il est d'autant plus important d'étudier ces deux faits et d'en rechercher les causes. Dans le premier cas, l'aiguille a été probablement trop tôt retirée, avant l'oblitération complète de l'artère. Dans le second, l'affaiblissement du malade et son état anémique ont probablement retardé de beaucoup la formation du caillot obturateur et l'adhésion artérielle. La première de ces deux observations a été publiée par le docteur Hamilton, de Carlisle.

Obs. IX. *Amputation de la cuisse ; acupressure ; hémorrhagie consécutive.* — Un garçon, âgé de cinq ans et demi, subit l'amputation de la cuisse au tiers inférieur, à la suite d'un accident de chemin de fer qui avait broyé la jambe. Vingt-quatre heures après l'amputation, M. Page retira les deux aiguilles qui avaient été placées ; une hémorrhagie eut immédiatement lieu, le malade perdit deux onces de sang. Le pansement fut immédiatement retiré, le moignon fut soulevé, et l'hémorrhagie s'arrêta. Les lambeaux n'étaient ni rouges ni tendus. Le sang s'était écoulé par les ouvertures formées, sur la ligne de réunion du fond de la plaie, par les fils de fer des aiguilles à acupressure. Partout ailleurs la réunion s'était faite par première intention. Les deux jours suivants, le pouls fut agité, et il y eut des vomissements et de l'excitation nerveuse. Après s'être beaucoup remué, le petit malade eut une seconde hémorrhagie, quarante et une heures après l'extraction des aiguilles. On la fit cesser en comprimant le fémorale et en soulevant le moignon. « Ayant ajusté, dit le docteur Hamilton, un tourniquet sur le vaisseau, à une certaine hauteur, je séparai les lambeaux qui adhéraient d'un bout à l'autre, excepté au point où se produisait l'hémorrhagie ; j'enlevai quelques caillots récents, et je vis l'orifice vasculaire d'où provenait l'hémorrhagie : c'était celui de l'artère poplitée. J'y passai une aiguille, et le fermai par le procédé ordinaire. L'hémorrhagie étant alors complétement arrêtée, les lambeaux furent rapprochés par quatre points de suture métallique. Le petit blessé avait perdu de quatre à cinq onces de sang. » Il n'y eut aucune autre hémorrhagie ; l'aiguille fut retirée au bout de soixante-neuf heures, et cinq semaines après l'amputation la plaie était cicatrisée.

Il est probable que, dans ce cas, les aiguilles ont été trop promptement retirées, c'est-à-dire au bout de vingt-quatre heures. Mais, comme je l'ai déjà dit, des observations plus nombreuses sont nécessaires pour arriver à des conclusions définitives à cet égard. J'aurai bientôt l'occasion de citer un cas d'amputation de la cuisse chez un enfant, où les aiguilles furent retirées au bout de vingt-quatre heures, sans qu'il y ait eu d'hémorragie consécutive. Le docteur Hamilton croit pouvoir attribuer l'hémorrhagie. dans le cas précédent, à l'indocilité du petit malade, qui ne pouvait rester en place.

Dans le relevé des amputations pratiquées à l'hôpital de Carlisle, par le docteur Hamilton, on cite onze cas dans lesquels la ligature fut employée, et onze autres dans lesquels on eut recours à l'acupressure. Sur ces onze cas, il n'y eut qu'une seule fois une hémorrhagie consécutive, tandis que cet accident se manifesta quatre fois sur les onze autres cas dans lesquels la ligature avait été employée, et deux fois la mort en fut la conséquence. En d'autres termes, la ligature a donné quatre fois plus d'hémorrhagies consécutives que l'acupressure.

OBS. X. *Amputation de la cuisse; acupressure ; hémorrhagie consécutive.* — Chez un phthisique âgé de vingt ans, M. Crompton, l'habile chirurgien de l'hôpital de Birmingham, pratiqua l'amputation circulaire du tiers inférieur de la cuisse, pour une fracture compliquée de la jambe, occasionnée par le passage d'un tender de locomotive sur ce membre. La fémorale fut soumise à l'acupressure et deux petites artères furent tordues. Au bout de soixante-dix heures, le moignon était presque complétement cicatrisé, mais il existait encore des pulsations au point de sortie de l'aiguille. M. Crompton hésitait à retirer l'aiguille; mais voyant qu'il se produisait une inflammation suppurative assez intense à ce niveau, il jugea à propos de la retirer. Aucune hémorrhagie ne se manifesta au moment même ; mais deux jours plus tard, quatre ou cinq onces de sang artériel furent trouvés dans le lit du malade, tandis que l'extrémité inférieure du moignon fournissait un suintement sanguin. On replaça l'aiguille un peu plus haut, et l'hémorrhagie fut arrêtée. On attribua l'accident à une évacuation alvine qui venait d'avoir lieu. Le même jour, des symptômes de phlébite avaient été observés : le malade eut plus tard des frissons, des vomissements, et mourut d'infection purulente, dix jours après l'amputation. — A l'autopsie, on trouva l'iliaque externe et les artères fémorale et fémorale profonde complétement vides, jusqu'au niveau du point comprimé; à ce niveau on voyait, à la surface interne, une ligne bleuâtre : partout ailleurs, la tunique interne avait conservé sa couleur normale. Les veines fémorales et l'iliaque externe renfermaient des caillots anciens et du pus séreux. La veine iliaque primitive et la veine cave inférieure étaient saines. Il existait des cavernules et une infiltration tuberculeuse au sommet du poumon gauche.

Chez ce malade, il paraît que la formation d'un caillot obturateur n'a jamais eu lieu. Il n'est guère possible de déterminer à quelle cause il faut attribuer ce résultat ; la constitution·du sujet, la diathèse tuberculeuse, la prostration consécutive à l'accident peuvent tour à tour être invoquées. Mais un enseignement utile nous est donné par cette observation ; car, suivant la remarque judicieuse de M. Crompton, les pulsations artérielles étaient perçues sur le trajet de la fémorale jusqu'au point comprimé par l'aiguille. Il en résulte que, *dans tous les cas douteux, si l'on perçoit encore les pulsations artérielles au voisinage de l'aiguille*, — phénomène qui a presque toujours lieu lorsque l'aiguille vient d'être insérée, on doit en conclure que l'oblitération n'a pas encore eu lieu et qu'il n'est pas encore temps de retirer l'instrument.

CHAPITRE XII.

OBJECTIONS GÉNÉRALES CONTRE L'ACUPRESSURE.

Aucun progrès n'a été réalisé dans l'art de guérir, sans rencontrer au début une opposition formidable. On ne doit point s'étonner, d'après cette règle, de voir que de nombreuses objections ont été adressées à l'acupressure : les unes d'une nature générale, les autres s'adressant à des détails particuliers.

On comprend que, parmi les premiers arguments dirigés contre l'acupressure, on a dû rencontrer ces deux vieilles objections qui s'élèvent contre.toute innovation ; cela n'est pas neuf, — et cela n'est pas vrai, — ce qui, dans le cas présent, signifie que l'acupressure est incapable d'arrêter les hémorrhagies artérielles.

Relativement à la première de ces objections, je dois faire observer qu'avant de soumettre cette question à la Société royale d'Édimbourg, au mois de décembre 1859, j'avais parcouru la plupart des traités classiques, soit anciens, soit modernes, pour y trouver quelques indications à cet égard ; mais nulle part il n'est parlé de l'*aiguille seule* employée comme un agent hémostatique par compression.

En 1829, M. le professeur Velpeau, dans quelques expériences sur les chiens, entreprises au point de vue de la guérison des anévrysmes, essaya d'oblitérer la fémorale, et quelques autres artères, en transperçant le vaisseau et en y laissant séjourner l'aiguille, dans l'espoir qu'un caillot sanguin se formerait autour de ce corps étranger [1]. En 1831, M. Benjamin Phillips, de Londres, qui, selon toute apparence, ignorait les expériences de M. Velpeau, entreprit une série d'expériences analogues sur l'oblitération des ar-

---

[1] Médecine opératoire, t. I, p. 128.

tères chez les chiens et d'autres animaux, en transperçant ces vaisseaux avec des aiguilles ordinaires. Lorsqu'un temps suffisant s'était

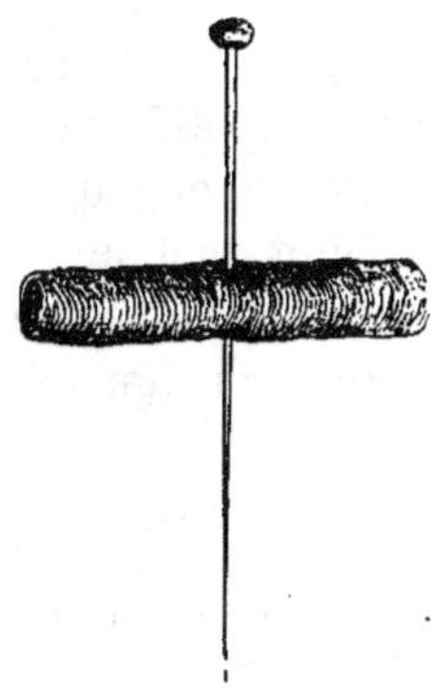

Fig. 15. Acupuncture des vaisseaux.

écoulé, il trouvait que l'aiguille, en sa qualité de corps étranger, donnait naissance à un caillot qui oblitérait l'artère[1], résultat auquel Éverard Home était parvenu, en 1827, en plongeant une aiguille chauffée au rouge dans la cavité d'un sac anévrysmal[2].

[1] Voir un Essai par cet auteur, intitulé : *A Serie of Experiments*, etc. (Expériences entreprises pour montrer que les artères peuvent être oblitérées sans compression, ligature ou section, Londres, 1832.) Phillips dit : « qu'il fut amené à faire ces expériences par le désir de trouver un moyen de guérir les anévrysmes sans lier l'artère malade ; il était depuis longtemps persuadé que si l'on pouvait développer une inflammation dans les parois d'une artère, il s'ensuivrait une coagulation du sang et une oblitération consécutive (p. 10). » Pour ajouter à l'efficacité de ce procédé, Phillips proposait de galvaniser les aiguilles, convaincu qu'en accumulant le fluide galvanique sur un point donné du vaisseau, il y déterminerait une inflammation oblitérante. En 1856, Ciniselli (Sulla Elettropuntura nella Cura delli Aneurismi) réunit cinquante cas d'anévrysmes, traités par le procédé de Phillips et de M. Guérard. Il y eut vingt-trois guérisons, vingt insuccès, et sept cas de mort par suite de ce traitement. (Voyez Holmes, System of Surgery, t. III, p 432) La galvano-puncture a été pratiquée en Italie par Capelletti, Bertani, et Milani, pour obtenir la coagulation du sang dans les varices. (Voyez les Archives générales de Médecine, t. XVIII, p. 228, année 1848 ; et Malgaigne, Médecine opératoire, p. 160, 1853.)

[2] Ce fait intéressant semble avoir été presque oublié par nos contemporains. Dans un cas d'anévrysme de l'iliaque externe, Everard Home lia la fémorale audessous du sac : mais n'ayant obtenu aucun succès par ce moyen, et voyant la tumeur s'accroître de jour en jour, il fut amené, vingt-huit jours plus tard, à plonger une aiguille à acupuncture au centre de la tumeur, au point où les pulsations étaient les plus fortes, et où l'état fluide du sang se pouvait le mieux sentir : l'aiguille fut passée à travers un étroit pertuis ménagé dans une barre d'acier de trois

Il est à peine nécessaire de faire observer que ces expériences de MM. Velpeau, Phillips et d'autres observateurs [1] étaient fondées sur un principe entièrement différent du mien. C'était de l'acupuncture et non de l'acupressure.

Le système qui consiste à employer une aiguille et un fil métallique, comme dans le quatrième procédé que j'ai décrit (p. 30), a été depuis longtemps employé comme moyen hémostatique indirect; on l'a plutôt appliqué aux surfaces saignantes qu'aux vaisseaux eux-mêmes ; on l'a employé, par exemple, dans l'opération du bec-de-lièvre [2] : quelquefois aussi dans d'autres af-

---

pouces de longueur ; la peau fut abritée derrière une plaque de liége, et l'aiguille fut chauffée, à travers la barre d'acier, par une lampe à alcool. Au bout de quinze minutes, les battements de la tumeur avaient diminué; après une demi-heure les pulsations du sac étaient réduites à une simple ondulation. Six jours plus tard on recommença : dix jours plus tard, l'opération fut répétée une troisième fois. Après un espace de vingt minutes, les pulsations disparurent et le sac anévrysmal parut solidifié. Six jours après, le membre se refroidit et commença à présenter des signes de gangrène ; mais avant que la mortification n'eut fait de grands progrès, le malade mourut, trente-six jours après la dernière opération. A l'autopsie, on trouva le contenu du sac parfaitement solidifié. La portion supérieure de l'anévrysme occupait une portion de la cavité pelvienne, et comprimait les branches de l'iliaque interne, qui auraient pu suffire à la circulation des membres inférieurs. (Voyez les dessins qui représentent l'anévrysme et les caillots solidifiés qui le remplissent dans les planches III et IV des Transactions philosophiques de la Société royale de Londres, 1826, p. 189.)

[1] M. le professeur Velpeau dit, que MM. Nivert et Amussat ont répété ces expériences sur l'acupuncture des artères, mais que M. Amussat ne réussit point à obtenir des résultats aussi concluants que ceux auxquels il est arrivé lui-même. (Médecine opératoire, t. I, p. 128.) Carswell dit à M. Phillips, « qu'il avait assisté aux expériences d'Amussat, et que les résultats n'avaient point été jugés satisfaisants. (Voyez l'Essai de Phillips, p. 53.)

[2] Pour citer une autorité moderne à ce sujet, nous rappellerons que le professeur Chelius dit: « que dans l'opération du bec-de-lièvre la perte de sang est généralement peu considérable, et peut être arrêtée par la réunion exacte des bords avivés de la plaie, ce qui s'obtient à l'aide de la suture entortillée. (Voyez son Traité de chirurgie, trad. South, t. I, p. 597.) Plusieurs chirurgiens de l'ancien temps décrivent sous le nom de *sutura suppressiva* et *sutura restrictiva*, l'union des lèvres saignantes d'une plaie, faite de manière à suspendre l'hémorrhagie par la pression réciproque qu'elles exercent l'une sur l'autre. On obtenait ce procédé non-seulement par la suture entortillée, mais aussi par d'autres méthodes de suture. (Voyez Guy de Chauliac, Chirurgia, p. 172; Leyde, 1572. Fabr. d'Aquapendente, Opera chirurgica, fol. 174, édit. de Leyde, 1723 ; John Banester, OEuvres, p. 199, année 1633 ; Read, Treatise of Chirurgerie, p. 51, 1638 ; Pedro Lopez de Leon, Pratica y Teorica de las Apostemas, p. 161, 1685 ; Wiseman, Chirurgical Treatises, p. 353, 1676 ; John Bell, Principles of Surgery, t. I, p. 449, 1801. « La *sutura restrictiva* n'était point destinée, dit M. Bell (p. 49) à réunir les lèvres de la plaie, mais à empêcher le sang de couler ; on ne recou-

fections où la suture entortillée est quelquefois employée, comme pour les varices, les tumeurs érectiles, et d'autres productions vasculaires ; et M. le professeur Velpeau [1] a proposé d'employer ce moyen pour comprimer les artères qui vont se rendre aux anévrysmes, ainsi que pour les veines variqueuses. Mais il n'existe à ma connaissance aucun procédé antérieur au mien pour arrêter les hémorrhagies consécutives aux opérations chirurgicales par le moyen de l'acupressure. En d'autres termes, on n'avait jamais employé ce moyen pour fermer les artères onvertes dans une plaie chirurgicale [2].

sait pas les vaisseaux pour s'opposer à l'hémorrhagie, mais on recousait la plaie pour empêcher l'écoulement du sang. » D'après le même principe, Lowenhardt proposa d'arrêter l'hémorrhagie qui suit quelquefois les piqûres de sangsues en passant un fil à travers les lèvres de l'ouverture et en les réunissant par une ligature serrée. (Graefe et Walther, Journal der Chirurgie, t. XV, p. 119.) Le docteur Townsend regarde ce moyen comme l'un des meilleurs pour empêcher une piqûre de sangsue de saigner indéfiniment. (Voyez Introduction de la Médecine opératoire de Velpeau, t. I, p. 268.) M. Yeates Hunter pinçait l'orifice entre l'ongle du pouce et celui de l'index et appliquait une ligature de soie au-dessus des ongles, autour du point divisé. (Voyez Lancet, 1830, p. 844.) Dans le London medical Repository, t. XI, p. 25, M. A. White dit : « que pour remplir ce but il avait depuis cinq ou six ans l'habitude de passer une aiguille à coudre à travers les bords de la piqûre, en fixant au-dessous plusieurs tours de fil pour comprimer l'orifice. (Voyez Cooper, Dictionnaire de Chirurgie pratique, p. 699, 7e édit., et Graefe et Walther, Journal der Chirurgie, t. I, p. 185.)

[1] Médecine opératoire, t. I, p. 87. Les expériences du célèbre professeur n'ont été pratiquées que sur des chiens.

[2] Depuis la publication des remarques consignées dans le texte, dans le Medical Times du 16 janvier 1864, j'ai rencontré dans quelques auteurs des passages qu'il me paraît nécessaire de signaler ici.

John Bell, dans ses Principes de chirurgie, raconte l'histoire de Roonhuysen, qui fit comprimer, par deux tailleurs, l'orifice saignant d'un ulcère de la verge, en y appliquant le pouce. » Charles Bell ajoute au récit de son frère le commentaire suivant : « La vraie manière d'arrêter une semblable hémorrhagie consiste à passer une aiguille fine à travers l'orifice saignant, et à nouer un fil au-dessous de l'aiguille, en laissant ce petit appareil en place jusqu'au jour suivant. » Dans ses « Institutes of Surgery » Ch. Bell conseille d'appliquer le même procédé à un petit orifice saignant, « comme il s'en forme quelquefois dans les ulcères calleux ou sur le gland, lorsqu'il est ulcéré. » Mais nulle part il ne propose de l'appliquer aux orifices des vaisseaux ouverts dans une opération chirurgicale.

Un chirurgien anglais du siècle dernier, Lambert, de Newcastle, a émis une idée relative à l'occlusion des vaisseaux divisés, comme dans les cas où l'artère humérale a été ouverte dans une saignée malheureuse, qui mérite d'être rapportée ici. Les plaies d'artères qui pourraient donner lieu à des anévrysmes peuvent être fermées, d'après lui, comme les chairs divisées dans l'opération du bec-de-lièvre, c'est-à-dire en recousant leurs parois à l'aide d'une aiguille, sans oblitérer pour cela le calibre de l'artère. Il pensait sans doute qu'on pouvait ainsi pratiquer une suture artérielle analogue à la suture de l'intestin. Il rapporte un cas où cette

La seconde objection à laquelle je viens de faire allusion ; à savoir : que l'acupressure serait impuissante à réprimer des hémorrhagies, a été victorieusement réfutée par l'expérience. L'acupressure a été employée à la suite de plusieurs amputations de la cuisse, des membres, du sein, après l'ablation de tumeurs volumineuses, etc., etc. La possibililé d'arrêter les hémorrhagies par ce moyen est aujourd'hui un fait avéré pour tous ceux qui l'ont vu mettre en usage. Toutefois, l'acupressure est encore dans l'enfance ; et l'histoire de toutes les innovations en chirurgie ne permet pas d'espérer que cette méthode soit bientôt adoptée d'une manière générale. Pour le prouver, nous allons jeter un coup d'œil rétrospectif sur l'emploi des moyens hémostatiques, et nous verrons avec quelle lenteur, avec quelle difficulté les moyens hémostatiques employés aujourd'hui parvinrent à se substituer à l'usage des caustiques et du cautère actuel. L'histoire de l'introduction de la ligature dans les opérations graves, telles que l'amputation des membres et l'ablation du sein, nous permettra d'apprécier l'opposition que la nouvelle méthode, de lier les artères, eut à surmonter avant de s'établir définitivement dans la pratique chirurgicale, — et le long espace de temps qui dut s'écouler avant que cette révolution pût s'accomplir. Il ne faut point oublier, d'ailleurs, que, comme nous l'avons fait observer plus haut (page 2), ces opérations graves étaient rarement pratiquées, à cause des hémorrhagies formidables et souvent mortelles qui pouvaient en être la conséquence.

---

opération aurait été pratiquée avec succès, sur l'artère humérale blessée au pli du coude ; à la suite d'une saignée l'artère fut mise à nu, et la plaie découverte. « Alors, dit Lambert, une petite épingle d'acier, d'une longueur d'un quart de pouce environ, fut passée à travers les lèvres de la plaie artérielle, et fixée au moyen d'un fil tordu autour d'elle, comme dans l'opération du bec-de-lièvre. » L'hémorrhagie s'arrêta : l'épingle tomba le quatorzième jour. Mais il faut ajouter, que deux fils à ligature, l'une au-dessus, l'autre au-dessous de la blessure, furent passés au-dessous de l'artère, prêts à être noués en cas de besoin. (Medical Observations and Inquiries, etc., t. II, p. 360, Londres, 1764.) Dans un second cas, Lambert et Leighton échouèrent. (White, Cases in Surgery, p. 163, 1770.) John Bell échoua dans un troisième cas. (Principles of Surgery, t. I, p. 204 et 209.)

CHAPITRE XIII.

COUP D'ŒIL RÉTROSPECTIF SUR LES MOYENS EMPLOYÉS POUR ARRÊTER L'HÉMORRHAGIE A LA SUITE DES AMPUTATIONS.

Les chirurgiens ont quelquefois pratiqué les amputations dans des conditions qui rendaient l'hémorrhagie impossible ; il n'était donc pas nécessaire de chercher des moyens de l'arrêter. Autrefois, par exemple, on ne pratiquait, en général, l'amputation que dans des cas de gangrène, quand les incisions n'intéressaient que des tissus mortifiés, incapables de fournir du sang. De nos jours, des membres ont été amputés par l'écrasement linéaire, de manière à éviter l'hémorrhagie en désorganisant les tissus divisés. Mais ces procédés et les autres moyens employés pour pratiquer l'amputation sans perte de sang n'ont aucun rapport avec le sujet de cet essai. Nous n'avons point à nous occuper, d'ailleurs, des diverses méthodes d'amputation adoptées aux diverses époques de la chirurgie[1]. Car, soit que l'on fît usage du couteau, des

---

[1] L'un des procédés les plus singuliers est celui décrit par Faure. Croyant que le danger des opérations résulte principalement de l'étendue de la plaie, il propose sérieusement d'enlever le membre par des incisions successives, en laissant un intervalle de plusieurs jours entre chaque incision, réservant pour la dernière de ces opérations successives la partie du membre où se trouvent les grands vaisseaux. Il se demande s'il ne serait pas utile de laisser chaque incision se cicatriser avant d'en entreprendre une autre. (Voyez, dans l'Encyclopédie méthodique, l'article *Amputation* ; Médecine, t. II, p. 210.)

Un brave officier de marine de mes amis fut une fois obligé d'amputer la jambe d'un matelot. Il n'y avait point de chirurgien à bord : on appliqua un tourniquet qui fut fortement serré, de manière à prévenir toute hémorrhagie, — puis on commença les incisions : mais l'opérateur était obligé de temps en temps de s'arrêter pour consulter un ouvrage de médecine opératoire, pour savoir ce qu'il avait à faire. Enfin, l'os fut divisé, les artères liées, non sans quelque difficulté, mais d'une façon solide. Le malade guérit, et mon ami se vantait d'avoir

pinces, ou du ciseau, figurés par Scultet[1], Guillemeau[2], Heister[3], etc., ou de la guillotine de Père et Botal[4], le résultat était toujours le même : quand les tissus étaient divisés, une surface saignante se trouvait exposée; or, le seul point qui nous intéresse en ce moment est l'étude des moyens par lesquels les vaisseaux ouverts dans une amputation étaient obturés par le chirurgien, de manière à faire cesser toute hémorrhagie.

Avant le milieu du seizième siècle, l'hémorrhagie, qui provenait des plaies d'amputation, quand on osait entreprendre cette

obtenu un moignon aussi parfait que n'importe quel membre du Collége des chirurgiens.

[1] Les pinces, le ciseau et le marteau de Scultet sont représentés à la page 48-50 de l'édition anglaise de son ouvrage (The Chyrurgeons Store-House). Les pinces servaient à réséquer les doigts de la main et du pied : le ciseau pouvait servir, non-seulement à couper les doigts, mais aussi la partie inférieure de l'avant-bras.

[2] Chirurgie Française. — Paris, 1594, p. 15. On y voit une figure représentant l'amputation du doigt avec des pinces.

[3] Voyez son General System of Surgery, 8e édition anglaise, t. I, p. 353. La planche XII représente l'amputation du gros orteil à l'aide d'un ciseau.

[4] « M. Père, chirurgien français, a inventé une machine qui, lorsqu'elle est bien affilée, divise, par le poids de sa chute, la peau, les muscles et les os d'un seul coup. D'autres, suivant la méthode de Botal, fixent l'un des couteaux au-dessous, et l'autre au-dessus du membre, puis en laissant tomber un poids considérable sur l'appareil, ils divisent complétement les tissus. J'ai vu employer ce système à Wesel, mais sans succès, car l'os résista ; il fallut recommencer, ce qui donna beaucoup d'esquilles. Une seconde opération de ce genre fut pratiquée devant moi par M. Crause, chirurgien à Quedlinberg ; il coupa la jambe à un paysan par ce procédé : mais les couteaux ayant dévié, le tibia fut obliquement coupé, l'os ne fut pas complétement divisé, et il devint nécessaire de le scier en travers. De sorte que, tout bien considéré, l'ancienne méthode, qui consiste à diviser les chairs avec le couteau et les os avec la scie, est plus commode et plus sûre que toutes ces inventions nouvelles. » (Purmann, Chirurgia Curiosa, édition anglaise, p. 210.) Botal, en proposant de couper les membres d'un seul coup, prétendait que l'opération serait moins douloureuse et plus sûre que par l'ancien procédé : il croyait aussi épargner une perte de sang au malade, car, disait-il, « illico arteria et vena occluduntur. » (Opera Omnia, p. 791, 1660.) D'après O'Halloran (Treatise on Gangrene and Amputation, Introduction, p. xx.) Botal aurait emprunté l'idée de sa machine à l'instrument de supplice alors en usage en Ecosse, pour décapiter les criminels convaincus de haute trahison. Cet instrument, qu'on appelait *la Vierge* (maiden), servit à décapiter Archibald, marquis d'Argyle, en 1661, et son fils, le comte d'Argyle, en 1685 ; le régent Morton, en 1681 ; sir John Gordon, en 1664 ; le président Spottiswoode, en 1646, et plusieurs autres personnages célèbres. On en fit usage pour la première fois sur l'un des meurtriers de David Rizzio, en 1586. (Voyez le dessin de cet instrument dans la première édition de l'ouvrage du professeur Wilson, « Archæology of Scotland, » p. 689.)

opération, était réprimée par la cautérisation des surfaces saignantes, soit avec le cautère actuel, soit par des caustiques divers,
soit par de l'huile ou de la poix bouillante [1] : car les vaisseaux divisés étaient trop volumineux pour se laisser refermer par des
styptiques, des bandages ou des substances absorbantes [2]. Pendant
des siècles, une cautérisation rapide et profonde de la plaie demeura la seule méthode approuvée pour la suppression des hémorrhagies. Dionis [3] s'exprime de la manière suivante à cet égard :

« Le feu était tellement en usage chez les anciens, qu'ils s'en
servaient presque dans toutes les opérations, comme vous voyez
que font les maréchaux dans toutes celles qu'ils font aux chevaux.
Ils faisaient rougir des cautères actuels dont les uns étaient à bouton, d'autres en figure d'olive, et d'autres à platine : ils les appliquaient tout ardents sur les orifices des vaisseaux ; aussitôt que le
membre était séparé, et en brûlant ainsi les vaisseaux et les chairs
voisines, il se faisait une escarre qui empêchait le sang de sortir ;
mais cette manière cruelle n'était pas sûre, parce que l'escarre
venant à tomber, le sang donnait avec la même violence que le

[1] En parlant des caustiques *potentiels*, John Bell fait les remarques suivantes :
« On employait de cette manière plusieurs liquides, qui n'agissaient que par le
calorique qu'ils renfermaient ; tels étaient le soufre et le plomb fondus, ainsi que
l'huile bouillante, dont la température est égale à celle du plomb fondu : mais la
térébenthine bouillante était la substance la plus employée. Dans la cale d'un
navire, un jour de combat, on plaçait des chaudières pleines de térébenthine
bouillante : il en était de même dans les hôpitaux, quand on se préparait à de
grandes opérations. Comme moyen chimique, le vitriol bleu (sulfate de cuivre),
était presque exclusivement employé. On le préparait de la façon suivante : le
vitriol était grossièrement pilé et enveloppé d'un linge : on donnait à ce petit
tampon le nom de bouton de vitriol. On comprimait l'artère par le tourniquet, on
plaçait le bouton sur l'ouverture du vaisseau, puis on laissait couler un peu de
sang : le caustique, étant ainsi dissous, produisait, comme le cautère actuel, une
escarre qui tombait au bout de quelques jours. » (Principles of Surgery, t. I,
p. 151.)

[2] « Les styptiques, dit M. Syme, sont des substances qui possèdent la propriété d'arrêter directement les hémorrhagies. On peut citer, parmi ces agents,
les sulfates de fer, de cuivre, de zinc et d'alumine ; le nitrate d'argent ; l'alcool,
l'essence de térébenthine et le cautère actuel ; enfin, les substances spongieuses
ou absorbantes, telles que la poudre de lycopode, les toiles d'araignée et l'agaric
de chêne. Cette dernière substance constituait le fameux styptique de Brossard,
qui jouissait d'une grande réputation en France et en Angleterre, vers la fin du
siècle dernier. Avant que la manière de pratiquer les ligatures ne fût bien connue, les styptiques étaient regardés comme des moyens fort utiles dans le traitement des hémorrhagies ; mais aujourd'hui on en fait peu de cas. »(Principles of
Surgery, p. 99.)

[3] Cours d'opérations de chirurgie, p. 508 ; Bruxelles, 1708.

jour de l'opération : c'est ce qui a fait que l'on a cherché des moyens plus doux que le feu. »

Il n'est donc pas étonnant qu'un vieux chirurgien anglais, Thomas Gale, écrivant en 1563, ait dit que le fer rouge « effrayait tellement les malades que plusieux d'entre eux aimaient mieux mourir sans se séparer de leurs membres, que de subir la cautérisation : ce qui a fait périr bien des malheureux. »

Nous ne pouvons aujourd'hui nous rendre compte des souffrances des malheureux opérés d'autrefois, qu'on tourmentait par le fer et le feu. « Les douleurs du malade, s'écrie J. Bell, ses cris, les efforts de l'opérateur et de son aide, la réverbération des fers rougis, le sifflement qu'ils produisaient en cautérisant les chairs, tout cela devait composer un spectacle vraiment terrible, et la chirurgie devait être à cette époque un affreux métier[1]. »

Mais une ère nouvelle allait commencer : en 1564, Ambroise Paré, un homme doué du plus grand talent et d'une hardiesse scientifique extraordinaire, proposa de substituer la ligature des vaisseaux à la cautérisation au fer rouge. Il avoue qu'au début de sa carrière, il avait suivi lui-même les errements habituels, et qu'il avait arrêté le sang, après les amputations, par le cautère actuel :

« Je confesse icy librement et auec grand regret, que i'ay par cy deuant pratiqué tout autrement que ie n'escris à ceste heure, apres que l'amputation des bras et iambes estoit faite. Mais quoy ? J'auois veu ainsi faire à ceux que l'on appelloit pour telles pratiques, esquelles incontinent apres le membre extirpé, vsoient de plusieurs cauteres, tant actuels que potentiels, pour empescher le flux de sang, chose tres horrible et cruelle seulement à raconter : car cela causoit vne extreme douleur aux patiens, attendu que telles playes recentement faites sont fort sensibles, et au moyen de ceste sensibilité, si on y applique choses caustiques dessus et contre parties nerueuses, soudain leur action et impression est communiquée aux parties internes, dont suruiennent de très grands et pernicieux accidens,. . . . . l'escarre cheute, suruenoit nouueau flux de sang qu'il falloit encore estancher auec les cauteres actuels ou potentiels. . . . . . . Parce ie conseille au ieune Chirurgien de laisser telle cruauté et inhumanité, pour plustost suiure ceste mienne façon de pratiquer, de laquelle il a pleu à Dieu m'aduiser sans que iamais l'eusse veu faire à aucun, ouy dire, ne leu, sinon en Galien au

5 liure de sa *Méthode,* où il escrit, qu'il faut lier les vaisseaux vers leurs racines, qui sont le foye et le cœur, pour estancher le grand flux de sang. Or ayant plusieurs fois vsé de ceste manière de coudre les veines et artères aux playes récentes, esquelles se faisoit vne hemorrhaghie, i'ay pensé qu'il s'en pouuoit bien autant faire en l'extirpation d'un membre. De quoy ayant conferé auec Estienne de la Riuiere, chirurgien ordinaire du Roy, et autres Chirurgiens iurés à Paris, et sur ce leur ayant déclaré mon opinion, furent d'aduis que nous en fissions l'espreuue au premier malade qui souffriroit, combien que nous eussions les cauteres tous prests pour en vser au défaut de la ligature. Ce que i'ay pratiqué à l'endroit de plusieurs auec tres-bonne issue : ...... Partant ie conseille au ieune Chirurgien de laisser cette misérable maniere de brusler et carnacer (si quelque reliqua de gangrene ne le contraignoit de ce faire) l'admonestant de ne plus dire, *Je l'ay leu au liure des anciens praticiens, je l'ai veu faire à mes vieux peres et maîstres suiuant la pratique desquels ie ne puis aucunement faillir.* Ce que je t'accorde si tu veux entendre ton bon maître Galien au liure cy dessus allegué, et ses semblables : mais si tu te veux arrester à ton père et à tes maîstres, pour auoir prescription de temps et licence de malfaire, y voulant touiours perseuerer, ainsi mesmes que l'on fait quasi ordinairement en toutes choses, tu en rendras compte deuant Dieu, et non deuant ton pere ou tes bons maîstres praticiens, qui traitent les hommes de si cruelle façon [1]. »

Vingt ans après avoir publié les réflexions qu'on vient de lire, Ambroise Paré écrivit une Apologie, sorte de plaidoyer en faveur de certains points de sa pratique et plus spécialement de la ligature appliquée aux amputations. Il savait à cette époque que, parmi les anciens, Galien n'était pas le seul qui eut proposé de lier les vaisseaux. Il cite à cet égard une longue liste d'auteurs : Celse, Avicenne, Guy de Chauliac, Hollier, Calmethé, Vésale, Jean de Vigo, Tagault, Pierre d'Argillata, André de la Croix et d'Alechamp. Cependant aucun de ces auteurs ne considérait la ligature comme un moyen destiné à un usage journalier en chirurgie : et aucun d'eux n'en parle comme d'une méthode applicable aux amputations ; car, dans toutes les hémorrhagies traumatiques, ils avaient principalement recours à l'action du feu.

---

[1] Œuvres complètes, édit. Malgaigne, t. II, p. 227.

Dans son récit du siége de Danvilliers en 1552, Paré nous raconte incidemment l'histoire de la première amputation qu'il ait pratiquée sans appliquer le cautère actuel :

« Au retour du camp d'Allemagne, dit-il, le Roy Henri assiegea Danuilliers, et ceux du dedans ne se vouloient rendre. Ils furent bien battus : la poudre nous manqua, cependant tiroient tousiours sur nos gens. Il y eut vn coup de couleurine qui passa au trauers de la tente de monsieur de Rohan, qui donna contre la iambe d'vn gentilhomme qui estoit à sa suite, qu'il me fallut paracheuer de couper, qui fut sans appliquer les fers ardens [1]. . . . .
Le camp rompu, ie m'en retournay à Paris, auec mon gentilhomme auquel auois coupé la iambe : ie le pensay, et Dieu le guarist. Je le renuoyai en sa maison, gaillard auec une iambe de bois : et se contentoit, disant qu'il en estoit quitte à bon marché, de n'auoir esté miserablement bruslé pour luy estancher le sang [2],.. »

Deux ou trois méthodes différentes de fermer les vaisseaux divisés sont décrites dans les ouvrages de Paré. La première consiste à saisir le point qui fournit l'hémorrhagie à l'aide d'une pince, et d'appliquer une ligature au-dessus, comme le font encore aujourd'hui les chirurgiens de notre époque [3]. Ils emploient

---

[1] A la suite de cette amputation, le malade de Paré put se servir d'une jambe de bois. Les chirurgiens de notre époque ne peuvent guère apprécier l'importance d'un tel résultat. Car avec l'ancien système où l'amputation nécessitait l'emploi du cautère actuel, la saillie de l'os et la forme conique du moignon étaient fréquentes. Paré lui-même nous apprend que lorsqu'on employait les cautères, les plaies qui en résultaient ne se cicatrisaient qu'avec peine : et que les os faisant saillie, plusieurs d'entre eux portaient en cet endroit un ulcère incurable, ce qui rendait impossible l'emploi d'un bras ou d'une jambe artificiels. On ne s'étonnera pas de voir Paré se vanter que ses malades, à la suite des amputations où la ligature était employée, pouvaient se servir d'une jambe de bois à la place du membre qu'ils avaient perdu. Dans la seconde observation de ce genre qu'il rapporte, il nous apprend avec orgueil que son malade fut guéri sans l'application du feu et qu'il marchait parfaitement bien sur une jambe de bois. Au siècle dernier, Heister disait « qu'après la cicatrisation du moignon, on y adaptera une jambe d'argent pour les riches, ou de bois pour les pauvres. » Mais, je crois que le millionnaire privé d'un membre se trouverait moins heureux, malgré sa jambe d'argent, que le pauvre avec sa jambe de bois.

[2] Dans son ouvrage sur les plaies par armes à feu, publié en 1552, Paré ne parle encore que du cautère pour arrêter les hémorrhagies. Le cas dont je parle ayant été observé dans la même année, cette opération fut probablement l'une des premières où il n'eut point recours à la cautérisation pour étancher le sang.

[3] Paré décrit cette méthode dans les termes suivants : « Lorsque l'amputation du membre est faite, il est nécessaire que quelque quantité de sang s'escoule, à

cependant des pinces plus élégantes et plus commodes que celle de Paré ; et dans la plupart des cas, ils évitent d'embrasser dans l'anse de la ligature les parties voisines de l'artère.

La seconde méthode de Paré sera discutée au chapitre xvii, sous le nom de filopressure. Elle consistait à passer un fil au-dessous de l'artère et à lui faire traverser les tissus jusqu'à la surface cu-

fin qu'à la partie deschargée y surviennent moins d'accidens, et selon la pléni- tude et force du malade. Le sang es- coulé en quantité suffisante (prenant tousiours indication des forces du malade), il faut promptement lier les grosses veines et artères si ferme qu'elles ne fluent plus. Ce qui se fera en prenant lesdits vaisseaux auec tels instrumens, nommés becs de cor- bin. . . . . De ces instruments faut pinser les- dits vaisseaux (qui n'est pas mal-aisé à faire, parce qu'on voit le sang iaillir par iceux), les tirant et amenant hors de la chair, dans laquelle se sont re- tirés et cachés soudain après l'extir- pation du membre, ainsi que font toutes autres parties coupées tousiours vers leur origine. Ce faisant, il ne te faut estre trop curieux de ne pinser seulement que lesdits vaisseaux : pour ce qu'il n'y a danger de prendre avec eux quelque portion de la chair des muscles ou autres parties : car de ce ne peut aduenir aucun accident : ains avec ce l'vnion des vaisseaux se fera mieux et plus seurement, que s'il n'y avoit seulement que le corps des- dits vaisseaux compris en ligature. Ainsi tirés, on les doit bien lier auec bon fil qui soit en double. » (OEuvres complètes, édition Malgaigne, t. II, p. 224.)

Dans son Apologie, Paré rapporte plusieurs cas d'amputation où l'hé- morrhagie fut arrêtée sans l'applica- tion du cautère actuel. Dans la pre- mière observation qu'il rapporte, il dit que les vaisseaux furent saisis par la pince à bec de corbin et liés ; il ajoute que le blessé ne perdit pas même une cuvette de sang dans le cours de toute l'opération.

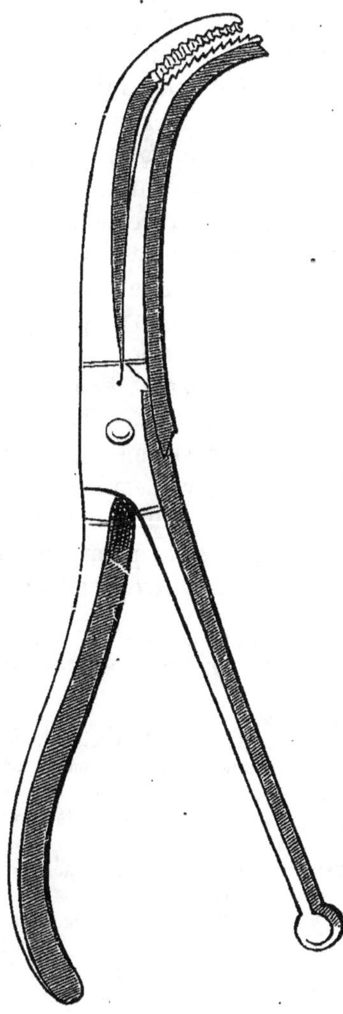

Fig. 15 *bis.* Pince de Paré.

tanée à l'aide d'une aiguille : les bouts du fil étaient noués sur un petit coussinet qui reposait sur la peau. — Il connaissait enfin une troisième méthode qui n'est point mentionnée par lui au sujet des amputations, mais qu'il paraît avoir employée quelquefois dans cette opération, comme nous le voyons par ses remarques sur l'hémorrhagie, au sujet des plaies en général (*Œuvres,* p. 290). Cette troisième méthode consistait à embrasser le point qui fournissait l'hémorrhagie dans une anse de fil, en passant l'aiguille à travers les tissus voisins; de sorte que le nœud de la ligature, lorsqu'on le serrait à la surface de la plaie, comprimait et fermait l'orifice saignant. Cette troisième méthode, la suture, comme on l'appelait quelquefois, quoique tombée en désuétude aujourd'hui, paraît avoir été souvent employée au siècle dernier par Dionis[1], Garengeot[2], Sharp[3], Monro[4], et d'autres[5] opérateurs, soit après les amputations, soit après d'autres opérations chirurgicales.

Mais l'appel fait aux chirurgiens par Ambroise Paré ne fut point entendu : il n'eut, de son temps, que peu de disciples, et son admirable idée ne paraît guère avoir excité que la colère et le mépris de ses contemporains. Ils le combattirent par tous les moyens possibles ; ils l'attaquèrent dans leurs écrits, et adressèrent des pétitions au Parlement pour qu'il s'opposât à la publication de ses œuvres. Gourmelen, professeur de chirurgie à la Faculté de médecine de Paris, sans nommer Paré, l'attaqua vivement dans un ouvrage publié en 1566. Les chirurgiens étaient depuis si longtemps habitués à l'emploi des caustiques, et si satisfaits des résultats qu'ils obtenaient ainsi, qu'ils ne voulaient point souffrir d'innovations. « Mal donc et assez indiscrettement vn personnage

---

[1] Op. cit., p. 518. Il nouait la ligature sur un petit rouleau placé à l'extérieur de la plaie, anticipant ainsi sur la méthode de Scarpa pour l'occlusion des artères qui se rendent aux anévrysmes.

[2] Traité des opérations de chirurgie, t. II, p. 324.

[3] « La ligature faite à l'aide d'une aiguille courbe, passée deux fois à travers les chairs, autour des extrémités vasculaires, les enferme nécessairement dans la ligature, quand le nœud est fait. Ce procédé est préférable à l'usage de la pince à artères ; car les vaisseaux peuvent souvent glisser et sortir de la ligature. » (Treatise on the Operations of Surgery, 3e édit., p. 518.)

[4] Monro, l'ancien, dans son excellent Mémoire sur les grandes amputations, dit que ce procédé « est aujourd'hui universellement adopté parmi nous » et qu'il le préfère à l'usage de la pince à artères. Il ajoute qu'à l'infirmerie royale d'Édimbourg, sur quatre-vingt-dix-neuf amputations, il n'y eut que huit morts : résultat fort remarquable. (Edinburgh Medical Essays and Observations, 4e édit., t. IV, p. 263 et 376.)

[5] Voyez Petit, Gooch, Heister, Louis, Bell, etc.

de ce temps a voulu blasmer la façon tant approuvée des anciens, qui, après avoir coupé un membre, mettoient le feu aux vaisseaux, et nous a voulu monstrer une nouvelle manière de les lier, contre l'ancienneté touttefois, et sans fonder son opinion sur l'expérience, et sans s'appuyer de raisons [1]. » Les mêmes arguments furent reproduits, il y a deux ou trois ans, à la Société médico-chirurgicale de Londres, quand l'acupressure y fut discutée pour la première fois [2].

L'idée de Paré ne fit donc que des progrès très-lents. Son élève favori, Guillemeau, au témoignage duquel Paré avait fait appel en faveur de la ligature, et qui avait traduit en latin les ouvrages de son maître, finit par se déclarer en faveur de l'ancien système, du moins dans les cas de gangrène [3]. Dans son ouvrage intitulé *la Chirurgie française*, il représente dans une fort belle planche douze cautères de formes différentes, que le chirurgien pourra employer dans diverses circonstances : leur pointe offre toutes les formes possibles pour faciliter la cautérisation. Il ne faut point oublier que les anciens chirurgiens étaient fiers du nombre et de la diversité de leurs cautères. « Les modernes, dit Guy de Chauliac, les ont restraints à certain nombre : comme Guillaume de Salicet, à six ou huict; Lanfranc, à dix; Henric, à sept. Et moy ie faisoys les cauteres communs en six formes [4]. » Il est évident que sous ce rapport Guillemeau, l'ami, le disciple et le successeur de Paré, n'était pas resté en arrière de ses prédécesseurs.

Mais les contemporains de Paré et ses successeurs immédiats ne furent pas les seuls à combattre la ligature à la suite des amputations. Dionis nous apprend quels étaient, un siècle et demi plus tard, les moyens hémostatiques employés à l'Hôtel-Dieu de Paris, dans l'hôpital même où Paré avait fait ses études, et dans la ville où il avait exercé la chirurgie. En 1707, époque à laquelle écrivait Dionis, les chirurgiens orthodoxes de l'Hôtel-Dieu conti-

---

[1] Gourmelen, Guide du Chirurgien, p. 158.

[2] Medical Times and Gazette, 28 avril et 5 mai 1860; p. 425 et 459, et la Lancette du 5 mai, même année, p. 446.

[3] En parlant de Guillemeau, O'Halloran fait observer, avec finesse, que « les défenseurs du cautère actuel étant très-influents à cette époque, Guillemeau essaye de plaire aux deux partis à la fois. Il dit que dans les cas pressants la ligature est préférable ; mais que dans les maladies chroniques, surtout lorsqu'on craint la gangrène, il vaut mieux employer le feu. » (Treatise on Gangrene, Introduction, p. xxiii. Voyez aussi Thomson, Lectures on Inflammation, p. 272.)

[4] La grande Chirurgie. Rouen, 1632, p. 637.

nuaient à repousser la ligature et réprimaient les hémorrhagies à
la suite des amputations par le cautère actuel ou les boutons de
vitriol. Dionis lui-même, qui plaide la cause de la ligature, n'accorde cependant pas une confiance absolue à ce procédé ; car il
ajoute que « si la ligature ne réussit pas, nous avons recours aux
boutons de vitriol [1]. »

A l'étranger, les progrès de la nouvelle méthode ne furent guère
plus rapides. Au dix-septième siècle, les ouvrages de Fab. d'Aquapendante, en Italie, et de Fab. de Hilden, en Allemagne, « passaient pour des oracles, » suivant l'expression de Sharp [2]. Ces
deux auteurs célèbres, ainsi que les écoles chirurgicales qu'ils représentaient, considéraient la méthode de Paré comme peu digne
de confiance. Fab. d'Aquapendente [3] reconnaît, à la vérité, combien on était peu sûr d'arrêter les hémorrhagies à la suite des
amputations ; il recommande, en conséquence, non pas de lier les
artères, mais de ne pratiquer les incisions que sur les parties mortifiées. Fabrice de Hilden ressuscita un vieux moyen pour surmonter la difficulté : s'opposant à l'emploi de la ligature artérielle, il
conseilla de faire les amputations à l'aide d'un énorme couteau
rougi au feu, qui, d'un seul coup, divise les tissus et ferme l'orifice des vaisseaux. Il donne une figure réduite de ce formidable
cauterium cultellare (fig. 16), et l'enthousiasme avec lequel il en
décrit les « egregiæ virtutes » dépasse toutes les bornes. « Porrò
excellentiam hujus cauterii, s'écrie-t-il, non satis extollere possum ! » Il décrit pourtant les procédés d'application des autres
cautères après les amputations et recommande de presser fortement le fer rougi contre les surfaces saignantes : « Fortiter admovendum est. » Il va même plus loin : le chirurgien, d'après lui,
doit être *ambidextre,* afin que, tenant de chaque main un fer rouge,
il puisse rapidement brûler toute la surface de la plaie ! Il donne,

<hr>

[1] Cours d'opérations de Chirurgie, p. 508, édit. de Bruxelles. — La lenteur
des progrès que fit à Paris la nouvelle méthode est d'autant plus remarquable,
que trente ans avant Dionis, en 1674, un autre chirurgien français, Morel,
avait inventé, au siége de Besançon, le tourniquet sous sa forme primitive, pour
arrêter l'hémorrhagie à la suite des amputations, en attendant que d'autres
moyens hémostatiques pussent être appliqués aux vaisseaux divisés. Quelques
années plus tard, le chirurgien anglais Yonge, dans l'ouvrage déjà cité, donna la
description d'un tourniquet analogue à celui de Morel ; dans cet instrument on
employait un tampon de linge pour exercer la compression. Le tourniquet à vis de
J.-L. Petit ne fut connu qu'en 1718.

[2] Critical Enquiry, etc., 4e édit., p. 305.

[3] Voyez plus haut, p. 2.

à l'instar de Guillemean et de quelques autres auteurs, une planche qui représente la chambre d'un malade pendant une amputation; l'opéré, l'opérateur et ses aides y sont tous reproduits : la jambe est liée sur un tabouret, pendant qu'on applique la scie aux os; une table, couverte d'instruments et d'appareils, se voit au premier plan, et dans un coin se trouve un brasier ardent où chauffent les fers. La planche 17 donne une idée imparfaite de ce tableau[1].

Si Fab. de Hilden représentait, au dix-septième siècle, la chirurgie allemande, on peut en dire autant de Heister au siècle suivant. Il écrivait en 1739; il doit sans doute avoir représenté les opinions dominantes en Allemagne; il recommande de lier les grosses artères; mais, pour ce qui est des petits vaisseaux, « il suffit, dit-il, de les fermer par des styptiques ou par le vitriol et des tampons de charpie, sans ligature[2]. »

En Hollande, en 1692, le célèbre Nucq, président du collége des chirurgiens, s'opposait encore à la ligature[3], comme moyen difficile pour le chirurgien et douloureux pour le malade. Au fait, l'invention de Paré fut systématiquement repoussée pendant longtemps dans l'Europe entière, et des moyens de toute espèce, les caustiques, les astringents, les absorbants, les styptiques furent tour à tour employés pour éviter la ligature.

« C'est un point remarquable dans l'histoire des amputations, » fait obser-

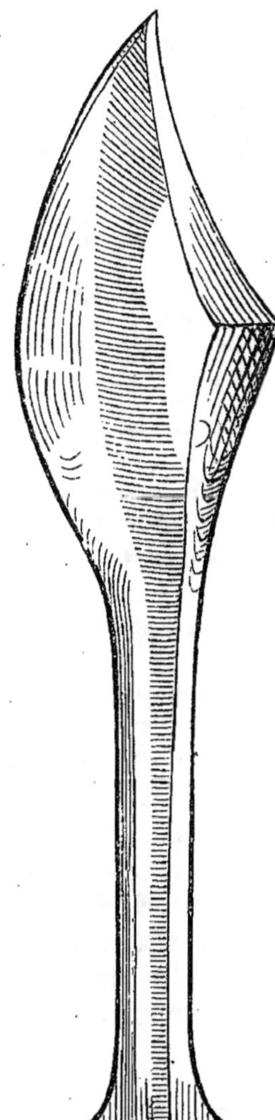

Fig. 16. Cauterium cultellare de Fabrice de Hilden.

[1] Opera, éd. de Francfort, 1646, p. 809, 812.

[2] Institutiones chirurgiæ, t. I, p. 367. Le vitriol et la charpie sont évidemment les boutons de vitriol anciennement employés.

[3] Voyez plus haut, p. 30.

ver Dezeimeris [1], « que la difficulté avec laquelle on parvint à faire oublier la cautérisation des vaisseaux par leur ligature, et que

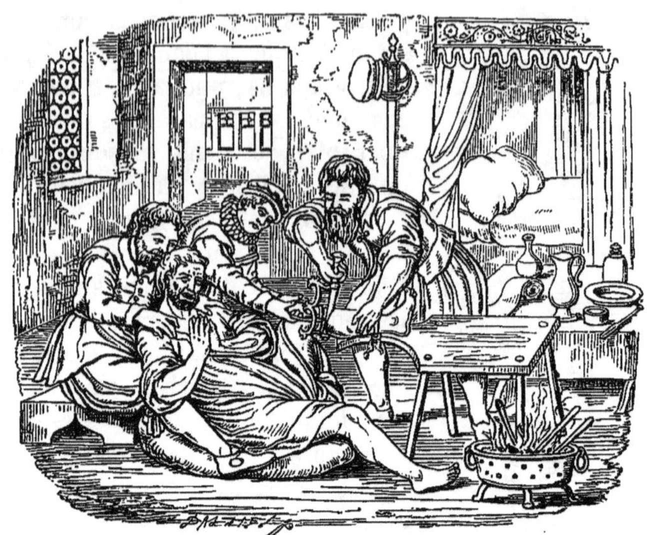

Fig. 17. Amputation d'après l'ancien système. Tiré de Fabrice de Hilden.

tous les frais d'imagination et de recherches que l'on fit pour se dispenser de recourir à ce dernier moyen. On peut affirmer hardiment que dans le nombre des amputations qui furent pratiquées pendant les deux siècles qui suivirent la découverte de Paré, les deux tiers au moins furent sans ligatures. Pour arrêter le sang, Félix Wurtz employait la poudre de vesse-de-loup ; Brossard, Morand, Heden et beaucoup d'autres, l'agaric de chêne et la compression ; Corel et Solingen, un bouton de vitriol ; Maggi et, depuis, Verduin et Sabourin regardaient la réunion immédiate de la plaie comme suffisante, opinion renouvelée par Koch [2] le père et soutenue par quelques autres. »

[1] Dictionnaire de médecine en 30 vol., 2e éd., t. II, p. 482.
[2] Koch, directeur de l'hôpital général de Munich, prétendait n'avoir jamais lié d'artère à la suite d'une amputation depuis vingt ans. (De præstantissima amputationis methodo, Landschut, 1826.) Ses observations ont du moins l'avantage de montrer combien une compression peu considérable suffit pour arrêter une hémorrhagie. Sa méthode est la suivante : Après la section des parties molles et de l'os, la surface saignante est épongée et les lambeaux sont rapprochés et maintenus en contact par des bandelettes de diachylon, de manière à obtenir la réunion directe, s'il se peut. Pendant l'opération, l'artère principale est comprimée par les

En Angleterre, comme dans le reste de l'Europe, la ligature fut longtemps combattue. L'un des contemporains de Paré, Gale, chirurgien militaire dans l'armée de Henri VIII, à Montreuil, blâ-

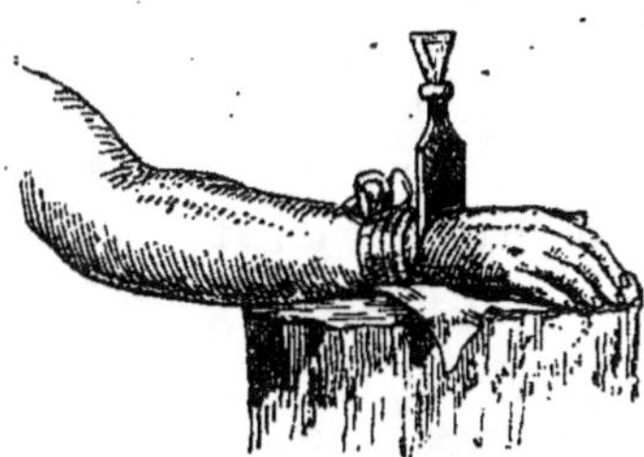

Fig. 18.   Amputation du bras par le ciseau et le maillet. Tiré de Salmon, Ars chirurgica, tab. XII.

mait, comme nous l'avons vu, « l'emploi du cautère actuel, qui inspire aux blessés une horreur profonde[1]. » Mais le célèbre Ri-

doigts d'un aide : après l'opération, une compresse fixée par une bande s'applique sur le trajet du vaisseau. Le malade est alors porté sur son lit : le moignon est maintenu dans une position élevée, et un aide exerce une compression légère à la surface du moignon, pendant une heure ou deux, ou plus longtemps s'il existe des pulsations notables dans cet endroit. Quand les battements artériels ont cessé et que les pièces du pansement sont teintes en rouge par l'exsudation qui se fait à la surface de la plaie, tout danger d'une hémorrhagie a cessé, pourvu que le malade garde un repos absolu. (Journal des Progrès, t. XII, p. 248.) Les dangers de ce système ont été signalés, d'après M. Velpeau, par Græfe, de Berlin, et par le fils même de l'auteur. « On ne comprend pas, dit Chelius, qu'à l'époque actuelle il y ait encore des auteurs qui préfèrent à la méthode simple et rassurante de la ligature les applications d'eau froide, ou la compression de l'artère contre l'os du moignon. »

Les autres auteurs, dont parle Dezeimeris, — Maggi, Verduin et Sabourin, — croyaient pouvoir arrêter l'hémorrhagie en pressant les lambeaux l'un contre l'autre ou en les comprimant contre l'os. Les observations de Maggi remontent à trois siècles. (De vulnerum curatione, etc., in Scriptores Veteres de Gessner, p. 268.) Pour ce qui touche au système de Verduin et Sabourin « il fut abandonné, dit O'Halloran, à cause du peu de succès qu'il obtint, et des hémorrhagies abondantes qu'on vit se produire à la suite de l'opération. » (Op. cit., p. 209.) D'autres auteurs parlent d'arrêter les hémorrhagies par un procédé analogue. (Severinus, De efficaci medicinâ, Francfort, 1646, p. 128.) « Si l'écoulement de sang, dit Salmon, est considérable, et si le malade refuse le cautère actuel, il faut, aussitôt après l'amputation, traverser la peau et les chairs en quatre endroits différents avec une aiguille et un fil ciré, puis en nouer les bouts afin de rapprocher les bords de la plaie autant que possible. Cette méthode, quoique peu commode, arrête l'hémorrhagie, préserve les os de tout danger et accélère la cicatrisation de la plaie. » (Op. cit., p. 94.)

[1] Certain Workes of Chirurgerie, p. 63.

chard Wiseman, chirurgien de Charles II, continuait encore, au dix-septième siècle, à employer les caustiques et le feu pour réprimer les hémorrhagies; car, quoique la ligature lui fût très-bien connue, il ne paraît jamais en avoir fait usage dans les amputations[1]. Salmon, de Londres[2], parle de la ligature comme d'un procédé « incommode et peu usité de nos jours. » Son ouvrage contient une figure qui représente l'amputation de la main à l'aide d'un ciseau et d'un maillet (fig. 18), telle qu'on la pratiquait de son temps. Une autre figure représente l'amputation du pied

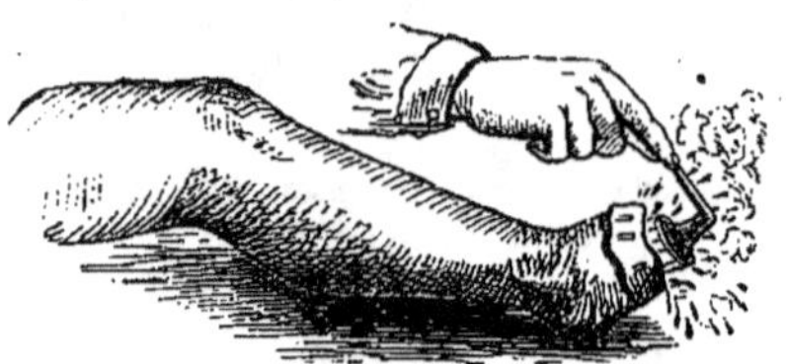

Fig. 19. Application du cautère actuel au moignon qui résulte de l'amputation du pied.
Tiré de la même planche.

par le cautère actuel (fig. 19). Tel était, il y a deux siècles à peine, l'état de la chirurgie en Angleterre, et il n'y a pas lieu de s'étonner qu'un peu plus tard Dionis ait cru devoir se plaindre, dans les termes suivants, de l'idée que l'opinion publique se faisait, en général, de ses confrères : « L'opinion commune est que les chirurgiens ne demandent qu'à couper, et qu'ils sont au comble de la joie quand, les ciseaux à la main, ils peuvent tailler en plein drap[3]. »

Dans un ouvrage des plus répandus en Angleterre au dix-septième siècle, Cooke[4], en parlant de «cette terrible opération, l'amputation des membres, » nous apprend qu'elle se fait avec « un couteau, que certains opérateurs font rougir au feu. » Il indique trois moyens d'arrêter l'hémorrhagie : 1° les caustiques; 2° le cautère actuel, qu'on doit «appliquer aux orifices des vaisseaux, après les avoir débarrassés des caillots qui les entourent. «Quant au troisième procédé, ajoute-t-il dédaigneusement, c'est la *suture*, aujourd'hui presque universellement rejetée. Voyez Paré pour le procédé opératoire. »

[1] Chirurgical treatises, p. 453.
[2] Ars Chirurgica, p. 771, 1698.
[3] *Op. cit.*, p. 403.
[4] *Op. cit.*, p. 202, 203.

Daniel Turner, dans la sixième édition de son ouvrage[1], qui parut à Londres en 1741, nous apprend qu'à cette époque, la ligature des artères était fréquemment pratiquée, quand le vaisseau était facile à saisir, autant dans les amputations que dans les autres opérations chirurgicales. Dans les cas où la ligature ne peut pas être pratiquée, il recommande l'essence de térébenthine bouillante ; c'est, d'après lui, un excellent hémostatique, dont l'application est beaucoup moins douloureuse que celle des autres escarrotiques. Monro, en 1747, nous apprend qu'à l'hôpital d'Edimbourg « la ligature est la méthode la plus souvent employée, » et en 1752 il pouvait dire : « La ligature est aujourd'hui universellement employée parmi nous[2]. »

Dans la dernière moitié du dix-huitième siècle, l'un des meilleurs chirurgiens de Londres, Samuel Sharp[3], faisait observer que c'était seulement depuis un demi-siècle que la pratique barbare de cautériser les plaies avec le fer rouge, les caustiques, les astringents et même les poisons, tels que l'arsenic et le sublimé (p. 298), était tombée en désuétude en France et en Angleterre ; mais qu'elle n'était pas encore rejetée universellement en Europe (p. 306). Plusieurs opérateurs anglais paraissent avoir cautérisé les petits vaisseaux et lié les grands (p. 309). L'incertitude de ces procédés fit enfin adopter la ligature (p. 299) ; et pourtant Sharp se plaint encore, en 1761, que la ligature n'était pas aussi universellement acceptée qu'on pourrait le désirer (p. 304), et s'il insiste sur les avantages de cette méthode, cela tient, dit-il, à ce que « les progrès de tout genre parviennent si difficilement à se faire jour, que cette méthode n'est même pas universellement suivie dans les provinces lointaines de ce royaume » (p. 314). Il est peu flatteur pour l'Angleterre que de telles réflexions aient paru nécessaires, deux siècles après la découverte de Paré.

Il ne m'appartient pas de discuter ici les divers procédés que les chirurgiens ont employés, à diverses époques, pour assurer aux amputés une guérison plus rapide et obtenir des moignons d'une forme plus régulière. Autrefois les parties molles étaient coupées au même niveau que les os, sans qu'on fît aucune tentative pour recouvrir les extrémités osseuses. Charles Bell nous apprend qu'après la bataille de Waterloo, plusieurs amputations avaient été

---

[1] Art of Surgery, p. 343 à 345.
[2] Edinburgh Medical Essays, 3e éd., t. IV, p. 362.
[3] Critical enquiry, etc.

pratiquées de la sorte. En examinant le moignon d'un blessé, après avoir enlevé la charpie qui le recouvrait, il aperçut au dehors une surface entièrement plane ; les os, les muscles, les téguments ne formaient qu'un seul et même plan horizontal [1].

Mais depuis fort longtemps on s'efforce de donner une forme régulière au moignon pour recouvrir les os et hâter la cicatrisation. Une foule de procédés divers ont été inventés dans ce but depuis les temps de Yonge, Verduin, Sabourin, Louis, Cheselden, Alanson, etc., jusqu'aux efforts plus récents de Teale, Spence et Garden parmi nos contemporains. Cependant nous n'avons peut-être pas encore complétement résolu le problème dont la solution dépendra toujours de l'état du membre et de la maladie qui a nécessité l'opération. Il faut pourtant toujours satisfaire à trois conditions capitales : 1º garantir autant que possible la vie du malade ; 2º favoriser la réunion par première intention et une cicatrisation aussi rapide que possible ; 3º donner au moignon la forme la plus commode pour s'adapter à un membre artificiel. Jusqu'à ce jour, la présence des ligatures dans la plaie s'est opposée à la réalisation complète de la seconde de ces trois conditions. L'usage de l'acupressure a cependant permis à la chirurgie de faire un pas de plus, et d'obtenir souvent la réunion complète et directe des plaies d'amputation ; les observations rapportées au chapitre VII le prouvent suffisament. Nous verrons plus loin que l'acupressure est destinée à réaliser quelquefois la première des conditions que nous avons posées, en sauvant la vie du malade.

[1] Institutes of Surgery, t. I, p. 536.

CHAPITRE XIV.

COUP D'ŒIL RÉTROSPECTIF SUR LES MOYENS HÉMOSTATIQUES
EMPLOYÉS DANS LES AMPUTATIONS DU SEIN.

L'histoire des amputations du sein, dans les cas de cancer, etc., présente à son tour un exemple frappant des modifications graduellement introduites dans le traitement des hémorrhagies, ainsi que dans la manière de soigner les plaies en général.

Il ne s'agit évidemment pas de décider aujourd'hui si l'amputation du sein est une opération utile ou non dans les cas de cancer ou d'autres tumeurs; et nous ne chercherons pas à discuter ici les divers procédés qui ont été successivement employés dans ce but. On a souvent enlevé le sein tout entier par le cautère actuel ou par l'application de certains caustiques[1]; mais l'étude de ces moyens ne rentre pas dans notre sujet, car nous nous proposons exclusivement, dans ce chapitre, de signaler les principaux procédés dans lesquels on ne craint pas de faire couler le sang, et les moyens par lesquels on s'est efforcé de réprimer l'hémorrhagie. En étudiant l'histoire de la chirurgie, nous voyons qu'une foule de procédés opératoires ont précédé la méthode actuelle, qui consiste à détacher la tumeur par une dissection attentive.

---

[1] Quand le cautère actuel était employé dans ce but, il fallait s'en servir suivant les préceptes de Wiseman : « en attaquant la tumeur à la racine avec un cautère en forme de ciseau ou de gouge, de manière à enlever les chairs au lieu de les brûler superficiellement. S'il en reste quelques fragments, il faut les détruire avec un cautère en forme de bouton. » (Several Chirurgical Treatises, p. 105; 1676.) Un chirurgien anglais de plus vieille date, le célèbre Jean de Gaddesden recommande de pratiquer l'extirpation du cancer avec un cautère en or massif (Fiat cauterium cum auro ignito), comme si le métal précieux offrait de certains avantages au point de vue chirurgical. (Rosa anglica ; Practica Medicinæ a capite ad pedes, p. 162; 1491.)

On peut les résumer ainsi :

1° *Couteaux à cautère.* — Dans l'amputation du sein comme dans celle des membres, les anciens chirurgiens faisaient quelquefois usage d'un couteau destiné non-seulement à enlever la partie malade, mais aussi à réprimer en même temps l'hémorrhagie. C'est ainsi que dans l'un des ouvrages de Galien, ces propriétés sont attribuées à un rasoir chauffé au rouge [1]. Cette idée n'était pas encore complétement abandonnée au dix-septième siècle. « Si, disait Fabrice d'Aquapendente, le cancer est mobile, je le saisis avec la pince et je l'extirpe immédiatement avec un couteau rougi au feu (cultro candenti), afin que la tumeur soit amputée par le tranchant du couteau, tandis que la chaleur arrête l'écoulement du sang. » Fabrice recommandait une méthode encore plus cruelle de pratiquer cette opération, dans les cas où la tumeur étant adhérente ne pouvait pas être soulevée à l'aide de la pince. Il conseille en pareil cas d'éviter *la douleur* et l'hémorrhagie en coupant d'abord la peau sur toute la circonférence de la tumeur avec un morceau de bois ou de corne aiguisé ligno aut cornu aciem habente) trempé de temps en temps dans l'eau forte, et de détacher ensuite avec les ongles le tissu de la glande des parties sousjacentes. Si l'hémorrhagie rend l'opération difficile, il faut fermer les vaisseaux avec du bombyx brûlé, et plus tard, s'il y a lieu, par le cautère actuel (ferramentis candentibus). Mais il faut éviter, dit-il autre part, de brûler trop profondément, de crainte d'atteindre le cœur [2].

2° *Incisions et cautérisations alternatives.* — Lorsqu'on commença pour la première fois à se servir du bistouri pour l'amputation du sein, il fallut recourir à des moyens aussi barbares que ceux dont nous venons de parler pour réprimer l'hémorrhagie consécutive. La première description complète de cette opération se trouve dans le *Tétrabiblos* d'Aëtius ; elle aurait été pratiquée de cette manière par Léonidas, chirurgien du cinquième siècle. Il veut qu'on fasse une incision sur la tumeur, et qu'on y plonge ensuite le cautère actuel jusqu'à ce que l'hémorrhagie soit arrêtée. On pratiquera ensuite une nouvelle incision qui sera cautérisée comme la première, et ainsi de suite, jusqu'à ce que la tumeur entière soit détruite. Ces cautérisations répétées, qui succédaient à chaque coup de bistouri, n'étaient destinées qu'à prévenir l'hémorrhagie ;

<hr>

[1] Galeni Opera, éd. Kühn, t. XIV, p. 786.
[2] Fab. d'Aquapendente, Opera Chirurgica. Leyde, 1723, p. 123 et 503.

mais une fois l'opération terminée, Léonidas brûlait plus profondément encore la surface de la plaie dans le but de guérir radicalement la maladie [1].

3° *Ablation complète de la tumeur suivie d'une cautérisation.* — Plusieurs chirurgiens du moyen âge [2], sans appliquer le cautère après chaque incision, commençaient par enlever la masse tout entière, pour appliquer ensuite à la surface de la plaie le feu, les caustiques ou d'autres moyens propres à arrêter le sang.

Dans ce procédé, l'organe malade était rapidement détaché par deux ou trois vastes incisions pratiquées à sa base. Divers moyens fort ingénieux étaient employés, pour tendre la masse pendant l'opération, avant qu'on eût adopté l'habitude de la saisir avec la main. L'un d'un plus anciens procédés, tels que nous le voyons

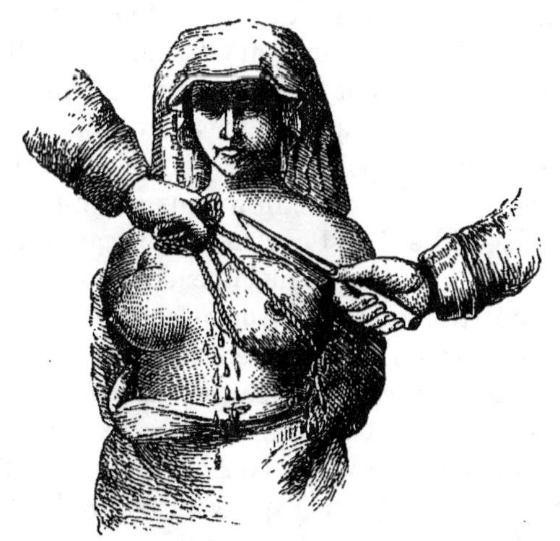

Fig. 20.   Amputation du sein d'après le procédé décrit dans le texte.
Figure empruntée à Scultet et Heister.

représenté dans les planches de Scultet et de Heister, consiste à transpercer la mamelle avec deux cordes qui se croisent à angle droit (voyez fig. 20), procédé décrit et approuvé par Nuck. En tirant sur ces cordes, on tendait la mamelle qu'on extirpait ensuite

---

[1] Voyez le Tetrabiblos d'Aétius, tetr. IV, serm. IV, cap. xlv.
Soranus décrit la même opération, à peu près dans les mêmes termes.
[2] « Les uns, dit Paul d'Egine, ont brûlé la tumeur tout entière à l'aide de cautères ; les autres enlèvent la mamelle tout entière et cautérisent ensuite la plaie. » (Voyez Paul d'Egine, trad. Adams, t. II, p. 332.)

en totalité, en passant le couteau à travers la base de la tumeur. Pour maintenir la mamelle en place, Solingen et Bidlow la transperçaient avec une fourchette dont les dents avaient sept ou huit pouces de longueur. Pour les petits cancers, Bidlow se servait d'un instrument pointu que Heister compare à une petite épée, de manière à transpercer et soulever la tumeur. Dans le même but, Helvétius imagina de saisir la mamelle avec de fortes pinces dont les pointes acérées pénétraient dans les tissus, de manière à maintenir le sein en place pendant l'opération; cet instrument fut longtemps en vogue. Tabor [1], Hartmann et Vylhoorn employaient un instrument destiné à saisir et séparer la mamelle d'un seul coup. Il se composait d'un cercle de fer qui se resserrait autour de la base de la tumeur, tandis qu'un couteau semi-circulaire enlevait d'un seul coup l'organe tout entier.

Après avoir amputé le sein par le bistouri ou par tout autre instrument tranchant, on arrêtait l'écoulement du sang par des moyens hémostatiques de plusieurs espèces différentes.

A. Cautères. — L'application du cautère actuel à la surface de la plaie, et surtout aux points d'où partait l'hémorrhagie, était le moyen le plus usité. Nous empruntons à Scultet une planche qui représente ce procédé. « Pour en faire usage, dit Daniel Turner, il faut plus de jugement que ne le pensent les jeunes chirurgiens ; car, si le cautère est trop fortement chauffé, s'il est trop rapidement appliqué et trop promptement retiré, il est possible que l'escarre se détache immédiatement, et les souffrances du malade deviennent alors inutiles, car les vaisseaux recommencent à saigner avec autant de force que jamais. Mais le cautère étant porté à une chaleur modérée, en l'appuyant contre la grille du brasier et en le frottant ensuite sur le parquet, vous l'appliquerez directement à l'orifice de l'artère, en ayant soin de le diriger obliquement, afin que le sang ne vienne pas en éteindre la chaleur. En même temps passez rapidement deux ou trois fois le cautère autour du point qui saigne, en ayant soin de constater à chaque reprise si l'hémorrhagie est arrêtée. Vous pouvez alors retirer l'instrument en le dissimulant aux yeux du malade [2].

---

[1] Voyez son travail intitulé : « Dissertatio de Cancro Mammarum, » avec une planche dans les Disputationes chirurgicæ, de Haller, t. II, p. 451 ; et Heister, System of surgery, t. II, p. 63.

Tabor et Heister décrivent les divers modes de saisir la mamelle pour l'extirper suivant la pratique des divers chirurgiens.

[2] Art of Surgery, 6ᵉ éd., p. 527 ; 1741.

B. Caustiques. — Quelquefois, lorsque l'hémorrhagie n'était pas très-forte, on cherchait à l'arrêter par des moyens chimiques, tels que les boutons de vitriol, des fragments d'alun, de sulfate de zinc ou de sublimé corrosif, des lotions astringentes et styptiques et des poudres de plusieurs espèces différentes.

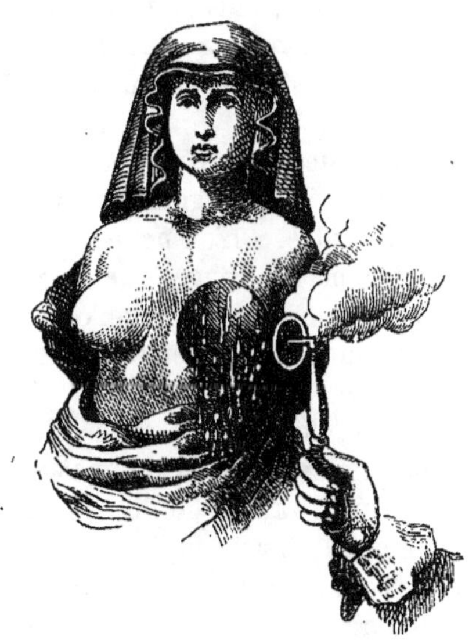

Fig. 21.   Application du cautère actuel après l'amputation du sein.

C. Compresses. — Quand l'hémorrhagie était peu considérable, on se servait de compresses tantôt simples, tantôt imprégnées de substances médicamenteuses; l'éponge, l'agaric étaient quelquefois employés. Le pansement était maintenu tantôt par l'application de la main, tantôt par un bandage ou par quelques points d'aiguille.

D. Ligatures. — Ce procédé fut adopté plus tard dans les amputations du sein que dans les autres opérations. Dans le chapitre qu'il consacre aux tumeurs cancéreuses, Paré lui-même ne conseille pas d'employer la ligature. « Il faut, dit-il, appliquer un cautère actuel, lequel roborera la partie en consommant la qualité du venin imprimé en icelle, et aussi arrestera le flux du sang [1]. »

Un siècle et demi plus tard, aucun auteur, je crois, n'avait en-

----

[1] Œuvres de chirurgie, p. 251.

core osé recommander la ligature à la suite de l'amputation du sein. Dionis, qui a tant fait pour introduire dans la pratique la ligature des artères à la suite des grandes opérations, n'employait pas cette méthode pour l'ablation des tumeurs mammaires. En décrivant cette opération, telle qu'on la pratiquait alors — par une seule et vaste incision, — il se sert d'une comparaison assez singulière : «Il se trouve, dit-il, plus de facilité dans cette opération que l'on ne s'était imaginé avant que de la faire, car la mamelle se sépare aussi aisément des côtes que quand on lève l'épaule d'un quartier d'agneau. »

Pour arrêter l'écoulement du sang lorsqu'il était trop abondant, il appliquait aux orifices saignants des boutons de vitriol ou des poudres astringentes. « L'on ne se sert plus, dit-il, de boutons de feu ni de cette platine rouge, que l'on approchait de la plaie pour dessécher et consumer, à ce qu'on croyait, le reste de l'acide dévorant qui pourrait être demeuré. Ces fers chauds faisaient frémir [1]. »

Il est effectivement difficile, en pratique, de suivre le conseil de Turner et de dissimuler aux yeux du malade les fers qui doivent le brûler. Read avait raison de dire, à propos du cautère actuel, qu'il est « horrible à voir et à sentir, et qu'il frappe de terreur ceux dont le courage n'est pas à l'épreuve [2]. »

Quelques années après la publication de l'ouvrage de Dionis, ses compatriotes, Le Dran et Petit, ne parlent de la ligature des artères après l'amputation du sein que comme d'un moyen utile dans quelques cas exceptionnels. L'hémorrhagie consécutive, d'après Le Dran, produit quelquefois la syncope; il faut alors placer la malade dans une position horizontale, jusqu'à ce qu'elle reprenne ses sens. Si le sang reparaît, il faut lier les vaisseaux ou appliquer sur la plaie un tampon imprégné d'une dissolution astringente [3]. Imbu des mêmes idées, Petit fait observer qu'il ne s'est jamais vu obligé de lier les artères après l'amputation du sein; car, en raison de la résistance offerte par la base de la tumeur, la compression lui a toujours donné de bons résultats [4], ainsi que la cautérisation.

En Allemagne, la ligature des artères, à la suite de cette opéra-

---

[1] Cours d'opérations de chirurgie, p. 322.
[2] Treatise of Wounds, p. 14; 1638.
[3] Traité des opérations de chirurgie, 1742.
[4] Traité des maladies chirurgicales, t. I, p. 231 ; 1774.

tion, n'était guère plus en vogue qu'en France, au commencement du siècle dernier. On avait presque complétement abandonné le cautère actuel ; mais (comme pour les grandes amputations) la ligature ne servait qu'à fermer les grosses artères , les caustiques, les absorbants et les styptiques étant toujours employés pour les petits vaisseaux. Heister, en 1739, déclare que le cautère actuel n'est pas nécessaire pour arrêter l'hémorrhagie après l'extirpation du sein. « Il suffira, dit-il, de lier les principales artères et d'appliquer à la surface de la plaie une quantité considérable de charpie qu'on maintient à l'aide d'une large compresse et d'un bandage de corps. » Plus loin, il ajoute : « Mon ancien maître Bidlow, qui connaissait à merveille ces opérations, conseillait de saupoudrer la charpie avec du plâtre pour arrêter l'hémorrhagie ; d'autres recommandent l'emploi de poudres astringentes [1]. »

Dès le seizième siècle, en Italie, le célèbre Fallope publiait un traité sur l'extirpation des tumeurs cancéreuses nées sur divers points du corps, dans lequel il recommande de pratiquer une incision elliptique, d'enlever la tumeur par une dissection attentive, de réprimer l'hémorrhagie par des applications d'eau vinaigrée, et de rapprocher les bords de la plaie par des sutures, comme s'il comptait en obtenir la réunion directe [2]. Son compatriote Angelo Nannoni, de Florence, appliqua les mêmes principes à l'amputation du sein. Pour conserver la peau, il pratiquait aussi des sutures, dans l'espoir d'obtenir la cicatrisation immédiate [3]. Un autre chirurgien italien, Pallucci, ayant suivi la pratique de Morand à Paris, chercha à prouver que la compression et les styptiques ne suffisent pas toujours pour arrêter l'hémorrhagie après l'a-

---

[1] *Op. cit.*, t. II, p. 61.

[2] Opera omnia, t. II, p. 265. Francfort, 1600. Voyez aussi tr. IX, chap. v. (De tractatione cancri ad locum affectum, per medicamenta, et etiam per manualem operationem.)

[3] Trattato chirurgico delle Malattie delle Mammelle, Florence, 1746. Je regrette de ne pouvoir dire quels étaient les moyens hémostatiques employés par Nannoni, ni s'il faisait usage de la ligature, n'ayant consulté qu'une description très-écourtée de sa méthode, dans Sprengel. (Hist de la médecine, t. VIII, p. 449.) Un contemporain de Fallope, François Arcæus, chirurgien espagnol, mérite d'être cité à cet égard : il recommande de disséquer la tumeur, après avoir fait une incision longitudinale, et de former des lambeaux. (De recta curandorum vulnerum ratione, p. 89 et suiv., Amsterdam, 1658.) Sprengel prétend, mais à tort, qu'il arrachait la tumeur avec les doigts : il attribue, d'ailleurs, le même procédé à Platner, dans le but de prévenir l'hémorrhagie. (Hist. de la médecine, t. VIII, p. 421 et 451.)

blation du sein, et qu'il est en général préférable de recourir à la ligature, parce que les artères du sein malade ont augmenté de volume [1].

En Angleterre, pendant la première moitié du siècle dernier, la ligature, dans les amputations du sein, était également considéré comme un moyen exceptionnel d'arrêter l'écoulement du sang ; on donnait la préférence à la cautérisation et aux styptiques. C'est ainsi que Shaw, en 1745 [2], prétend que, la mamelle une fois enlevée, « les orifices des gros vaisseaux doivent être liés, à moins qu'on ne préfère arrêter l'hémorrhagie par les boutons de vitriol ou les styptiques ordinaires. » Le premier auteur qui, à ma connaissance, se déclare entièrement en faveur de la ligature, est Samuel Sharp [3]. Dans son traité d'opérations chirurgicales, publié en 1839, au chapitre de l'amputation du sein, il ne signale aucune autre méthode de réprimer l'hémorrhagie.

Un homme d'un laconisme singulier, mais d'une loyauté incontestable, l'illustre Cheselden, le maître de Sharp, rapporte à cet égard un fait qui mérite de nous intéresser, bien qu'il soit humiliant pour nous. Dans les notes dont il a enrichi la traduction anglaise de Le Dran, il nous apprend que les principales améliorations apportées, du moins en Angleterre, à l'opération qui nous occupe ne sont pas dues aux chirurgiens orthodoxes, mais à un simple amateur. Cet homme, étranger à la profession médicale, modifia sous trois rapports principaux le procédé opératoire alors en usage : 1° Au lieu d'enlever la masse entière d'un seul coup, il disséquait la tumeur après avoir pratiqué une incision elliptique, — conservant ainsi des lambeaux cutanés pour recouvrir la plaie ; 2° il employait exclusivement la ligature pour arrêter le sang ; — et 3° il appliquait un pansement simple à la plaie, au lieu de la couvrir de baumes et d'onguents, de tampons et de bandages. Cheselden donne une planche explicative du mode opératoire employé par cet individu. Nous la reproduisons ici. Le sein gauche indique par une ligne ponctuée la forme elliptique de l'incision, tandis que le sein droit représente les résultats de l'opération : la tumeur enlevée, le muscle pectoral mis à nu et la forme des lambeaux qui résultent de ce procédé. « Cette façon d'extirper les cancers, dit Cheselden, fut inventée parmi nous par

[1]. Nouvelles remarques sur la lithotomie, etc., p. 300, 304. Paris. 1750.
[2] New Practice of Physic, 6e éd., t. II, p. 633.
[3] Treatise on the Operations of Surgery, p. 131, 3e éd. 1840.

un ecclésiastique ; c'était un opérateur audacieux, et moins ignorant qu'on n'aurait pu le croire. Il devint l'objet des plus vives
attaques, ce qui augmenta beaucoup sa réputation ; mais, pour lui
rendre justice, il faut avouer qu'il conservait une portion plus
considérable de la peau, qu'il enlevait plus complétement la tumeur, et qu'il liait ensuite chacun des vaisseaux divisés dans le
cours de l'opération ; enfin, par ignorance, comme on le disait
alors, il appliquait un pansement plus simple que les chirurgiens

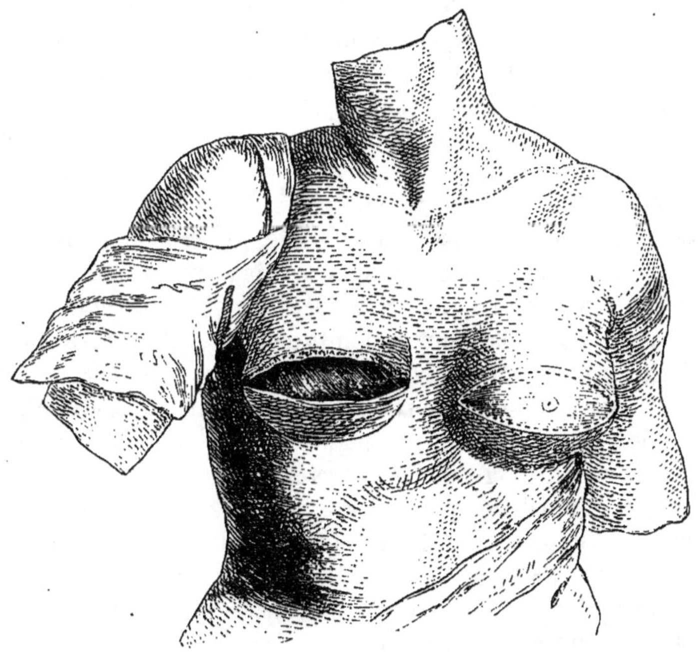

Fig. 22.   La ligne ponctuée indique la forme de l'incision. Le sein droit montre la plaie
qui résulte de l'opération.

n'avaient l'habitude de le faire ; toutes circonstances qui contribuèrent à ses succès. Ils dépassèrent tout ce que l'on avait vu avant
lui. Mais sa manière d'opérer était fatigante pour le malade ;
et des hommes plus instruits ayant adopté son procédé, sa réputation s'évanouit [1]. »

Depuis l'époque où Cheselden écrivait, je ne sache pas qu'il se

[1] Voyez la traduction anglaise de Le Dran, par Thomas Gataker, p. 454; 1749.

soit produit en Angleterre aucune modification importante par rapport aux amputations du sein jusqu'à ce jour. La forme, la longueur, la direction, etc., des incisions et des lambeaux ont été variées à l'infini ; et les orifices artériels, au lieu d'être liés pendant l'opération, le sont presque toujours après. Ces circonstances n'affectent en rien les principes sur lesquels le mode opératoire est fondé ; il reste toujours le même qu'au temps de Cheselden.

Le coup d'œil rapide que nous venons de jeter, dans les deux chapitres qui précèdent, sur les anciennes méthodes d'amputer les membres et d'extirper le sein, nous conduit à deux conclusions importantes : 1° Ce fut avec la plus grande difficulté que la ligature des artères pénétra dans la pratique ; 2° ce fut avec une difficulté non moins grande qu'on se décida plus tard à modifier ces opérations de manière à favoriser la cicatrisation directe. — Mais la réunion par première intention des plaies d'amputation ne pouvait jamais être complétement réalisée, malgré toute l'habileté des opérateurs, aussi longtemps que les ligatures étaient employées pour arrêter l'hémorrhagie, empêchant ainsi la réunion directe des lèvres de la plaie sur les points où passaient les fils, et au voisinage des extrémités vasculaires oblitérées de cette façon : toutes les parties de la plaie pouvaient à la rigueur se cicatriser par la réunion directe, hormis ces points-là. Mais nous avons déjà vu, dans le chapitre VII, que ces sortes de plaies pouvaient subir la réunion immédiate, quand les aiguilles étaient employées pour fermer provisoirement les orifices vasculaires ; et si ce chapitre n'était pas déjà trop long, je pourrais citer ici de nombreuses observations de réunions directes dans les cas d'ablation du sein où l'acupressure avait été employée.

L'histoire de l'invention et de l'adoption de la ligature en chirurgie nous apprend combien il est difficile et pénible d'abandonner les idées et les habitudes que l'éducation et l'expérience nous ont données. L'un des plus grands obstacles au progrès de la chirurgie, comme le fait observer le vieux Bromfeild, « a été cette paresse d'esprit avec laquelle nous acceptons les procédés opératoires établis, comme si toute dérogation aux méthodes ordinaires devait être envisagée comme un changement inutile, une dérogation aux leçons de l'expérience. D'ailleurs, il existe, ajoute-t-il, dans toutes les professions, et particulièrement dans la nôtre, des hommes entêtés qui, par la force de l'habitude et des préjugés, se refusent à accepter toute proposition qui ne coïncide pas exactement avec leur manière de voir[1]. »

Craignant d'abandonner le cautère actuel pour la ligature, plusieurs anciens auteurs célébraient en termes pompeux les propriétés merveilleuses de leurs instruments. Nous avons vu Fabrice de Hilden parler avec admiration des vertus extraordinaires (*egregiæ virtutes*) de son affreux *cauterium cutellare*. D'autres anciens auteurs parlent avec un égal enthousiasme de leurs fers rougis au feu. C'est dans le même esprit, que nous voyons des chirurgiens éminents affirmer que la ligature est une des plus grandes découvertes de la chirurgie ; mais les ligatures d'artères, en traversant les tissus sur lesquels ils agissent à la manière de corps étrangers, et y restent fixées par des fragments de tissus mortifié, mettent un obstacle insurmontable à la cicatrisation directe. Dans toutes les opérations chirurgicales où l'on en fait usage, les fils sont en quelque sorte des débris fossiles de ces anciens pansements qu'on avait coutume d'appliquer au moignon, de même que les extrémités des artères qui doivent nécessairement se mortifier, correspondent aux escarres que produisaient les anciens procédés. Peut-on admettre que ce soit l'une des plus grandes découvertes de la chirurgie, de planter ainsi, à l'intérieur de toutes les plaies, autant de petits fragments de chair putride qu'il y a d'artères liées ? et peut-on compter ensuite sur la réunion directe ?

Au dix-neuvième siècle, les chirurgiens anglais ne devraient-ils pas avoir des sujets plus légitimes de satisfaction, et devraient-ils se vanter ainsi de suivre une marche opposée aux principes les plus élémentaires de la vraie chirurgie ?

[1] *Op. cit.*, t. I, p. 4 et 8.

CHAPITRE XV.

OBJECTIONS PARTICULIÈRES CONTRE L'ACUPRESSURE.

« Celui qui se propose de modifier un usage depuis longtemps
établi, » fait sagement observer le docteur Henry Marshall, « ren-
contrera une opposition instinctive de la part de certains hommes
sur lesquels le raisonnement n'exerce aucune influence, qui ne
tiennent aucun compte de la justice, ni des conseils de la prudence,
et qui défendent le système établi, uniquement parce qu'il existe ;
ils auraient également défendu le système opposé, s'il avait existé
le premier [1]. »

Conformément à ce principe bien reconnu, l'acupressure rencontre une foule d'objections de détail, en dehors des objections
générales que nous venons de discuter dans un chapitre précédent
(chapitre XII).

La plupart de ces objections, soit générales, soit particulières,
auraient pu être prévues d'avance, car les actions et les opinions
humaines sont toujours au fond les mêmes, et tournent toujours
à peu près dans le même cercle : aussi les arguments qu'on développe contre l'acupressure sont-ils à peu près identiques aux objections élevées autrefois contre des inventions analogues. Au
reste, nous prouverons bientôt que, sans le savoir, on a reproduit
contre l'acupressure et en faveur de la ligature la plupart des arguments qui furent autrefois invoqués contre la ligature et en faveur du cautère actuel. Les temps changent, et les hommes aussi,
mais l'esprit de résistance au progrès demeure toujours le même.

Dans ce chapitre, nous aurons à examiner une à une les objections de détail qu'on oppose à l'acupressure. Quelque fatigante

---

[1] Essay on the Abolition of Flogging, etc , Military Miscellany, p. 182.

que soit cette discussion, elle offrira peut-être de certains avantages ; car nous verrons peut-être que la plupart de ces objections prétendues sont en réalité des arguments en faveur de la nouvelle méthode.

PREMIÈRE OBJECTION. *Compression des veines et des nerfs voisins.* — « Dans l'acupressure, dit le professeur Miller, il me paraît impossible de passer l'aiguille sous l'artère avec assez de précision pour éviter de comprimer en même temps la veine, et probablement aussi les nerfs voisins ; or on sait que les veines supportent difficilement la pression, et ne peuvent y être soumises sans faire courir au malade de grands dangers [1]. »

La réponse la plus simple et la plus directe à cette objection, prise dans son ensemble, consiste à signaler le fait que l'acupressure a été aujourd'hui employée dans un grand nombre d'amputations et d'autres opérations, sans jamais produire aucune des conséquences fâcheuses que redoute M. le professeur Miller.

Mais discutons séparément chacune des deux parties de cet argument, considéré : 1° par rapport aux veines, 2° par rapport aux nerfs.

1° *Compression des veines.* — Il n'existe aucune raison *à priori* pour croire que la simple compression d'une veine, pendant vingt, quarante, ou soixante heures, puisse avoir des effets nuisibles. Dans son excellent traité de chirurgie, le professeur Miller, adoptant la pratique de MM. Davat et Velpeau, pour la guérison radicale des varices, conseille d'employer une série d'aiguilles et de fils pour comprimer et obstruer complétement la veine dilatée,— et cela non-seulement pendant quelques heures, mais pendant des journées entières ; il parle de cette méthode comme d'un traitement plus simple et plus sûr que tout autre [2]. Mais si une veine malade peut subir impunément une pression si forte et de si longue durée, un vaisseau sain ne supportera-t-il pas bien mieux encore une pression moins intense et moins prolongée ? Après la phlébotomie, — et toutes les fois qu'il existe une hémorrhagie veineuse quelconque, nous comprimons la veine à l'aide d'un tampon, ou de toute autre manière, sans redouter aucunement les conséquences de cette obstruction momentanée.

Mais en outre, je suis disposé à croire, que l'oblitération simul-

---

[1] Edinburgh Medical Journal, décembre 1860, p. 568.
[2] System of Surgery, p. 443.

tanée de la veine et de l'artère est plutôt un avantage qu'un inconvénient.

Le docteur Watson, professeur de chirurgie à Edimbourg, a émis l'opinion que la formation d'un caillot interposé entre les surfaces divisées est l'une des causes principales qui s'opposent à la réunion directe des plaies d'amputation ; car, lorsqu'on a réuni les bords de la plaie, un suintement sanguin se produit, et le caillot qui en résulte, agissant à la manière d'un corps étranger, provoque la suppuration[1]. Assurément une concrétion semblable doit provenir bien plutôt des veines que des artères ; car tout chirurgien digne de ce nom a soin de fermer tous les orifices artériels qui fournissent du sang à la surface de la plaie. Mais on évite en général de lier les veines. Quelquefois cependant, quoique assez rarement, les veines du moignon, comme l'ont remarqué Chélius, Velpeau, Fergusson, Skey, et d'autres auteurs, fournissent assez de sang pour qu'il soit nécessaire de les oblitérer. Si l'on juge à propos de les lier, les tuniques vasculaires sont déchirées, ce qui peut, à la rigueur, provoquer une phlébite. Si au contraire ces orifices veineux sont fermés par l'acupressure, leurs tuniques ne sont point directement endommagées : il peut d'ailleurs être fort utile d'empêcher ainsi les liquides délétères sécrétés à la surface de la plaie de pénétrer à l'intérieur de ces orifices béants.

2° *Compression des nerfs.* — La seconde objection de M. Miller relativement aux effets nuisibles de la compression des nerfs, me paraît aussi peu fondée que la première.

L'acupressure ne cause certainement pas plus de douleur au malade que la ligature ; j'ai vu l'artère centrale du nerf sciatique comprimée par une aiguille, sans qu'il en résultât le moindre inconvénient ; et pourtant le tronc nerveux, qui se trouvait comprimé en même temps que l'artère, était le plus volumineux qui puisse se rencontrer à la surface d'une plaie. L'observation dont il s'agit m'a été communiquée par le docteur Handyside ; elle était d'ailleurs intéressante sous plusieurs autres rapports.

Obs. XI. *Amputation de la cuisse, au quart supérieur ; compression du nerf sciatique par l'aiguille.* — Le malade, âgé de quarante et un ans, était un sujet scrofuleux, amaigri, et profondément débilité ; il présentait une fièvre ardente, qui résultait d'un vaste ulcère développé à la suite d'une brûlure. Cet ulcère, qui existait depuis trois ans, avait envahi une

[1] Edinburgh Medical Journal, décembre 1860, p. 569.

portion considérable de la cuisse et de la jambe. Le docteur Handyside pratiqua l'amputation au quart supérieur. On comprima les vaisseaux avec de courtes aiguilles. Au moment de fermer la plaie, un fragment du nerf sciatique fut réséqué, et l'artère centrale se mit à saigner. Pour éviter de retirer les sutures, une aiguille de cinq pouces de longueur fut passée entre le nerf sciatique et le fémur, à travers la peau. L'effet de la compression se manifesta sur-le-champ : le sang s'arrêta immédiatement. Cette aiguille fut retirée vingt-cinq heures après l'opération ; la suppuration fut peu abondante. Deux mois plus tard, le moignon était bien cicatrisé, et le malade jouissait d'une excellente santé.

Pendant la nuit qui suivit l'amputation, des douleurs lombaires assez vives se manifestèrent : il faut attribuer ce phénomène aux effets du froid, plutôt qu'à la compression du nerf sciatique ; car, l'aiguille une fois retirée, la douleur augmenta, et ne fut soulagée que par l'application d'un révulsif. Ce moyen avait déjà réussi plus d'une fois au malade, qui était sujet à éprouver des douleurs de ce genre.

Dans l'ouvrage du professeur Miller, où se trouve l'objection que je viens de rapporter, il est dit qu'en chirurgie les innovations ne sont pas toujours des progrès. Peu de temps après l'invention de la ligature, Gourmelen invoqua le même argument, dans les mêmes termes, contre la nouvelle méthode de Paré et les dangers qu'elle pouvait entraîner. Il soutint que la ligature du vaisseau causait une douleur non moins vive que la cautérisation ; et formulant à l'avance l'objection précitée du professeur Miller, il maintint que si l'aiguille venait à toucher le nerf dans l'opération de la ligature, il se produirait infailliblement une inflammation plus vive, des convulsions et la mort. Personne, je crois, de nos jours, n'ajoute foi à ces arguments contre la ligature et en faveur de la cautérisation des vaisseaux. Il en sera peut-être bientôt de même par rapport aux objections invoquées contre l'acupressure.

Qu'il me soit permis d'ajouter ici que longtemps après Gourmelen, cet argument fut reproduit par d'autres auteurs. Il nous paraîtra sans doute étrange de voir les chirurgiens d'autrefois considérer la ligature comme plus douloureuse que le cautère actuel : telle était pourtant l'opinion de plusieurs d'entre eux. La ligature des vaisseaux dans une plaie saignante est, d'après Cooke, très-douloureuse et peu usitée [1]. « Il est certain, disait Louis, que la ligature est une opération douloureuse [2]. » Sharp nous apprend que vers le milieu du siècle dernier, quelques opérateurs

[1] Mellificium chirurgiæ, 1693, p. 105.
[2] Mémoires de l'Académie royale de chirurgie, t. II, p. 394.

n'employaient la ligature que très-exceptionnellement, « de peur de comprimer les nerfs[1]. » Si l'esprit scientifique a pu s'abandonner à de tels préjugés : si l'on a pu croire que par suite de la compression des nerfs, la ligature serait plus douloureuse que le cautère actuel, il n'est pas étonnant que des objections analogues aient été invoquées contre l'acupressure.

DEUXIÈME OBJECTION. *L'acupressure ne s'applique qu'aux petites artères.* — Le professeur Erichsen, dans son excellent ouvrage, intitulé : «La Science et l'Art de la chirurgie, » tout en admettant que l'acupressure est incontestablement une méthode aussi sûre que commode pour arrêter l'écoulement du sang lorsqu'il s'agit de petites artères, soutient que « pour de grosses artères, telles que la fémorale, il n'est pas encore démontré que l'acupressure soit un moyen assez certain de réprimer les hémorrhagies, pour être substitué aux procédés ordinaires[2]. »

Déjà cependant l'acupressure a été plus d'une fois employée pour fermer les plus gros vaisseaux qui puissent être ouverts dans une plaie chirurgicale avec autant de succès que s'il' s'agissait des plus petites artères. Dans toutes les grandes amputations, ce procédé a été plus d'une fois mis en usage. J'ai vu pratiquer plus de douze amputations de la cuisse, dans lesquelles l'artère crurale et tous les autres vaisseaux du moignon furent comprimés, sans la moindre difficulté, par l'acupressure.

TROISIÈME OBJECTION. *L'acupressure ne s'applique qu'aux plaies d'amputation.* — Dans ces derniers temps, le docteur Neudörfer (de Prague) a prétendu que l'acupressure était un procédé hémostatique qui ne pouvait s'appliquer qu'aux plaies d'amputation[3]; cette notion, complétement inexacte, a été probablement suggérée au docteur Neudörfer par quelque notice incomplète sur l'acupressure. En tout cas, c'est une vue complétement erronée, car ce n'est pas seulement dans les plaies d'amputation, mais aussi dans les extirpations du sein et les ablations de tumeurs, et dans

---

[1] Critical Enquiry, etc., p. 310. Quelques chirurgiens préféraient autrefois saisir l'artère avec le tenaculum plutôt qu'avec la pince, sous prétexte que l'on évitait ainsi le danger de lier le nerf. « Le tenaculum, disait Clare, est aujourd'hui fort employé et présente de grands avantages sur les moyens ordinaires qui occasionnent une douleur très-vive par la compression du nerf : il n'est donc pas étonnant que le tenaculum soit de plus en plus usité. » (Essay on the cure of Abcesses, etc., p. 43; 1779.)

[2] Science and Art of surgery, 5e éd., p. 154.

[3] Voyez son Handbuch der Kriegschirurgie, p. 213; 1864.

tous les cas où il s'agissait de fermer les orifices vasculaires béants dans une plaie, sans nuire à la cicatrisation directe, que l'acupressure a été employée.

QUATRIÈME OBJECTION. *Un grand nombre d'aiguilles est quelquefois nécessaire.* — On a prétendu que dans certaines plaies, surtout lorsque l'opération a été faite pour une maladie chronique, le nombre des artères ouvertes est trop considérable, pour qu'il soit possible de recourir à l'acupressure. Dans les plaies d'amputation, il suffit, en général, de lier cinq ou six artères, souvent même moins. Mais Cloquet, Erichsen, Ballingall et d'autres ont signalé quelques cas exceptionnels, où plus de vingt ligatures ont dû être faites après une amputation [1]. Il y avait donc plus de vingt endroits où le chirurgien avait volontairement déterminé un travail local d'ulcération, de suppuration et de gangrène, tandis qu'une vingtaine de petits sétons se trouvaient fixés à ces différents points. Était-il probable que, dans de telles conditions, la plaie marcherait bien ? S'il devenait jamais nécessaire d'employer une vingtaine d'aiguilles, elles n'offriraient pas du moins les mêmes inconvénients qu'un pareil nombre de ligatures. Mais dans des cas semblables, l'acupressure présente des avantages tout spéciaux, que l'on ne peut guère attribuer à la ligature, car une seule aiguille suffit quelquefois pour fermer simultanément deux orifices vasculaires. Pour le prouver, je vais rapporter un cas d'amputation de la cuisse pratiquée par un habile chirurgien, M. Crompton (de Birmingham).

. OBS. XII. — *Amputation de la cuisse pour une affection scrofuleuse; aiguilles retirées au bout de cinquante-deux heures; l'une d'elles comprimait deux vaisseaux à la fois.* — Le 29 février 1860, M. le docteur Crompton amputa la cuisse d'un jeune homme atteint d'une maladie du fémur, qui s'était propagée aux cartilages de l'articulation du genou; deux aiguilles suffirent pour arrêter l'hémorrhagie : l'une d'elles comprimait l'artère fémorale, l'autre s'appliquait à deux petites branches musculaires. Au bout de cinquante-deux heures, les aiguilles furent re-

[1] Voyez Cloquet, Dictionnaire de médecine en 30 vol., 2e éd., t. II, p. 436. Erichsen, Science and Art of surgery, 3e éd., p. 19. Ballingall, Outlines of Military Surgery, 4e éd. « Dans un cas, dit ce dernier, j'ai vu neuf vaisseaux liés immédiatement après l'opération et onze autres plus tard; dans un autre cas, huit ou neuf vaisseaux furent liés avant que le malade eût quitté l'amphithéâtre, et une heure plus tard il fallut en lier un nombre égal par suite d'une hémorrhagie consécutive. Dans une occasion plus récente, j'ai vu lier seize vaisseaux à la suite de l'opération, et cinq autres dans le courant de la journée.

tirées. Le 29 mars, quatre semaines après l'opération, M. Crompton
m'envoya le moule en plâtre du moignon; il m'apprit en même temps
que l'opéré se portait à merveille. Dans ce cas, il n'employa ni bandages,
ni pansement d'aucun genre [1].

M. Dix (de Hull) a publié l'observation d'une amputation du
bras dans laquelle trois aiguilles suffirent pour comprimer cinq
artères.

Obs. XIII. — *Amputation du bras; trois aiguilles comprimant cinq
artères.* — L'opération était indispensable pour sauver la vie du malade,
qui souffrait d'une affection chronique de l'articulation du coude. Le malade se trouvait dans un état de marasme prononcé, c'était un sujet
chez qui la suppuration avait une tendance à s'établir; huit vaisseaux
furent comprimés par des aiguilles; l'une d'elles fut appliquée simultanément à deux vaisseaux assez éloignés l'un de l'autre, qui se trouvaient
dans le lambeau postérieur. Les deux aiguilles placées dans le lambeau
antérieur suffirent pour comprimer trois artères; on ne retira la dernière aiguille que cinq jours après l'opération. La suppuration fut peu
considérable, et ne se développa qu'au voisinage des aiguilles. A la surface
des lambeaux il n'y eut aucune suppuration [2].

Il me sera permis d'ajouter, par rapport à l'objection que je discute ici, que, par l'acupressure d'un seul vaisseau, on pourra remplacer plusieurs ligatures; car, dans quelques amputations, l'artère
principale du membre pourra être comprimée d'avance par une
aiguille, de manière à éviter toute hémorrhagie pendant l'opération. S'il en était ainsi, l'aiguille remplacerait à la fois le tourniquet et la ligature, et aurait, en outre, l'avantage de ne laisser
aucun corps étranger à l'intérieur de la plaie. Chez les sujets dé-
bilités, une hémorrhagie peut avoir de fâcheuses conséquences.
« C'est pour prévenir ces inconvénients, dit M. Velpeau, qu'on a
proposé de placer un fil sur l'artère principale du membre, avant
de commencer l'incision des parties molles. M. Blandin rapporte
un exemple de cette pratique encore suivie à l'hôpital Beaujon par
M. Marjolin. »

La ligature de l'artère principale d'un membre, la fémorale par
exemple, est une opération souvent dangereuse par elle-même;
tandis que la compression directe d'un gros tronc vasculaire est
probablement aussi peu dangereuse que facile à pratiquer [3].

[1] Edinburgh Medical Journal, p. 1047, mai 1860.
[2] Medical Times and Gazette, p. 549, 2 juin 1860.
[3] Médecine opératoire, t. I, p. 345.

CINQUIÈME OBJECTION. *Nécrose des extrémités osseuses.*—M. Spence, l'un des chirurgiens les plus habiles et les plus heureux de notre époque, a soulevé une objection, dirigée plutôt contre la probabilité d'une réunion par première intention dans les cas où l'on fait usage de l'acupressure, que contre ce procédé envisagé en lui-même. Il dit que « la présence de tissus différents dans le moignon est la cause principale de la suppuration ; l'extrémité osseuse subit une exfoliation partielle, de sorte qu'il arrive souvent que, longtemps après la chute des ligatures, la suppuration est entretenue par la présence de petits séquestres osseux [1]. »

Ce qui prouve que l'extrémité de l'os ne constitue pas un obstacle insurmontable à la cicatrisation directe des plaies d'amputation, c'est qu'on les voit quelquefois se fermer ainsi sur tous les points, excepté ceux où passent les fils des ligatures. J'ai déjà rapporté de nombreuses observations de réunion immédiate dans des cas où l'acupressure avait été employée au lieu de la ligature. J'ai cité, par exemple, des cas d'amputation de la cuisse, de la jambe, du bras et de l'avant-bras, où les choses se sont ainsi passées. Dans ces opérations, des os volumineux avaient été divisés, et cependant il n'y eut pas de nécrose, car la réunion directe, en pareil cas, aurait été impossible.

M. Spence exagère beaucoup, je crois, la fréquence de la nécrose. « L'exfoliation osseuse, dit M. Lister, qui succédait autrefois à toutes les amputations, ne se rencontre que rarement aujourd'hui, sauf dans les cas où la plaie n'a pas été convenablement soignée [2]. » Mais l'une des conditions les plus favorables pour développer une nécrose partielle est précisément la présence de corps étrangers dans la plaie, tels que les fils à ligature, et les petits fragments de tissu mortifié auxquels ils sont attachés. Le système osseux offre une vitalité trop faible pour résister aussi bien aux causes d'irritation locale que les tissus doués d'une organisation plus élevée. « Voilà pourquoi, dit le docteur Wilks, dans la plupart des cas d'infection purulente que j'ai observés, l'os était malade ; lorsqu'il s'agissait d'une amputation, il était presque toujours atteint de nécrose [3]. » Il est donc évident que, pour éviter

---

[1] Edinburgh Medical Journal, janvier 1846, p. 666.

[2] Voyez l'article de Lister sur l'amputation, dans Holmes, System of surgery, t. III, p. 70. « L'exfoliation, dit M. Velpeau, longtemps regardée comme inévitable à la suite de toute amputation, n'est plus admise aujourd'hui qu'à titre d'accident. » (Médecine opératoire, t. I, p. 351.)

[3] Guy's Hospital Reports, p. 121 ; 1861.

cet inconvénient, il faut s'abstenir, autant que possible, de provoquer la suppuration, ou de créer des escarres dans la plaie. Mais ce double résultat est inévitablement amené par la ligature : nous l'évitons, au contraire, par l'emploi de l'acupressure. D'ailleurs, M. le professeur Cruveilhier [1] et d'autres pathologistes ont établi que le contact du pus, au voisinage des os divisés, est plus particulièrement dangereux à cause de la facilité avec laquelle les veines osseuses absorbent de pareils liquides. L'infection purulente, d'après ces auteurs, résulte souvent de la pénétration directe du pus dans les veines béantes de l'os.

Les tissus qu'il s'agit de rapprocher dans une fistule vésicovaginale, qui guérit souvent par première intention, sont aussi complexes que ceux qui se trouvent exposés dans une plaie d'amputation (si nous en exceptons les os) ; car nous y trouvons les parois vaginales, les parois vésicales, les deux muqueuses correspondantes, des artères, des veines, des lymphatiques, et une grande quantité de tissu conjonctif.

Le professeur Fergusson (de Londres), l'un des opérateurs les plus éminents de notre époque, a formulé deux autres arguments contre l'acupressure.

SIXIÈME OBJECTION. *Les trajets des fils à ligature favorisent l'écoulement du pus.* — L'auteur que je viens de nommer paraît considérer la ligature comme offrant un avantage particulier, en ce que « le pus s'écoule le long des fils [2]. »

Au contraire, je suis porté à croire qu'une des causes principales de la suppuration qui se développe à l'intérieur des plaies, est précisément la présence des ligatures et l'irritation qu'elles entretiennent ; et si la réunion directe était plus généralement recherchée, une suppuration considérable serait l'exception, plutôt que la règle. En somme, je crois qu'il vaut mieux éviter de provoquer la formation du pus, que d'en favoriser l'écoulement ; car il est reconnu en chirurgie, comme en médecine, que prévenir vaut mieux que guérir.

SEPTIÈME OBJECTION. *L'acupressure permet aux plaies de se cicatriser trop rapidement.* — M. Fergusson a formulé une seconde objection qui me paraît plus étrange que la première. Il suppose que les avantages de la réunion directe ont été exagérés. « Qu'on

---

[1] Dictionnaire de médecine et de chirurgie pratiques, t. XII, p. 674.
[2] Lancet, 24 janvier 1863, p. 95.

suppose, dit-il, que le moignon se cicatrise par première intention, le malade ne pourrait s'en servir qu'après plusieurs semaines, ou même plusieurs mois, car le tissu cicatriciel de nouvelle formation ne supporterait pas bien le frottement. La ligature
offre au moins cet avantage, que l'amputé ne peut pas se servir
prématurément de son membre [1]. »

Or, si la rapidité avec laquelle une plaie se cicatrise était un
argument contre les moyens qui ont amené ce résultat, nos idées
scientifiques se trouveraient complétement renversées. Un pareil
argument ne serait probablement pas apprécié par les malades ; il
serait difficile de leur persuader, qu'il vaut mieux retarder la cicatrisation de leurs plaies par des pansements *ad hoc*, que d'en obtenir rapidement la guérison, sans fatigue ni douleur. Il faut
toujours pratiquer la chirurgie *tutò*, comme le voulait Celse ;
mais, quand la chose est possible, il faut agir *citò et jucunde*.

Il y a peu de temps que M. Syme a formulé devant la société
médico-chirurgicale de Londres trois arguments de premier ordre
contre l'acupressure. Voyons quels sont ces arguments :

Huitième objection. *La ligature est plus utile que nuisible à la
cicatrisation des plaies.* — La première objection de M. Syme peut
se diviser en trois points : 1° La ligature, d'après lui [2], ne mérite
point les reproches qui lui ont été adressés relativement à son
action sur l'artère et les tissus voisins. J'ai cité à cet égard (chap. iv)
une longue liste d'autorités chirurgicales, pour prouver que l'artère se mortifie inévitablement au point lié. Je puis donc me contenter ici de citer encore un auteur à cet égard : cet auteur sera
M. Syme lui-même ; car il dit avec raison que la ligature « prive
immédiatement de toute vitalité la partie qu'elle étreint [3]. » Cette
condition, que nous appellerons *mortification*, pour répondre aux
idées de M. Syme, ou *gangrène*, pour nous servir de l'expression que M. Travers et d'autres pathologistes ont adoptée, est incontestablement l'effet inévitable de toute ligature appliquée à
l'extrémité d'une artère coupée [4].

[1] *Loc. cit.*, p. 694.
[2] Lancet, 5 mai 1860, p. 445.
[3] *Loc. cit.*
[4] Voyez Physiology of inflammation , p. 208. « Je ne me sers pas, dit-il, du
mot *mortification*, parce qu'il n'offre point un sens assez précis et qu'on l'a souvent employé d'une manière très-vague. Je repousse également le mot *sphacèle*,
parce que c'est un synonyme de *gangrène*, expression qui me paraît satisfaisante
pourvu qu'on admette une inflammation gangréneuse qui peut exister à divers de-

« 2° On a prétendu, en outre, dit M. Syme, que la ligature développe un travail inflammatoire qui nuit à la cicatrisation de la plaie. » Il est incontestable que tels sont les effets possibles de la ligature, et que souvent ces effets se produisent plus spécialement dans le voisinage immédiat du fil; car tout excès d'irritation ou d'inflammation s'oppose au travail adhésif, et j'ai déjà montré que, d'après John Hunter, Cooper, Lawrence, etc., les ligatures provoquent la suppuration à l'intérieur de la plaie, tandis que les extrémités liées des artères deviennent autant de petites escarres qui devront être éliminées. Une ligature joue donc évidemment le rôle d'un petit séton[2]. M. Syme proposerait-il de placer de petits sétons entre les lèvres d'une plaie pour favoriser leur réunion? Par le seul fait de leur présence et par les phénomènes chimiques qui se passent dans leur voisinage, les fils constituent des obstacles évidents à la cicatrisation ; il est étrange qu'on ait pu soutenir le contraire. Les surfaces voisines sont couvertes d'une exsudation plastique de formation nouvelle, et, comme le dit fort bien M. Lawrence, «les tissus de nouvelle formation ont une vitalité plus faible que les autres, et sont plus exposés à s'ulcérer[2]. » Le principal obstacle à une prompte cicatrisation, d'après le même chirurgien, est la présence de la ligature dans la plaie ; voilà pourquoi il propose, après avoir lié l'artère, de couper les fils aussi près que possible[3].

Mais M. Syme lui-même, lorsqu'il ne s'agit plus d'acupressure,

---

grés, d'abord guérissable, plus tard incurable : les tissus sont d'abord menacés avant d'être définitivement désorganisés. Un point gangréné ne se rétablit jamais. — Voyez aussi la traduction de Chelius, par South, t. I, p. 53, et Paget, Lectures on surgical Pathology (1863), p. 338. « Sur le continent, dit Carswell, le mot *gangrène* est employé pour exprimer l'état d'une partie entièrement et définitivement privée de ses propriétés vitales. » (Cyclopedia of Practical Medicine, t. III, p. 116.) — Voyez aussi Gross.

[1] Voyez plus haut, p. 24.

[2] Voyez Lectures on surgery, p. 181. J. Hunter, avec cette profondeur qui le caractérise, avait depuis longtemps observé ce fait. En parlant de l'inflammation des tissus de formation récente, il s'exprime ainsi : « Ces tissus sont plus exposés que les autres à être résorbés, en raison de leurs propriétés vitales moins énergiques. Plus un organe contient de tissus nouvellement formés, plus il est faible ; et les tissus de ce genre parcourent bien plus rapidement que les autres les diverses phases de leurs maladies : aussi lorsqu'une inflammation doit s'y développer, la moindre cause suffit-elle pour lui donner naissance ; les progrès de cette inflammation sont plus rapides et plus difficiles à combattre que dans des tissus d'ancienne formation. » (Œuvres, éd. Palmer, t. I, p. 576.)

[3] Transactions of the Medico-Chirurgical Society of London, t. VI, p. 172.

est prêt à nous apprendre quels sont les effets produits sur une plaie par la présence des ligatures. Je l'ai déjà cité (p. 26) pour prouver que la réuniou directe des plaies est entravée par tout travail inflammatoire. Il dit lui-même avec raison, dans ses « Principes de chirurgie, » que non-seulement l'inflammation s'oppose à la cicatrisation immédiate, mais aussi que l'interposition de tout corps étranger agit de la même façon, et, plus loin, il range les ligatures dans la catégorie des corps étrangers. « Dans les plaies des lèvres et des joues, dit-il, où la réunion immédiate est fort à désirer, on doit éviter l'emploi des ligatures, car les artères coronaires et les autres branches de la faciale ne peuvent être liées sans laisser séjourner dans la plaie des fils qui peuvent mettre obstacle au travail adhésif[1]. »

3° M. Syme ajoute que, « loin de regarder les ligatures comme nuisibles, il les considérait depuis longtemps comme utiles, parce qu'elles établissent une communication entre le fond et la surface de la plaie, de manière à éviter ces accumulations sanguines qui ont une tendance à s'y former et qui, loin de favoriser la réunion immédiate, peuvent occasionner un abcès[2]. »

Je répondrai à ce singulier argument que, si des accumulations de sang se forment si souvent à l'intérieur des plaies, la ligature doit avoir été mal appliquée, puisqu'elle permet ainsi des hémorrhagies consécutives; ou bien, les lèvres de la plaie ont dû être trop promptement rapprochées avant la cessation complète du suintement sanguin. La ligature serait donc appelée, dans le premier cas, à réparer ses propres défauts, et dans le second, à réparer les fautes du chirurgien. Et c'est là un bien triste moyen de parer aux inconvénients de ce genre. N'est-il pas bien plus probable que la présence de ce corps étranger au milieu des bourgeons charnus de la plaie déterminera un suintement plus abondant? car il est difficile de comprendre en quoi peut consister ici l'effet utile de la ligature. S'il fallait constituer un drainage régulier, il vaudrait mieux recourir aux tubes en caoutchouc de M. Chassaignac, qui n'exercent aucune action irritante sur les tissus. Mais aucun chirurgien, que je sache, n'a jamais osé proposer l'insertion de pareils tubes à l'intérieur des plaies, pour empêcher l'accumulation du sang; précaution à coup sûr inutile. Il s'agit là plutôt

[1] Principles of Surgery, p. 40 et p. 100.
[2] Lancet, 5 mai 1860.

d'une vue de l'esprit que d'un fait d'observation, et c'est faute
de meilleures raisons qu'on a songé à cet argument. Quelques
grandes plaies fournissent, en effet, comme nous l'avons vu plus
haut, un suintement séro-sanguinolent, mais sans donner de sang.
Ce liquide s'écoulera toujours, sans aucune difficulté, le long des
aiguilles et des fils métalliques, et, avant qu'il soit temps de les
retirer, cette sécrétion est habituellement tarie.

Quelques anciens auteurs, en cherchant à démontrer la supériorité du cautère actuel sur la ligature, soutenaient énergiquement
qu'une plaie cautérisée se trouvait dans des conditions plus favorables à la guérison ; car le membre, selon Fallope, est desséché,
purifié et fortifié par la cautérisation (exiccetur, evacuetur et cor-
roboretur) [1]. Le cautère actuel, d'après Maggi, ne cause qu'une
faible douleur ; il enlève les humeurs corrompues de la plaie ; il
fortifie les chairs [2]. « Le cautère actuel, dit le vieux chirurgien
écossais Peter Lowe, attire la virulence et malignité de l'humeur
comprise en la partie, et, sous ce rapport, est préférable à la suture (ligature). D'ailleurs, ajoute-t-il, le fer rouge a la vertu de
dessécher et corroborer la plaie [3]. »

Les propriétés que l'ancienne chirurgie attribuait au cautère actuel, pour en justifier l'usage, sont évidemment analogues à celles
que M. Syme attribue aux ligatures pour justifier la préférence
qu'il leur accorde en repoussant l'acupressure ; car, d'après lui,
les ligatures n'entretiennent aucune irritation et ne retardent en
aucune manière le travail adhésif ; loin d'être nuisibles, elles sont,
au contraire, utiles à la cicatrisation de la plaie ; elles en favorisent
la guérison en la débarrassant de ces collections sanguines qui
peuvent donner naissance à un abcès, au lieu de favoriser la réunion directe. Comme l'auraient dit les anciens, elles dessèchent
et corroborent la plaie.

Quelle différence, au point de vue philosophique, entre les vues
de M. Syme et les idées exprimées il y a quarante ans, à ce sujet,
par Roux ! Nous avons déjà vu [4] qu'en parlant de la cicatrisation directe des plaies, il considère les ligatures comme des corps étrangers qui provoquent la suppuration et font obstacle à la réunion
directe. « Nul doute, assurément, ajoute-t-il, que leur présence ne

<hr>

[1] Opera omnia, t. I, p. 543.
[2] De vulnerum curatione, etc..., in Gessner, *Op. cit.*, p. 267.
[3] A Discourse of the whole Art of Chirurgerie, etc., p. 93 (1634).
[4] Voyez plus haut, p. 25.

soit le principal obstacle à une adhésion sans aucune suppuration, dans les cas où l'on pratique la réunion immédiate d'une plaie plus ou moins étendue; et s'il y avait moyen qu'une plaie qu'on doit réunir par première intention ne fût pas traversée par des ligatures, le succès de cette réunion immédiate serait encore plus assuré. » Il semblerait que Roux prévoyait ici l'invention de quelque procédé semblable à l'acupressure.

Nous allons discuter maintenant les deux autres objections de M. Syme.

Neuvième objection. *La torsion peut remplacer la ligature.* « Si la ligature offrait des inconvénients, on pourrait la remplacer par la torsion, dit M. Syme [1]. » Notre contradicteur semble avoir oublié que les observations de Manec, de Chélius [2] et de plusieurs autres auteurs ont établi depuis longtemps, que la torsion appliquée aux grandes artères détermine une mortification partielle de leurs tuniques, presque aussi certainement que la ligature. Comme le fait observer avec raison le professeur Miller, « la portion tordue du vaisseau doit être nécessairement éliminée : c'est un corps étranger au même titre que la ligature elle-même [3]. »

Dixième objection. *L'acupressure ne peut s'appliquer qu'à un petit nombre de cas.* « M. Syme est persuadé, dit-il, que le champ d'action de l'acupressure serait très-limité, puisque ce procédé ne peut s'employer que lorsque le vaisseau est très-voisin de la surface cutanée [4]. » Cette dernière objection prouve que M. Syme, à cette époque, ne comprenait pas bien la question. L'acupressure a été plus d'une fois employée avec un entier succès dans les plaies les plus larges et les plus profondes. La méthode a pour but de réaliser deux conditions : 1° arrêter l'hémorrhagie ; 2° fa-

---

[1] *Loc. cit.*, p. 446.

[2] « Par le froissement et l'espèce de trituration que la torsion fait éprouver aux parois des artères, il en résulte que quelques fragments des membranes qui les composent sont frappés de mort. Ces fragments deviennent une cause d'inflammation qui, jointe aux manœuvres de la torsion, plus longues et plus douloureuses que la ligature, finissent par produire une suppuration au moins aussi forte et aussi longue que pourrait le faire une ligature bien faite. » (Manec, Traité théorique et pratique de la ligature des artères, p. 24 et 30.) « En déchirant et en froissant les tuniques artérielles par la torsion, dit Chélius, on occasionne l'élimination de plusieurs fragments mortifiés de ces tuniques. » Voyez la traduction anglaise de South, t. I, p. 310. — Voyez aussi Sanson, Des hémorrhagies traumatiques 161, et Erichsen, Science and Art of surgery, 3e éd., p. 152, etc., etc.

[3] System of surgery, p. 224.

[4] *Loc. cit.*

voriser la cicatrisation directe des plaies. Je ne connais aucun cas dans lequel l'acupressure ne puisse être aussi bien employée que la ligature, si l'on se propose d'obtenir la réunion immédiate : on a de cette manière des chances bien grandes de succès. Quand on se propose dès le début de n'obtenir la cicatrisation que par seconde intention, le procédé employé pour fermer les vaisseaux béants perd beaucoup de son importance. Il existe peut-être des conditions particulières où la ligature devrait être préférée à l'acupressure ; mais ces cas doivent être fort rares. Au contraire, je connais plusieurs cas où l'acupressure a réussi quand la ligature avait échoué. Dans le chapitre suivant, j'en citerai de nombreux exemples.

CHAPITRE XVI.

DANS LES CAS OU LA LIGATURE A ÉCHOUÉ
L'ACUPRESSURE PEUT RÉUSSIR.

Un vieux chirurgien de Londres, Alexandre Read, dans son Traité de chirurgie, condamnait la ligature des vaisseaux ouverts comme un procédé inutile et dangereux, ainsi que pourraient s'en convaincre ceux qui en feraient l'essai[1].

A une époque antérieure, un adversaire de la ligature, Gourmelen, disait que tout homme soumis à ce procédé barbare devait rendre grâces à Dieu s'il en échappait sain et sauf[2].

Au dix-septième siècle, le patriarche de la chirurgie allemande, Fabrice de Hilden, nous apprend que l'emploi de la ligature était fort limité. Car, même dans les amputations, on ne pouvait l'appliquer qu'aux malades forts et pléthoriques ; car la perte de sang était si considérable, que, chez les sujets affaiblis, elle devenait extrêmement dangereuse (delicatulis vero et extenuatis absque periculo administrari non potest)[3]. Le père de la chirurgie anglaise, Wiseman, semble avoir eu des idées encore plus étroites à cet égard ; on ne sait si jamais il a fait usage de la ligature. Mais, en tout cas, « dans la chaleur du combat, il convient d'avoir les fers rouges toujours prêts, dit-il, car ce moyen ferme immédiatement les artères saignantes, et prévient la putréfaction[4]. »

---

[1] Treatise of the first part of Chirurgerie, p. 12.

[2] « Si quis novum hunc laniatum expertus incolumis evaserit, is Deo Optimo maximo cujus beneficentia crudelitate ista carnificina liberatus est, maximas gratias et habere et semper agere debet. » (Voyez Gourmelen, Guide des chirurgiens, p. 159.)

[3] Opera omnia, p. 814.

[4] Chirurgical treatises, p. 453 ; 1676. « La ligature, dit le professeur Lister, quoique connue de Wiseman, ne paraît pas avoir été employée par lui. » Holmes, System of surgery, t. III, p. 54.

Les idées de M. Syme, au sujet de l'acupressure, paraissent être aussi étroites que celles de Wiseman au sujet de la ligature. Il sait cependant que ce procédé a parfaitement réussi dans un cas d'amputation de la cuisse (obs. I) chez un malade tellement « delica_tulus et extenuatus, » suivant l'expression de Fabrice de Hilden, qu'on avait refusé à Édimbourg de lui pratiquer l'amputation.

Mais je dois faire observer que, dans les plaies d'amputation, il se produit quelquefois des complications qui rendent très-difficile de lier les vaisseaux divisés. « Il arrive quelquefois, dit M. Fergusson [1], que les vaisseaux ne peuvent pas être aisément saisis avec la pince ou ramenés au dehors de manière à ce que l'on puisse les embrasser dans une ligature. La rétraction de l'artère qui fournit l'hémorrhagie est quelquefois si grande et son orifice est si profondément situé, qu'il est impossible de s'en emparer par les moyens ordinaires. Diverses maladies des tissus viennent quelquefois augmenter la difficulté. Je vais en rapporter quelques exemples.

Obs. XIV. *Amputation de la cuisse ; difficulté de lier un vaisseau profond ; acupressure.* — Dans l'une des dernières amputations que j'ai eu l'occasion de voir, le D[r] M'Bain, M. Tait et d'autres chirurgiens étant présents, M. Edwards amputa le membre avec son habileté ordinaire et ferma par acupressure toutes les artères ouvertes, sauf une.

Ce vaisseau donnait un jet très-abondant toutes les fois qu'on suspendait la compression de la fémorale au pli de l'aine. L'orifice rétracté paraissait situé profondément au sommet de l'angle rentrant formé par les lambeaux, et au voisinage d'une veine qui longeait le fémur : c'était probablement un rameau obturateur. M. Edwards me fit observer que, dans ce cas, la ligature seule était applicable. Je ne fis aucune réponse à cette observation. Il s'efforça, à plusieurs reprises, de saisir l'artère avec la pince, mais inutilement. Il se disposait à disséquer le lambeau pour mettre à nu ce vaisseau, lorsque je le priai d'essayer l'acupressure. Une longue aiguille (Voir fig. 5) fut passée à travers la peau de manière à comprimer l'artère contre la surface osseuse (p. 52). L'hémorrhagie fut immédiatement arrêtée. Les aiguilles, au nombre de six, furent toutes retirées vingt et une heures après l'opération, ce qui peut-être eût été une imprudence, si le malade n'avait pas été très-jeune; il avait de sept à huit ans. Les artères, par conséquent, étaient fort petites. La guérison fut complète avant la fin de la quatrième semaine.

Les chirurgiens savent parfaitement que les artères se rétractent quelquefois de manière à rendre la ligature très-difficile, —

[1] System of practical Surgery, 4e éd., p. 37.

surtout dans les amputations à la partie supérieure de la jambe, M. Guthrie[1] et Fergusson[2] ont vu des cas d'amputation au-dessous du genou où les artères tibiales se rétractaient à tel point, qu'il devenait impossible de les lier. Voici un fait de ce genre dans lequel l'acupressure réussit immédiatement :

OBS. XV. *Amputation au-dessous du genou ; rétraction d'une artère.*— Dans un cas de ce genre, qui se présenta en 1862 chez un malade opéré par le docteur M'Kinlay, de Paisley, on s'efforça de saisir une artère tibiale qui fonrnissait du sang, d'abord avec la prince puis avec le tenaculum, mais sans aucun succès. Pour atteindre l'artère rétractée, le docteur M'Kinlay amputa une nouvelle portion d'os et s'efforça de pratiquer la ligature, mais en vain. S'étant alors procuré une longue aiguille à tricoter, il réussit à comprimer l'artère contre les os. Deux autres vaisseaux furent liés. L'aiguille fut retirée au troisième jour, et le malade guérit rapidement ; la plaie se ferma en grande partie par première intention.

Dans un cas semblable, le docteur Clayton de Banff comprima, par acupressure, l'artère tibiale postérieure qu'il n'avait pas pu lier.

OBS. XVI. *Amputation à la suite d'une lésion traumatique de la jambe ; acupressure.* — Un garçon de brasserie fut gravement blessé à la jambe. Un érysipèle, suivi d'une suppuration abondante, en fut la conséquence. Seize jours plus tard, il fut décidé dans une consultation que l'amputation au-dessous du genou était la seule chance de salut. Après l'opération, deux artères furent liées, mais la tibiale postérieure était tellement rétractée, qu'on ne put jamais en apercevoir l'orifice, et plusieurs tentatives furent faites pour lier ce vaisseau. Enfin, dit le docteur Clayton, je me décidai à comprimer le vaisseau à l'aide d'une aiguille à coudre qui portait un fil de soie. Le succès fut immédiat. L'aiguille fut retirée au bout de deux jours, mais une des ligatures ne tomba qu'au bout de trois semaines. La guérison fut extrêmement lente.

Quelquefois, comme dans le cas suivant, la même difficulté se présente dans des amputations pratiquées vers l'extrémité du membre :

OBS. XVII. *Amputation sus-malléolaire.*— Après l'amputation du pied, le docteur Henderson, de Leith, ferma par acupressure les deux artères principales. Deux petits vaisseaux voisins des extrémités osseuses furent

---

[1] Commentaries on the Surgery of the war in Portugal, etc., 5e éd., p. 96.
[2] *Op. cit.*, p. 492.

liés. Un cinquième vaisseau se mit à saigner, lorsqu'on était sur le point
de fermer la plaie ; il fut impossible de le lier à cause de la nature
fibreuse des tissus ambiants. Enfin, à l'aide d'une petite aiguille, on
réussit promptement à le fermer[1].

L'observation suivante, due à M. Edwards, se rapporte à un cas
de rétraction de l'artère péronière, où la ligature échoua complétement :

Obs. XVIII. *Amputation sus-malléolaire ; rétraction de l'artère péronière.*—« Le malade, jeune homme de vingt-deux ans, était atteint d'une
affection chronique de l'articulation tibio-tarsienne. Il était très-affaibli
par la maladie. Je pratiquai l'amputation sus-malléolaire. L'état anémique du malade m'empêcha de pratiquer l'acupressure, méthode alors
nouvelle. Je liai plusieurs vaisseaux, mais la péronière étant rétractée, je
n'aurais pu la saisir sans la mettre à nu. Le professeur Simpson, qui
était présent, prit une aiguille dans sa trousse et comprima sur-le-champ
l'artère. Ce malade guérit rapidement ; le moignon se cicatrisa par première intention, sauf au niveau des ligatures ; mais, à mon grand étonnement, les chairs se réunirent directement autour de l'aiguille. Il n'y
eut point de suppuration dans cet endroit, et quand je retirai l'aiguille,
au bout de deux semaines, le trou était rempli de matière plastique. Le
malade quitta Edimbourg trois semaines plus tard, et je le vis, il y a peu
de temps dans un état satisfaisant. J'ajouterai que j'aurais pu, sans
doute, lier la péronière, mais cette opération n'aurait pas été sans quelque danger pour lui, tandis qu'elle aurait été assez difficile pour moi. »

Les cas que je viens de citer se rapportent tous à des plaies
d'amputation. Mais il est d'autres plaies où l'acupressure a
rendu des services, quand il était difficile de lier les artères ou de
les mettre à nu.

Peu de lésions paraissent plus simples que les plaies des artères radiale, cubitale ou palmaire ; il en est peu de plus difficiles à traiter en pratique. Ces accidents sont souvent produits par
des morceaux de verre, des instruments tranchants ou des outils
de formes diverses. Ces lésions déterminent quelquefois des hémorrhagies abondantes à des intervalles plus ou moins éloignés ; et
le malade, souvent obligé de sacrifier un membre, peut quelquefois
en mourir. « On trouve, dit John Bell, dans White, O'Halloran,
Aitken, etc., des cas où une plaie de l'artère radiale a saigné pen-

[1] Edinburgh Medical Journal, février 1861, p. 698.

dant trois ou quatre semaines, jusqu'à ce que le sang fût réduit à une sérosité rougeâtre. »

La règle en pareil cas est, je crois, de lier au-dessus et au-dessous de la plaie. Mais quelquefois l'une ou l'autre des extrémités se dérobe aux recherches de l'opérateur en se rétractant ; il faut alors la mettre à nu ; opération difficile, surtout pour le chirurgien privé d'aides, et souvent d'instruments. Et « quoique la ligature de la radiale ou de la cubitale ne soit pas classée parmi les opérations importantes, comme le trépan et les amputations, elle est cependant plus difficile et certainement plus souvent nécessaire. Dans ces lésions, continue John Bell, la compression, les éponges et les astringents ne sont pas des moyens sûrs ; l'opérateur ne se sent jamais tranquille et le malade est toujours exposé au retour de l'hémorrhagie. Si le chirurgien se borne à comprimer à la surface de la plaie, laissant le sang s'accumuler intérieurement, l'artère se rétractera, le tissu se remplira de sang, et la peau s'épaissira par suite d'un travail inflammatoire. Il sera extrêmement difficile de retrouver l'artère au milieu d'une telle confusion [1]. »

Une dissection préalable est donc souvent nécessaire pour lier, en pareil cas, les extrémités artérielles ; et même, quand on juge à propos d'appliquer un pansement ordinaire à la surface de la plaie, suivant la pratique de quelques chirurgiens, l'ouverture, comme le dit M. Syme, doit être élargie, en cas de besoin, pour permettre d'appliquer directement la charpie sur l'orifice artériel [2].

Mais il faut avouer que, d'une manière générale, toutes les fois que nous pouvons éviter les larges incisions, il est de notre devoir de le faire, même dans les affections chirurgicales. Et, après avoir eu souvent l'occasion de traiter des plaies artérielles au poignet et à la paume de la main [3], je crois que l'acupressure permettra aux praticiens de se rendre maîtres de l'hémorrhagie sans le secours d'aucun aide, et avec beaucoup plus de facilité que par la ligature ;

[1] Voyez Principles of Surgery, t. I, p. 183, 191, 431. On trouvera plus loin l'histoire des accidents qui peuvent résulter des plaies du poignet, p. 181 à 185.

[2] Principles of surgery, p. 99.

[3] A l'étranger, ce moyen a été quelquefois employé. Chez un blessé qui présentait une plaie de la radiale, M. Foucher fit usage d'une aiguille qui comprima l'artère et arrêta l'hémorrhagie sans offrir le moindre inconvénient. Dans un cas de plaie de la temporale, M. Foucher employa le même moyen avec un égal succès. Voyez les Bulletins de l'Académie impériale de médecine, t. XXV, p. 1087.

et cela sans amener ces vastes cicatrices du poignet et de la main qui déterminent quelquefois des rétractions du membre. J'ai vu souvent de pareilles conséquences résulter des incisions pratiquées pour mettre à nu l'artère. En pareil cas, l'acupressure comprime le vaisseau et le ferme avec autant d'efficacité qu'une ligature. En voici un exemple :

Obs. XIX. *Plaie du poignet ; artère radiale divisée.* — Un garçon de seize ans reçut un coup de hache à l'avant-bras, immédiatement au-dessus du poignet. L'artère radiale fut complétement divisée. Il fut envoyé à l'infirmerie de Carlisle ; une compression énergique ayant été préalablement exercée à l'aide d'une bande sur la plaie, le docteur Hamilton lia sans difficulté le bout inférieur de l'artère, mais il lui fut impossible de saisir le bout supérieur. Au lieu de disséquer la plaie pour mettre à nu l'artère, il eut recours à l'acupressure, il passa une aiguille sous le vaisseau et le comprima avec un fil de fer. Le sang fut immédiatement arrêté, et l'aiguille fut retirée au bout de trente-quatre heures ; le vaisseau était complétement oblitéré [1].

Dans des cas analogues au précédent, l'acupressure offre évidemment de grands avantages, et il est certainement plus simple et plus sûr d'en faire usage que de recourir à la ligature, après une dissection souvent pénible. Même sur le cadavre, la différence entre l'acupressure et la ligature de ces artères est frappante.

Les plaies des artères, qui se rendent à la portion terminale du membre inférieur, sont en général plus faciles à traiter que celles dont nous venons de parler. Mais en raison de la profondeur à laquelle se trouvent quelques-unes des grandes artères de la jambe, on les trouve plus difficiles à lier que celles de l'avant-bras. Dans l'observation XVIII, nous avons vu l'acupressure supprimer l'hémorrhagie que fournissait l'artère péronière à la suite d'une amputation : il n'avait pas été possible d'appliquer la ligature. Dans d'autres opérations pratiquées aux membres inférieurs, l'artère a été comprimée avec succès par les aiguilles, quand la ligature avait complétement échoué. Nous allons en rapporter un exemple :

Obs. XX. *Plaie de l'artère tibiale ; acupressure.* — Un homme de vingt et un ans eut une fracture compliquée de la jambe droite. Deux mois plus tard il était assez bien rétabli pour pouvoir marcher ; mais il restait deux trajets fistuleux, un de chaque côté du tibia, qui conduisaient à

---

[1] Edinburgh Medical Journal, janvier 1864, p. 636.

9

des séquestres osseux. Le blessé entra à l'hôpital d'Édimbourg. M. Edwards pratiqua des incisions au niveau des trajets fistuleux pour en extraire quelques fragments nécrosés. Pendant cette opération, une artère fut coupée : elle donna une hémorrhagie abondante. On pensa qu'il s'agissait de la tibiale postérieure; on s'efforça d'arrêter le sang par une ligature; il fut impossible d'y parvenir. M. Edwards fut donc obligé de glisser une aiguille à acupressure sous l'artère, afin de la comprimer. L'hémorrhagie s'arrêta immédiatement et l'aiguille fut retirée après quarante-huit heures.

Dans un autre cas où des hémorrhagies répétées avaient mis en danger la vie d'un malade, l'acupressure réussit à fermer les vaisseaux, bien que la ligature eût échoué. Il s'agissait d'un anévrysme poplité qui avait nécessité l'amputation de la cuisse. Le malade était confié aux soins de mon habile et savant ami, M. Page, de Carlisle.

Obs. XXI. *Anévrysme poplité; amputation de la cuisse; hémorrhagies consécutives; ligature; acupressure.* — Un homme âgé de trente ans, ancien militaire, fut admis à l'hôpital de Carlisle, pour un double anévrysme poplité. On essaya d'abord la compression de l'artère fémorale. Le malade n'ayant pu la supporter, il fallut pratiquer la ligature; elle tomba au treizième jour et une hémorrhagie consécutive eut lieu. On lia les deux bouts de l'artère; mais des hémorrhagies répétées obligèrent M. Page à amputer la cuisse au tiers supérieur. Les vaisseaux furent liés. Les ligatures se détachèrent au bout de huit jours. Au neuvième jour, une hémorrhagie secondaire se manifesta. Le malade perdit environ douze onces de sang. On comprima l'artère contre le fémur par une aiguille avec un succès parfait. On avait songé à renouveler la ligature, mais il aurait été difficile de saisir le vaisseau au milieu des bourgeons charnus qui l'entouraient. Cinq jours plus tard, une autre artère se mit à saigner. Une seconde aiguille fut appliquée, il n'y eut plus d'hémorrhagie, et trois semaines plus tard le malade sortit guéri.

M. Page m'a déclaré lui-même que, selon lui, cet homme devait la vie à l'acupressure [1].

Dans un cas fort intéressant d'hémorrhagie secondaire, après une amputation de la cuisse pratiquée par mon ami le docteur M'Kinlay [2], de Paisley, les aiguilles furent appliquées dans une posi-

---

[1] Edinburgh Medical Journal, janvier 1864, p. 630.

[2] Case of Secondary hemorrhage, etc., in Edinburgh Medical Journal, mars 1864, p. 808.

Peu de praticiens ont eu autant d'occasions que le docteur M'Kinlay, d'essayer l'acupressure. « Je ne saurais trop me louer de l'acupressure, m'écrivait-il der-

tion un peu différente : elles ne furent point placées aux orifices saignants, comme dans le cas que nous venons de rapporter, mais sur le trajet des vaisseaux. Le malade était un mineur âgé de trente ans. Une fracture compliquée du tibia droit, avec une vaste contusion, avait été produite par la chute d'une grosse pierre sur le membre : il fallut la briser en morceaux avant de pouvoir retirer le blessé. Une suppuration abondante s'étant déclarée, on amputa la cuisse au tiers inférieur, vingt-trois jours après l'accident ; les artères furent liées. Quatre jours plus tard, il se manifesta une hémorrhagie abondante : on la fit cesser en comprimant l'artère fémorale, mais elle reparut le lendemain. On eut recours à l'acupressure. L'aiguille ne fut retirée qu'au bout de sept jours ; pendant ce temps il n'y eut point d'hémorrhagie et la plaie marcha rapidement vers la cicatrisation. Mais, trois jours après avoir retiré l'aiguille, on vit survenir une nouvelle hémorrhagie. Une autre aiguille fut alors plantée profondément dans la plaie, de manière à arrêter la fémorale, ce qui arrêta l'hémorrhagie ; mais, deux jours plus tard, le sang partit de nouveau : on comprima l'artère fémorale et on plongea une aiguille sur le trajet de ce vaisseau, plus près de son origine. Par surcroît de précautions, on crut devoir lier la fémorale. Dix jours plus tard, nouvelle hémorrhagie : on appliqua le tourniquet. Trois jours plus tard, nouvelle hémorraghie ; le lendemain, on pratiqua la ligature de l'iliaque externe. L'opération se fit avec succès ; mais, douze jours plus tard, une nouvelle hémorrhagie se manifesta. Il fut alors décidé, après une consultation, de lier l'artère iliaque primitive. A la suite de cette opération, les accidents disparurent, et le malade marcha rapidement vers la guérison. La ligature tomba le trente-huitième jour.

Certes, on ne peut pas considérer ce résultat comme un triomphe pour l'acupressure ; cependant ce moyen avait donné des résultats relativement meilleurs que la ligature ; car, pendant sept jours, la présence de l'aiguille avait arrêté le sang ; mais, après la troisième application des aiguilles, on crut devoir lier la fémorale, opération qui n'empêcha point l'hémorrhagie de reparaître. Il est digne de remarque qu'il n'y eut aucune difficulté à placer les aiguilles, tandis qu'une incision préalable fut nécessaire pour pratiquer la

nièrement ; « obligé, comme je le suis, de traiter un grand nombre de blessés, j'ai toujours des aiguilles dans ma trousse : car je ne pratique presque jamais la ligature. »

ligature. Au moment où cette dernière opération eut lieu, l'acupressure était en train de réussir ; en persévérant dans l'emploi de cette méthode, on aurait peut-être évité cette série de ligatures qui ne s'est arrêtée qu'à l'iliaque primitive.

Le docteur Culbard, de Dunkeld, m'a communiqué un cas de plaie de l'artère mammaire, dans lequel la ligature et la compression furent impuissantes à réprimer l'hémorrhagie, tandis que l'acupressure obtint un succès instantané. Je vais rapporter cette intéressante observation :

Obs. XXII. *Abcès du sein ; division d'une artère au moment de l'incision ; ligature ; acupressure.* — « Je fus appelé, dit le docteur C., auprès de Mme L***. Elle portait au sein gauche un vaste abcès : je l'ouvris et il en sortit un flot de pus ; mais quand l'abcès fut vidé, une hémorrhagie abondante se manifesta : elle fut arrêtée par le tamponnement. Deux heures plus tard l'hémorrhagie ayant reparu, je retirai le tampon pour élargir la plaie et chercher à lier l'artère ; il me fut impossible d'y réussir. La malade étant très-affaiblie, je plongeai un doigt dans la plaie et je comprimai le vaisseau entre l'index et le pouce. Au bout de trois quarts d'heure, je renouvelai le tamponnement. Une demi-heure plus tard, nouvelle hémorrhagie. Je cherchai de nouveau à pratiquer la ligature, mais ce fut en vain. La malade était couverte d'une sueur froide et le pouls était presque nul. Je passai une aiguille à tricoter à travers les parois de l'abcès, en la faisant passer au-dessus du point qui fournissait le sang et ressortir par la peau. Le succès fut instantané. Le lendemain matin, je trouvai la malade dans un état satisfaisant. L'aiguille fut retirée le soir même, mais l'hémorrhagie ne reparut point et la guérison ne se fit pas attendre. »

Plusieurs chirurgiens ont insisté sur la nécessité d'appliquer avec précision les moyens compressifs sur le trajet d'un vaisseau, lorsqu'on cherche à réprimer une hémorrhagie par une pression exercée de dehors en dedans. L'acupressure est un moyen plus simple, plus expéditif et plus précis de comprimer l'artère de dedans en dehors.

Elle réussit quelquefois dans des cas où il est fort difficile d'appliquer la ligature, quand, par exemple, de petits vaisseaux sont situés dans une position qui les rend difficiles à isoler, ou lorsque le tube artériel ne fait pas assez saillie pour être saisi avec la pince, comme dans le cas suivant :

Obs. XXIII. *Ovariotomie ; artère ouverte à la surface interne des parois abdominales.* — Dans un cas où je vis M. Spencer Wells pratiquer l'ovariotomie avec sa dextérité bien connue, la tumeur était fixée aux parois abdominales par des adhérences de vieille date. Après avoir détaché la tumeur, deux points situés sur le péritoine fournirent beaucoup de sang. On lia l'un des vaisseaux qui fournissait l'hémorrhagie, mais il fut impossible de saisir le second. Une aiguille fut passée à travers les parois abdominales, de manière à le comprimer. Ce moyen, qui réussit parfaitement, offrait, en outre, cet avantage, que la tête de l'aiguille étant restée en dehors de l'abdomen, on pouvait la retirer à volonté, tandis qu'une ligature demeure forcément à l'intérieur du péritoine.

Il arrive quelquefois, quand les parois d'une artère ont subi la dégénération athéromateuse ou calcaire, qu'elles sont trop friables pour supporter la ligature. En pareil cas, Petit, Dupuytren, Roux, Manec, etc., recommandent de plonger un morceau de cire ou tout autre tampon dans l'orifice béant de l'artère ossifiée [1], dans l'espoir de la fermer ainsi ou d'appliquer une ligature au-dessus. Chélius recommande de lier le vaisseau avec un ruban, d'appliquer le cautère actuel ou de lier le tronc principal qui donne naissance à l'artère [2]. Mais dans ces conditions, l'acupressure a complétement réussi, comme on le voit dans l'observation suivante :

Obs. XXIV. *Acupressure appliquée à des artères ossifiées.* — Chez un sujet dont le pied gauche avait été écrasé par une charrette, M. Foucher pratiqua l'amputation de la jambe au tiers inférieur. Il comprima par les aiguilles quatre artères. « Il me parut évident, dit-il, ainsi qu'à mes internes, que l'acupressure est un moyen hémostatique d'une application prompte et facile. » Au troisième jour, deux aiguilles furent retirées ; mais la gangrène s'étant déclarée, le malade finit par succomber. Les aiguilles qui comprimaient les artères tibiales antérieure et postérieure restèrent en place jusqu'à la mort du malade. A l'autopsie, on put constater que les deux aiguilles comprimaient parfaitement les artères correspondantes, dont les parois n'avaient subi aucune altération ; à l'intérieur de ces vaisseaux il existait des caillots oblitérants : celui de la tibiale postérieure adhérait à l'extrémité de l'artère. Ces deux vaisseaux étaient ossifiés dans une assez grande étendue, et leurs parois étaient rigides et friables. Ces conditions éminemment défavorables à la ligature, comme le fait observer M. Foucher, n'eurent aucune influence sur les résultats de l'acupressure, aucune hémorrhagie ne s'étant manifestée [3].

J'emprunte au *Traité des opérations chirurgicales* récemment

---

[1] Voyez Cloquet, Dictionnaire de Médecine, t. II, p 436 ; Manec, Traité de la ligature des artères, p. 102 ; Velpeau, Médecine opératoire, t. I, p. 314.

[2] *Op. cit.*, t. II, p. 899.

[3] Edinburgh Medical Journal, mai 1860, p. 1048.

publié par M. Chassaignac [1], une nouvelle observation du même genre.

Obs. XXV. *Amputation de la cuisse; ossification de l'artère fémorale.* — Une vieille femme, à l'hospice des Incurables fut amputée à la cuisse par M. Foucher au mois de mai 1860. Ce chirurgien ne songeait pas alors à faire usage de l'acupressure, mais lorsqu'il voulut lier la fémorale, ses parois indurées et friables se rompirent à deux reprises différentes. Il passa une forte aiguille sous l'artère, et le sang s'arrêta immédiatement. Le malade guérit.

J'ai déjà prouvé, en réponse à la troisième objection de M. Syme contre l'acupressure, — à savoir, que son utilité était fort limitée; j'ai prouvé, dis-je, que sous l'une ou l'autre de ses formes diverses elle pouvait s'appliquer à presque tous les cas où la ligature est employée; et dans ce chapitre, j'ai démontré, en outre, que le « procédé des aiguilles, » suivant l'expression de M. Syme, a maintes fois réussi dans des cas d'hémorrhagie, soit primitive, soit consécutive, que la ligature avait été impuissante à réprimer. Qu'il me soit permis de rapporter encore un exemple de ce fait. Il s'agit d'une hémorrhagie du cordon ombilical traitée par M. Syme lui-même. Dans ce cas, après avoir inutilement employé le cautère actuel, etc., il adopta un moyen déjà suggéré par le docteur Radford, qui ressemble à l'acupressure appliquée, non pas à l'artère, mais à la circonférence entière de la plaie.

Obs. XXVI. *Hémorrhagie secondaire du cordon ombilical chez un jeune enfant.* — Après avoir décrit le procédé de White, pour arrêter l'écoulement du sang par les piqûres de sangsues (Voyez p. 80), c'est-à-dire en transperçant l'ouverture avec une aiguille et en nouant un fil au-dessous, M. Syme ajoute : « J'ai arrêté de la même façon une hémorrhagie ombilicale chez un enfant âgé de deux semaines, que j'avais vu avec le docteur Begbie : le cautère actuel avait été appliqué d'après les conseils du docteur Hamilton, mais sans succès. Je passai deux aiguilles à travers la plaie, de manière à former une croix, et je nouai un fil au-dessous [2].

J'ai dit que c'était là une sorte d'acupressure grossière. Mais, au fait, l'usage des aiguilles n'était pas le même : elles ne ser-

---

[1] T. I, p. 400, et Bulletin de l'Académie impériale de Médecine, t. XXV, p. 1087.

[2] Principles of Surgery, 3e édit., p. 91.

vaient pas à comprimer les vaisseaux, mais à retenir le fil. D'ailleurs la compression ne s'appliquait pas au vaisseau même, mais à la plaie tout entière. Ce procédé ne ressemble donc que d'une manière très-vague à l'acupressure. La ligature des artères est une découverte qu'on attribue généralement à Paré : quelques auteurs prétendent qu'elle était connue, il y a dix-huit siècles, au temps de Celse et de Galien. Personne cependant ne songerait à dépouiller ces auteurs du mérite d'avoir découvert la ligature, sous le prétexte que longtemps auparavant la ligature en masse de trois vaisseaux avait été pratiquée sur le cordon ombilical des nouveau-nés, dans la plus ancienne de toutes les opérations chirurgicales.

CHAPITRE XVII.

Après avoir étudié l'acupressure et ses principaux résultats, ainsi
que les objections diverses qui ont été élevées contre cette méthode et les diverses manières de l'appliquer, je me propose dans
ce chapitre d'étudier un autre moyen hémostatique. L'un des derniers auteurs qui en ont parlé le considère comme « une simple
modification de l'acupressure, dont elle ne diffère que par quelques détails, tout en lui ressemblant en principe [1]. »

Le procédé dont il s'agit consiste à réprimer les hémorrhagies
traumatiques en comprimant le vaisseau divisé contre les parois
de la plaie par un fil métallique formant un demi-cercle, et en
nouant les extrémités de ce fil à la surface de la peau, ou sur un
coussinet placé au-dessus. Il s'agit d'aplatir le vaisseau contre les
parois de la plaie ou les tissus ambiants par une sorte de *filopressure*. L'artère est ici oblitérée par une simple anse de fil, tandis
que dans la ligature, le fil décrit un cercle complet autour du vaisseau.

Lorsqu'on fait usage de fils de fer ou d'argent, cette méthode
satisfait au principe que nous avons déjà formulé de n'agir que par
les substances métalliques sur les vaisseaux divisés ; mais ce système a été depuis longtemps employé en chirurgie avec des fils
organiques. L'acupressure conserve donc à cet égard toute son
originalité. Cependant le moyen dont nous parlons a été décrit et
appliqué par un grand nombre d'anciens chirurgiens ; il était tombé
en désuétude jusqu'à ces derniers temps.

La première indication que nous ayons rencontrée à cet égard

---

[1] Voyez Dix, dans l'Edinburgh Medical Journal, septembre 1864, p. 213.

se trouve dans le Compendium chirurgiæ de Santi (Marianus Sanctus), praticien napolitain, qui publia cet ouvrage en 1543. En parlant des hémorrhagies traumatiques, il dit très-explicitement :
« J'ai transpercé les lèvres d'une plaie avec une aiguille jusqu'au niveau de la veine ouverte, sans l'entamer. J'ai fait ensuite passer l'aiguille sous la veine et j'ai traversé de nouveau les lèvres de la plaie de dedans en dehors. Ayant ainsi formé une anse, dont la concavité embrassait la veine ouverte, nous avons pu, en nouant les bouts du fil, lier à la fois la veine et les tissus de la plaie [1]. »

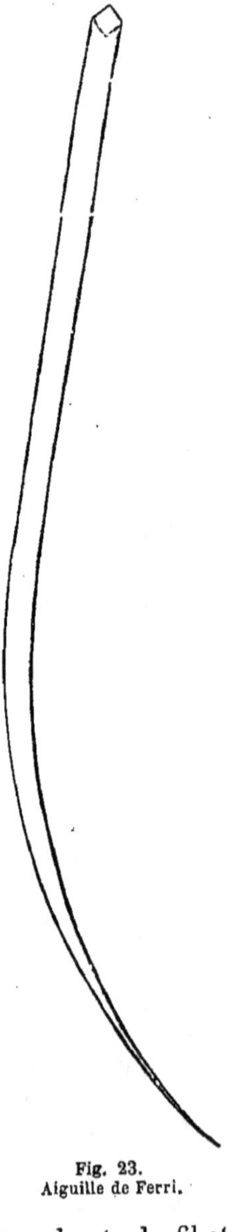

Dix ans plus tard, un chirurgien célèbre de Naples, Ferri, médecin du pape Paul III, publia un ouvrage sur les plaies d'armes à feu, dans lequel il décrit cette méthode. En parlant du traitement des plaies externes, « il faut avant tout, dit-il, arrêter l'écoulement du sang, de crainte que la vie ne s'échappe en même temps. »

Après avoir recommandé dans ce but diverses applications médicamenteuses ou caustiques, il continue en ces termes : « Si ces remèdes demeurent impuissants, il faut recourir à l'étranglement (ad illaqueationem) de la veine ou de l'artère. » On y parvient de la manière suivante : « Supposons qu'il existe une plaie transversale du poignet, à trois ou quatre travers de doigt au-dessus de l'articulation, saisissez l'artère avec une aiguille (fig. 23) ; elle doit être en fer, d'une longueur d'une demi-palme, carrée, à bords émoussés afin de ne point couper les tissus en les traversant, et rectiligne jusque vers la pointe, qui doit être recourbée en arrière. Cette aiguille portant un fil double servira à saisir isolément la veine ou l'artère. Une connaissance exacte de l'anatomie sera très-utile pour cette opération. Il faut alors serrer les deux bouts du fil et

Fig. 23.
Aiguille de Ferri.

<hr>

[1] Voyez Gessner, *Op. cit.*, p. 161.

comprimer le vaisseau en les nouant sur un coussinet formé d'un linge replié plusieurs fois sur lui-même ou bien sur plusieurs coussinets supperposés ; il faut serrer fortement, mais sans causer de douleur, et ne point relâcher le nœud jusqu'au moment où le vaisseau paraîtra oblitéré [1]. » A cette description, Ferri ajoute une figure représentant la formidable aiguille dont il faisait usage ; elle est reproduite dans la figure 24.

Onze ans plus tard, en 1564, Ambroise Paré fit connaître sa découverte de la ligature dans les amputations. Il décrit le procédé dont nous parlons comme un second moyen d'arrêter les hémorrhagies par ligature au lieu d'employer les caustiques. Il s'agit de comprimer le vaisseau contre les parties molles, en nouant les fils sur un coussinet qui repose sur la peau. En parlant des hémorrhagies qui succèdent à l'amputation, Paré traite d'abord des moyens qui conviennent pour les arrêter. Nous l'avons cité textuellement à la page 85. On y trouve la description de sa méthode. Il parle ensuite dans un chapitre assez court du pansement du moignon, et c'est plus loin que nous trouvons un autre chapitre intitulé : « Ce qu'il faut faire s'il survenoit flux de sang à cause d'un des sus-dits vaisseaux deslies. » Ce dernier chapitre comprend la description de la méthode que nous étudions ici et l'énumération de ses principales applications. « Les choses ainsi faites, dit l'auteur, s'il advenoit puis apres qu'aucun desdits vaisseaux se desliast, il te faut relier le membre de ta premiere ligature comme a esté dit cy-devant, ou au lieu de ce faire (ce que ie-je loüe davantage et qui est trop plus aisé et moins douloureux) qu'un serviteur prenne le membre à deux mains, pressant fort sur l'endroit du chemin desdits vaisseaux, car en ce faisant, il empeschera le flux de sang. » Paré nous apprend ensuite comment on peut arrêter l'hémorrhagie en comprimant l'artère contre les chairs qui forment le lambeau ;

---

[1] Hoc modo fit. Sit, exempli gratiâ, transversum vulnus in rascetâ manus, tum supra ejus juncturam tribus aut quaternis digitis vena vel arteria acu deprehenda est. Quæ sanè acus ferrea sit longa semipalmum, tum retusis lateribus quadrata ne in transeundo intercidat ac recta nisi propè cuspidem, quâ parte falcatam ac retortam ad basis foramen esse oportet. Eâ itaque duplex filun ducente vena solum sive arteria prehendatur. In quo plurimum juverit anatomica cognitio, deindè duobus hincinde fili capitibus pulvinum plurimâ duplicatione constantem, seu plures alterum alteri impositos supernè ac strictim non nimiò tamen cum dolore comprehendendum est, nec dimittendum usquam dum venæ vel arteriæ conglutinationem factam existimes. (Voyez son ouvrage intitulé : « De Sclopetorum sive Archibusorum vulneribus, » lib. II, cap. v; et Gessner, Scriptores veteres, p. 294.)

il se sert à cet effet d'une longue aiguille qui embrasse le vaisseau dans une anse de fil en demi-cercle ; on la passe d'abord de la
surface cutanée à l'intérieur de la plaie, puis de la surface de la
plaie à l'extérieur. « Ce pendant tu prendras vne aiguille longue
de quatre pouces ou environ, quarrée et bien tranchante, enfilée
de bon fil en trois ou quatre doubles, de laquelle tu relieras les
vaisseaux de la manière qui s'ensuit, car alors le bec de corbin
ne te pourrait servir. Tu passeras ladite aiguille par le dehors
de la playe, à demy doigt ou plus à costé dudit vaisseau, iusque
au travers de la playe, pres l'orifice du vaisseau : puis la repasse-
ras sous ledit vaisseau, le comprenant de ton fil, et feras sortir ton
aiguille en ladite partie extérieure de l'autre costé dudit vaisseau,
laissant entre les deux chemins de ladite aiguille seulement l'espace d'un doigt ; puis tu lieras ton fil assez serré sur vne petite
compresse de linge en deux ou trois doubles, de la grosseur d'vn
doigt, qui ne gardera que le nœud n'entre pas dedans la chair, et
l'arresteras seurement. Ladite ligature se retire entièrement dedans la bouche, à l'orifice de la veine ou artère, avec lesquelles
aussi cachées et couvertes des parties charneuses adiacentes, se
reprend aisément ledit orifice.

« Je te puis asseurer que iamais après telle opération, on ne voit
sortir vne goutte de sang des vaisseaux ainsi liés. Et ne se faut
trauailler d'vser des susdits moyens d'arrester le sang aux petits
vaisseaux ; pour ce qu'aisément il sera supprimé par les astringents, que nous t'ordonnerons cy-apres. »

Un disciple de Paré, Jacques Guillemeau, dans un ouvrage in-

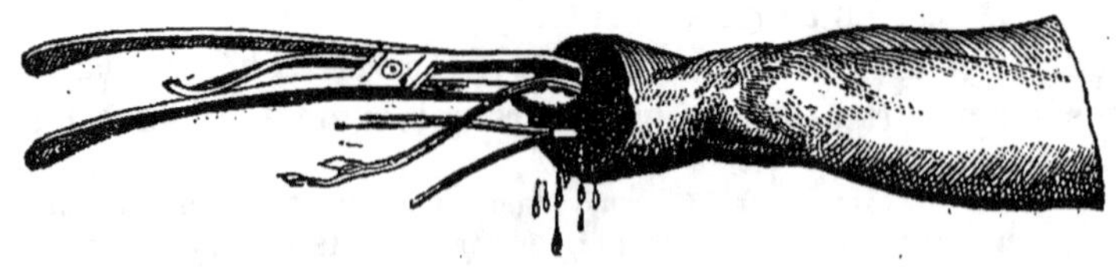

Fig. 24.

titulé *Chirurgie françoise*, publié en 1594, décrit tout au long le
procédé de son maître. Il nous apprend comment on glisse le fil autour du vaisseau, en passant l'aiguille de dehors en dedans, puis de
dedans en dehors. Il se sert à peu près des mêmes termes que
Paré. Le coussinet sur lequel on lie les fils doit se composer d'une

petite compresse repliée plusieurs fois sur elle-même, de manière
à offrir l'épaisseur du petit doigt. Ce coussinet, dit-il, épargne
toute douleur au malade et empêche le nœud de blesser la peau.
Guillemeau pensait que ce moyen devait convenir aux cas où

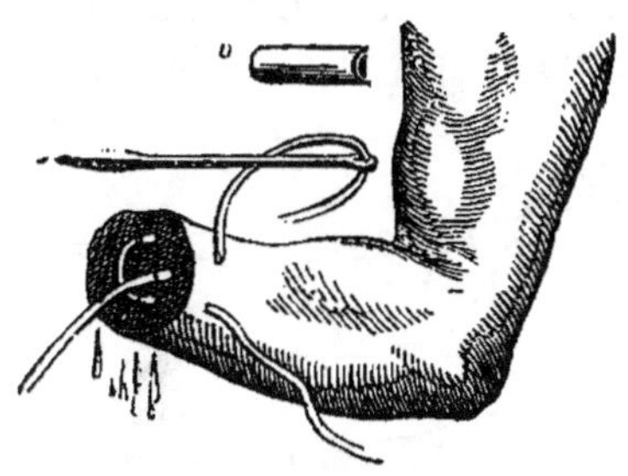

Fig. 25. Application de la filopressure après l'amputation de l'avant-bras.
b, coussinet cutané.

l'artère divisée était fortement rétractée et ne pouvait pas être
saisie par la pince[1], ou lorsque la ligature se trouvait insuffi-
sante pour arrêter l'hémorrhagie ; il conseille d'y avoir recours si
l'un ou l'autre de ces accidents arrive au chirurgien d'une manière
imprévue et lorsqu'il n'a point de cautères sous la main pour
arrêter le sang. Guillemeau donne une figure explicative qui représente la manière d'appliquer la filopressure dans l'amputation de
l'avant-bras ; elle est reproduite ici (fig. 25). Il nous montre l'aiguille dont il se servait, le fil dont il faisait usage et le coussinet
qu'il plaçait sur la peau. Guillemeau prétend que la filopressure,
lorsqu'elle est pratiquée par des mains habiles, donne d'excellents
résultats, et il ajoute que non-seulement elle peut servir aux amputations, mais qu'on peut en faire usage dans toutes les hémorrhagies externes et dans les grandes plaies de la cuisse, de la jambe
ou du cou[2].

Quelques auteurs plus récents, tels que Thévenin[3], chirurgien
de Louis XIV, et Fiénus[4], professeur de médecine à Louvain,
ont reproduit dans leurs ouvrages la description de ce procédé,

[1] Une figure de Guillemeau, dont la figure 24 est la reproduction exacte, nous
montre comment on se servait de la pince de Paré pour saisir les artères. Il
s'agit d'une amputation de l'avant-bras. On voit que l'instrument primitif a été
modifié par l'insertion d'un ressort entre ses branches.

[2] Chirurgie françoise, p. 108 et 109, et les figures de la page 15.

[3] Œuvres contenant un Traité, etc. Paris, 1858, p. 48.

[4] Libri Chirurgici. Francfort, 1649.

telle qu'elle est donnée par Paré et Guillemeau, sans ajouter aucune réflexion à cet égard. Le premier pas dans cette voie a été
fait par Dionis, au commencement du siècle dernier. Au lieu de se
servir, comme ses prédécesseurs, d'une seule aiguille, ce chirurgien célèbre en employait deux ; il en plaçait une à chaque extrémité d'un fil, comme on le voit dans la figure qu'il donne dans

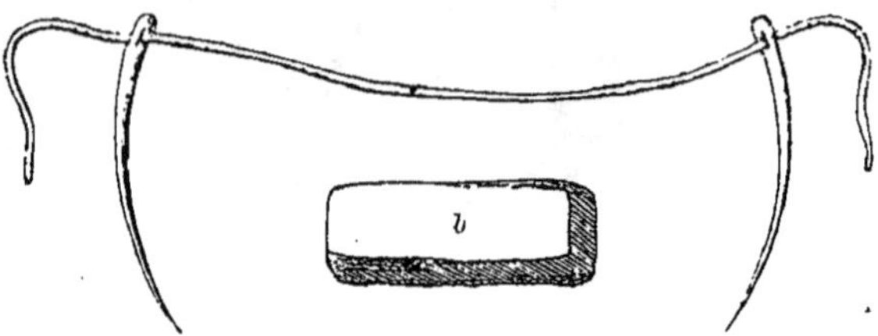

Fig. 26.   Aiguilles placées aux deux extrémités d'un fil, et coussinet cutané (*b*).

une planche représentant les instruments dont on fait usage dans
les amputations ; nous la reproduisons ici (fig. 26) avec le coussinet *b*, sur lequel on devait nouer les fils. Dans le chapitre où il
traite des amputations des extrémités inférieures, il dit que « cette
espèce de ligature est d'avoir deux aiguilles droites, enfilées dans
un même fil bien ciré, de les passer l'une au-dessus et à côté de
l'artère, et l'autre aussi à côté et au-dessous ; puis de les faire
sortir par le jarret, à deux travers de doigt au-dessus de l'incision
que l'on a faite et à un demi-travers de doigt éloignées l'un de
l'autre ; on noue les deux bouts du fil l'un proche de l'autre sur
une petite compresse, de manière que les vaisseaux sont serrés
par l'anse que le fil a faite, et le sang est arrêté sûrement, prenant
garde de ne pas embrasser dans l'anse du fil les nerfs coupés,
qui, par le serrement qu'on leur ferait, causeraient des mouvements convulsifs et des tressaillements très-sensibles au malade [1]. »

Dans son mémoire sur les amputations, Louis, après avoir cité
Paré, Guillemeau et Dionis, relativement aux effets de cette compression médiate du vaisseau, fait la remarque suivante : « Il paraît que cette méthode est fort bonne à quelques égards ; par son
moyen, on pourrait serrer et desserrer le vaisseau à volonté, suivant les circonstances ; avantage que nous n'avons point dans

---

[1] *Op. cit.*, p. 509. Le procédé de Dionis est rapporté tout au long par Thompson,
Lectures on Inflammation, p. 273 à 275.

notre façon de lier; parce que nous faisons un nœud double, qui est caché dans les chairs aux environs du vaisseau; au contraire, dans la méthode dont nous parlons, le nœud est hors de la plaie et fait avec une rosette qui permet de le relâcher ou de le resserrer, suivant qu'on le juge à propos; ainsi on ne risquait pas l'étranglement des parties, comme dans la façon de lier des modernes[1].»

La plupart des chirurgiens anglais qui ont parlé de la filopressure dans leurs ouvrages, tels que Lowe[2], Wiseman[3], Read[4], ne décrivent ce procédé que dans les cas d'amputation; mais O'Halloran l'a décrit à la manière de Ferri, de Guillemeau, de Heister, qui le regardent comme pouvant s'appliquer à d'autres opérations chirurgicales et plus particulièrement à la compression des artères du poignet et de la paume de la main. Dans les plaies du bras ou de la cuisse, quand les artères humérale ou crurale sont intéressées, il recommande d'appliquer le tourniquet d'abord, et ensuite « de percer la peau avec une grosse aiguille convexe armée de six ou huit fils, et lubrifiée avec de la cire, à un pouce au-dessus de la plaie et à une distance égale de l'artère, d'un côté; de passer sous le vaisseau et de faire sortir la pointe de l'aiguille à un demipouce de l'artère de l'autre côté. Les fils étant ainsi placés, l'artère et les tissus ambiants sont embrassés par l'anse qu'ils forment; placez un coussinet de linge sur l'artère et nouez les fils au-dessus, sans exercer une constriction trop énergique; car le gonflement des chairs suffira bientôt pour comprimer l'artère et s'opposer à toute hémorrhagie[5]. »

A l'appui de ces réflexions, O'Halloran rapporte deux observations, que je vais reproduire ici.

Obs. XXVII. *Plaie de l'artère radiale.* — Un malade fut blessé au poignet par un fragment de verre cassé. L'artère radiale était coupée ainsi que quelques petites artérioles : il y eut une abondante hémorrhagie; elle s'arrêta après la ligature des vaisseaux. Sept jours plus tard la ligature tomba. Trois semaines après l'accident, à la suite d'un violent effort, l'artère radiale se remit à saigner. Une compresse fut appliquée,

---

[1] Mémoires de l'Académie royale de Chirurgie, t. II, p. 597.
[2] Discourse of the Whole art of Chirurgerie, p. 93. Il recommande la filopressure dans les amputations, quand la ligature « a glissé, comme il arrive souvent. »
[3] Several Chyrurgical Treatises, p. 453. Il considère ce procédé comme plus sûr et plus commode que de saisir l'artère avec une pince et de la lier.
[4] Chirurgicorum comes , or the Whole Practice of Chyrurgerie, etc., p.610.
[5] Op. cit. p. 156.

clle suffit provisoirement pour arrêter l'hémorrhagie, qui repafut cependant cinq jours plus tard, et revint ensuite à plusieurs reprises. On
songeait déjà à l'amputation. Comme dernière ressource, O'Halloran
passa une aiguille convexe armée de trois fils à trois quarts de pouce
au-dessus de l'orifice et un peu en dehors de l'artère ; il traversa la
peau et le tissu cellulaire, fit ressortir l'aiguille de l'autre côté du vaisseau, plaça un peu de charpie sur la peau et noua les fils par dessus.
L'hémorrhagie s'arrêta immédiatement, l'ouverture artérielle se ferma
bientôt, la peau se cicatrisa ; au bout de quinze jours la ligature
tomba ; le malade se sert aujourd'hui de cette main aussi facilement que
de l'autre [1].

Chez un malade atteint d'une plaie de la temporale, le même
procédé fut employé.

Obs. XXVIII. *Filopressure appliquée à l'artère temporale.* — Un
homme reçut plusieurs pierres sur la tête ; il eut une fracture du pa-
riétal gauche compliquée d'une vaste plaie des téguments. O'Halloran
retira quelques fragments osseux qui avaient perforé les méninges. L'artère temporale saignait abondamment ; une forte compression fut exercée
sur ce point à l'aide d'un tampon de charpie maintenu par un bandage.
Une demi-heure plus tard le sang avait traversé les pièces du pansement.
Après les avoir retirées, voyant échouer toutes les autres méthodes,
O'Halloran passa une aiguille convexe armée de deux fils, au-dessous de
l'artère. Il plaça ensuite un peu de charpie au-dessus du vaisseau et
serra les fils sur cette espèce de coussinet. Toute hémorrhagie disparut à
partir de cet instant.

Paré rapporte un cas analogue : une artère de la région temporale ayant été blessée dans une chute, le sang jaillit avec impé-
tuosité ; il prit une aiguille et du fil, lia l'artère, et le sang s'arrêta.

Quelques chirurgiens du siècle dernier employaient la filopressure sinon pour fermer les artères ouvertes à la suite d'une amputation, du moins pour comprimer au-dessus le tronc principal
du membre. On croyait autrefois que, dans les amputations de
l'épaule, par exemple, il était impossible d'exercer avec les doigts

---

[1] John Bell cite Whyte comme ayant fait usage de ce procédé, et selon toute
probabilité Deschamps ; mais la description donnée par ce dernier est vague et con-
fuse. (Principles of Surgery, t. I, p. 438.) Il ajoute (p. 189) que la filopressure
était employée par les Arabes. Je n'ai pu trouver aucune indication de ce genre
dans les auteurs arabes, et je crois que ce procédé est d'origine italienne. Le docteur Pagani propose d'appliquer cette méthode à la guérison des varices et du va-
ricocèle. (Gazetta Medica di Milano, novembre 1844.)

une compression suffisante sur l'axillaire ou la sous-clavière, et le
tourniquet ne pouvait pas être appliqué sur ce point. Nous savons
aujourd'hui qu'en comprimant la sous-clavière contre les côtes,
et en divisant, à la fin de l'opération seulement, les gros troncs
artériels, on n'a point d'hémorrhagie à craindre. Pour éviter cet
accident, on proposa, vers le milieu du siècle dernier, de fermer
les vaisseaux axillaires par la filopressure, avant de commencer
l'opération. Garengeot décrit, avec beaucoup de détails, la manière
d'appliquer ce procédé d'après les préceptes de J.-L. Petit. « Cette
opération, dit-il, est bien différente des autres amputations, parce
qu'on ne met point de tourniquet pour arrêter le sang, et qu'on fait
la ligature aux vaisseaux avant de couper les chairs. »

Après avoir soulevé le bras du malade et palpé les vaisseaux du
creux de l'aisselle, « on prend une grande aiguille, qui soit bien
courbe et bien grosse, tranchante sur les côtés et enfilée d'un ruban de fil composé de six ou huit brins. On porte d'abord la pointe
de l'aiguille au côté creux de l'aisselle et deux travers de doigt en
deçà; on l'enfonce jusqu'à ce qu'on trouve le cou de l'humérus,
qu'on ratisse pour ainsi dire avec la pointe de l'aiguille, et l'on
vient faire sortir la pointe de l'aiguille de l'autre côté de l'aisselle...
L'aiguille étant passée de la manière que je viens de dire, on fait
baisser un peu le bras afin de relâcher la peau ; on fait ensuite un
nœud de chirurgien avec le ruban de fil, qu'on serre bien fort, et
aussitôt qu'on a fait ce premier nœud, on voit si le sang est arrêté
en touchant l'artère trois ou quatre travers de doigt au-dessous
de la ligature, et si l'on sent plus de battements, on fait un second
nœud par-dessus le premier, et l'on arrête les deux extrémités
du ruban par une rosette. Après qu'on a ainsi arrêté le torrent du
sang qui se portait avec rapidité à tout le bras, il faut penser à
ménager beaucoup de la peau, à couper les chairs et enfin à extirper le bras[1]. »

Le docteur E.-F. Heister, fils du célèbre chirurgien allemand,
dans une thèse soutenue à Helmstadt, en 1739, et intitulée : « De
Nova Brachium Amputandi Ratione, » décrit la compression de
l'artère axillaire par ce procédé dans les amputations de l'épaule, et
rapporte une observation où ce système fut employé pour amputer
le bras à la suite d'une large et profonde brûlure. Dans une figure
annexée à ce travail, il donne une esquisse, que nous avons co-

____

[1] Traité des opérations de chirurgie, p. 373-376.

piée dans la figure 27. On y voit l'ulcération s'étendre jusque vers
le cou et la poitrine ; on voit aussi comment s'applique la filopressure en passant une longue aiguille à travers l'aisselle et sous les
vaisseaux de cette région. « Je crois, en vérité, dit l'auteur, qu'il

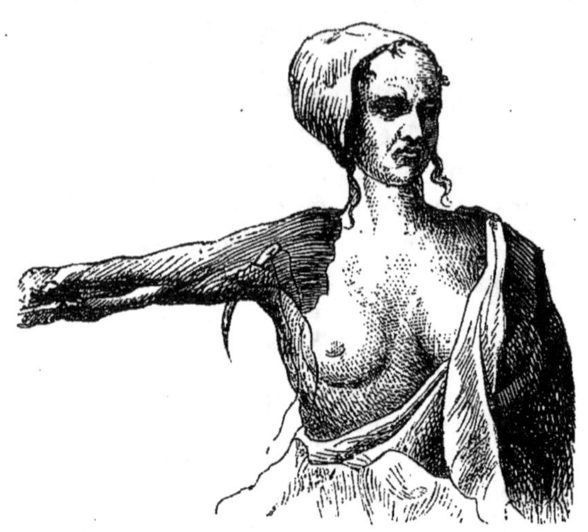

Fig. 27.   Manière de passer l'aiguille pour lier l'artère axillaire par filopressure
dans une amputation de l'épaule.

n'y aurait rien d'absurde à remplacer le tourniquet par ce procédé
dans la plupart des amputations du bras et de l'avant-bras. » Il
ajoute plus loin :

« Si nous y réfléchissons bien, il est évident que ce procédé
peut s'appliquer ailleurs que dans les amputations ; car, dans plusieurs cas de plaie de l'artère humérale, l'os étant rarement lésé
en comprimant le vaisseau par un fil, après avoir passé l'aiguille à
travers les chairs, on aura un moyen hémostatique prompt, efficace et peu dangereux... Je n'hésite point à affirmer, que, dans
les cas d'anévrysmes vrais ou faux de la partie supérieure de l'artère humérale, ce procédé offre de grands avantages.... Quelquefois, à la suite d'une plaie, ou lorsqu'il existe un anévrysme, une
artère peut être frappée d'une gangrène partielle, comme l'ont
observé plusieurs auteurs, entre autres mon père. En pareil cas,
lorsqu'on veut lier l'artère, elle se laisse facilement couper par le
fil ou rompre par l'effort du sang ; il en résulte une hémorrhagie
mortelle, accident qui n'est pas à craindre lorsqu'on emploie mon

procédé... Il se recommande par sa simplicité,—car il n'exige que bien peu d'instruments, — et par sa rapidité... Ce moyen peut être également employé pour combattre certaines lésions de la cuisse ou de l'artère fémorale, surtout lorsqu'il s'agit de pratiquer l'amputation [1]. »

Nous venons de voir que la filopressure a subi une série de modifications en passant par les mains de divers chirurgiens : 1° Santi faisait directement le nœud sur la peau ; 2° Ferri interposa un coussinet entre les fils et la surface cutanée ; 3° cès auteurs en faisaient usage pour les plaies ordinaires, mais Paré l'appliqua aux amputations ; 2° jusqu'à l'époque de Dionis, on faisait pénétrer le fil à l'aide d'une seule aiguille qui traversait deux fois les chairs. Mais Dionis accéléra l'opération, en se servant de deux aiguilles à la fois, qu'on passait simultanément de l'intérieur de la plaie à l'extérieur.

Lorsque, en 1859, je m'occupais des effets de la ligature circulaire, habituellement employée par les chirurgiens, en cherchant un moyen d'éviter l'étranglement et la mortification de l'artère au-dessous du point lié, j'eus souvent occasion d'étudier les effets de la filopressure décrite par Paré, Dionis, etc. Mais je supposais que ce procédé offrait en pratique certains inconvénients, puisqu'il était tombé en désuétude ; et, dans ma première communication à la Société royale d'Édimbourg, en décembre 1859, je ne parlais que de l'acupressure. Quelques semaines après, M. Hilliard, fabricant d'instrument à Glasgow, sans connaître les travaux que j'avais publiés à ce sujet, m'envoya un modèle d'appareil parfaitement analogue à celui de Dionis, avec cette seule différence que les deux aiguilles étaient reliées par un fil de fer, au lieu d'un fil organique. Il est évident que cette modification ne change rien au principe même de l'opération. Quelques mois après, M. Dix, de Hull, à qui M. Hilliard [2] avait également envoyé son modèle, en fit usage dans trois amputations : au pied, au doigt et à la cuisse ; dans un cas d'ablation du testicule et dans une amputation du sein. Au mois de février 1863, il lut devant la Société médico-chirurgicale de Londres un mémoire intéressant sur cette question [3]. M. Dix appelle cette méthode « la com-

---

[1] Haller, Disputationes Chirurgiæ, t. V, p. 224 et suiv.
[2] Medical Times, 7 février et 7 mars 1863.
[3] Edinburgh Medical Journal, septembre 1864.

pression. métallique. » Il en donne la description suivante :

« Prenez un fil de fer souple, d'une longueur de six à huit pouces ; faites-en passer les extrémités dans des aiguilles rectilignes. Saisissez l'orifice béant de l'artère avec la pince, et passez les aiguilles à travers les chairs de chaque côté du vaisseau ; faites-les ressortir par la peau, à un demi-pouce de distance l'une de l'autre ; tirez-les simultanément au dehors jusqu'au point où l'artère se trouvera comprimée ; coupez ensuite les fils juste au-dessous des aiguilles : vous pouvez alors déplacer la pince. Placez un morceau de liége préparé à l'avance sur la peau, entre les deux points de sortie des fils, et tordez-les ensemble, en serrant de plus en plus, jusqu'au moment où le sang s'arrête. Coupez toute la partie du fil qui dépasse : l'opération se fait plus rapidement qu'elle ne peut se décrire. Répétez-la sur chacun des vaisseaux ouverts. Deux artères voisines peuvent être embrassées par un seul fil, et, comme je l'ai dit, les veines peuvent être comprimées ou non, selon la volonté du chirurgien. Le fil doit être en argent ou en fer doux, — ce qui est tout aussi commode et beaucoup moins cher. Lorsqu'on enfile les aiguilles, il faut éviter de tordre le fil. Les pinces ne servent qu'à marquer la position du vaisseau, et nullement à l'isoler des tissus voisins, ce qu'il faut au contraire éviter avec soin. Le liége est nécessaire pour protéger la peau. » Pour retirer le fil, M. Dix donne les instructions suivantes : « Coupez le fil au bord du morceau de liége et redressez-le. Retirez le coussinet, remplacez-le par le doigt, appuyez sur le lambeau et tirez au dehors le fil par l'une de ses extrémités. De cette manière, il sortira sans peine ; mais si l'on brusquait l'opération, on pourrait rompre les adhérences formées entre les lèvres de la plaie ou blesser l'artère elle-même [1]. »

La publication de mes travaux sur l'acupressure dirigea l'attention de M. le professeur Langenbeck, de Berlin, sur cette question ; et, pour éviter les inconvénients de la ligature circulaire, il eut recours à la filopressure, par le procédé imaginé par Dionis et récemment employé par M. Dix : il passait deux aiguilles réunies par le même fil à travers les tissus, de manière à exercer une compression semi-circulaire sur le vaisseau. Le métal qu'il employait était le fer. Une série de faits, observés dans le

---

[1] Medical Times and Gazette, 24 janvier 1863, p. 94 ; et Edinburgh Medical Journal, septembre 1864.

service de M. Langenbeck, a été publiée par le docteur Carl Martin dans une dissertation fort intéressante intitulée : « Ansa Fili Metallici, Nova Methodus Hœmostatica, » et soutenue à Berlin le 10 octobre 1861. On voit par le titre de cette thèse que l'auteur

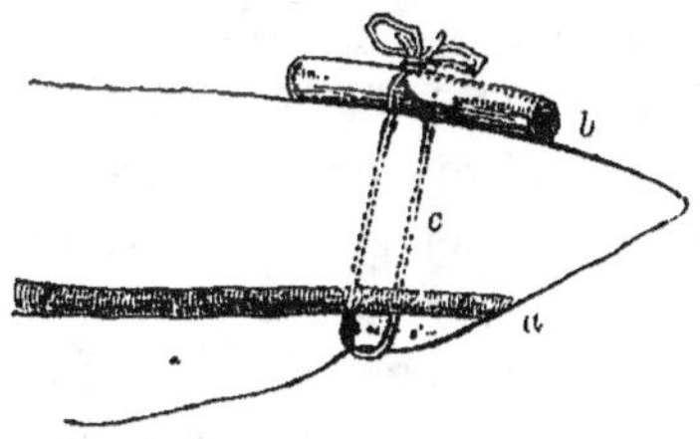

Fig. 28. Section longitudinale d'un lambeau d'amputation montrant une artère (*a*) qui le traverse, un fil (*c*) qui le comprime, et un coussinet (*b*) sur lequel repose le nœud.

ne connaissait point les travaux des anciens sur la filopressure.

Le docteur Martin ajoute quelques figures à son travail ; nous en reproduisons une (fig. 28) qui représente la section longitudinale d'un lambeau d'amputation dans lequel l'artère est compri-

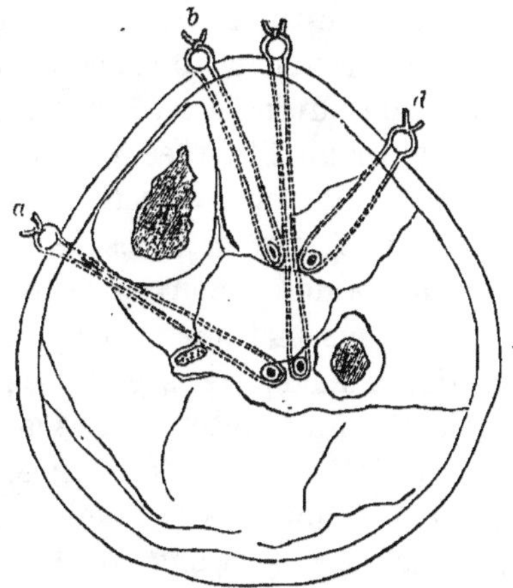

Fig. 29.   Section transversale d'un moignon d'amputation au dehors du genou : quatre artères comprimées par quatre fils (*a, b, c, d*). T, tibia. F, péroné.

mée par ce procédé. Il donne plus loin (fig. 29) une figure schématique représentant une section transversale de la jambe après une amputation, où quatre artères sont comprimées par autant de fils. C'est la reproduction exacte d'une opération pratiquée par M. Langenbeck. Cependant, après avoir souvent employé ce pro-

cédé, M. Langenbeck ne crut pas devoir en continuer l'usage. Sur
cinq cas rapportés par le docteur Martin, — dont trois amputations de la cuisse et deux de la jambe, il y eut trois décès ; les
deux autres malades eurent une convalescence pénible. Il faut
cependant avouer que les petites artères avaient été liées avec des
fils de fer et que les anses métalliques furent laissées trop longtemps dans la plaie, — de trois à quatorze jours.

Si la filopressure a été souvent employée à la suite des amputations, on s'en est également servi pour comprimer les artères sur
un point quelconque de leur trajet, suivant le conseil de Ferri,
Heister, O'Halloran, etc. Le professeur Bruns [1], de Tubingen,
nous apprend que, en 1830, Langenbeck, de Gœttingue, oblitéra
par filopressure un artère temporale qui saignait depuis plusieurs
jours, — procédé qui, comme nous l'avons vu, avait été déjà
adopté en pareil cas par Ambroise Paré et O'Halloran.

Dans le cours de cette année (1864), le docteur Neudörfer, de
Prague, sans connaître les travaux de ses prédécesseurs, a proposé un moyen de comprimer les artères qui se rendent aux anévrysmes : il lui donne le nom d'oblitération artérielle (*arterien-
clausur*) [2]. Mais ce système est identique à celui que M. Dix avait
précédemment décrit. Ce dernier avait proposé, par exemple, dans
l'anévrysme poplité, de découvrir l'artère fémorale par une incision
sur son trajet, et de passer un fil de fer sous ce vaisseau, à l'aide
d'une aiguille ; on placerait alors à chacune des deux extrémités
du fil une aiguille, on en ferait sortir les deux bouts aux lèvres
opposées de la plaie, de manière à pouvoir les nouer ou les tordre
ensemble, sur un petit coussinet cutané. La plaie serait alors fermée sans l'interposition d'aucun corps étranger, ce qui favorise-
rait singulièrement la réunion directe ; tandis que, trois ou quatre
jours plus tard, le fil retiré comme à l'ordinaire, ne laisserait derrière lui aucune lésion des tuniques artérielles. On n'aurait donc
pas à craindre les hémorrhagies secondaires [3].

La méthode du docteur Neudörfer est identique à celle de
M. Dix, dont elle ne diffère, — à part le nom, — que par l'emploi
de fils organiques ou métalliques, tandis que M. Dix accorde une
préférence exclusive aux fils de fer.

---

[1] Handbuch der Praktischen Chirurgie, t. IV, p. 147. Voyez aussi Tavignot,
dans l'Examinateur médical, février 1842.

[2] Handbuch der Kriegschirurgie, p. 433 et suiv.

[3] Edinburgh Medical Journal, septembre 1864, p. 214.

Le coussinet cutané se compose de matériaux différents, suivant les auteurs. Ferri et Paré employaient une compresse en toile ; Dionis, un tampon de charpie, et M. Dix, un morceau de liége. Le docteur Turner, de Keith, proposa d'employer un coussinet en cuir ou en caoutchouc, garni d'œillets métalliques pour livrer passage aux fils.

La filopressure n'est point adaptée à la compression des artères dans toutes les plaies. Elle s'applique difficilement aux vaisseaux qui s'ouvrent perpendiculairement sur une plaie, et ne peut guère être employée lorsqu'ils se ramifient à sa surface, comme on le voit après l'amputation du sein, etc. Mais dans tous ces cas l'acupressure, ainsi que la ligature, est d'une application facile.

Quand plusieurs vaisseaux sont simultanément ouverts, il faut traverser deux fois les chairs pour chaque artère que l'on veut comprimer : il faut serrer et déplacer les tissus voisins. Mais

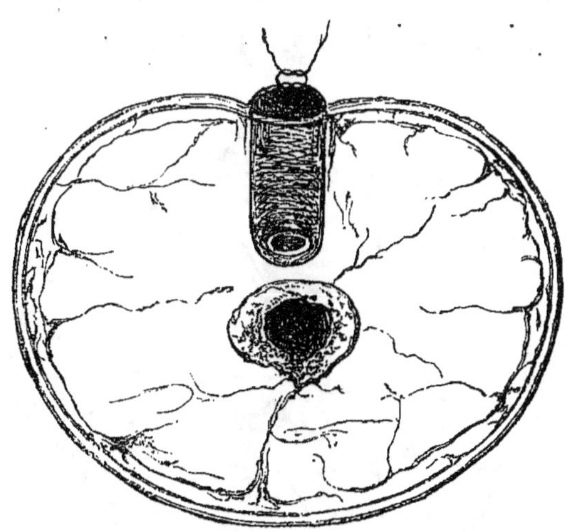

Fig. 30. Figure schématique montrant l'action exercée par la filopressure.

ce qui offre bien plus d'inconvénients, c'est que, sur chacun de ces points, il faut agir sur toute l'épaisseur du lambeau, au-dessous du coussinet cutané. Les tissus saisis dans l'anse de chaque fil sont comprimés avec une force plus ou moins grande. Une figure schématique (fig. 30) nous montre les effets[1] de la filopressure

---

[1] Dans cette figure, on a beaucoup exagéré les dimensions de l'artère par rapport aux tissus voisins.

appliquée à *un seul* vaisseau dans une amputation de la cuisse ; et l'étendue de la masse comprimée nous apprend quels doivent être les effets de plusieurs ligatures de ce genre, quand plusieurs vaisseaux doivent être oblitérés. D'ailleurs le gonflement des parties ne tarde pas à accroître la compression. Il en résulte une obstruction dans la circulation capillaire, avec œdème des parties inscrites dans l'anse du fil, ainsi que dans d'autres points qui s'y rattachent par leurs vaisseaux. Dans de pareilles conditions, le travail adhésif doit être singulièrement gêné ; et lorsque cet étranglement se répète sur plusieurs points à la fois, on ne doit guère s'attendre à la réunion immédiate. Cependant la filopressure est préférable à la ligature en ce que les vaisseaux ne sont point lacérés comme dans les cas ordinaires.

Peut-être que certaines modifications apportées à la filopressure permettraient d'éviter cette compression des tissus, qui en constitue le principal inconvénient. Je l'ai pratiquée sur le vivant comme sur le cadavre, d'après la manière indiquée dans la figure 31, de manière à réduire à sa plus simple expression la por-

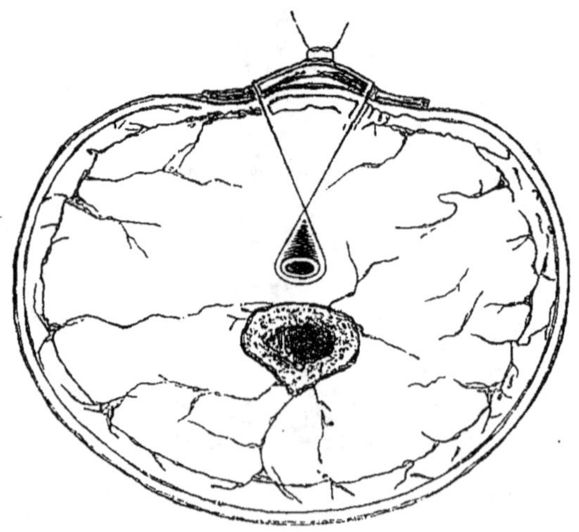

Fig. 31.   Figure schématique montrant l'action limitée des fils croisés.

tion comprimée du lambeau. J'y parviens facilement en croisant les fils au lieu de les passer directement à travers les chairs. On passe les aiguilles obliquement au-dessous de l'artère, de manière que les deux fils se croisent ; et lorsqu'ils sont définitivement fixés, la pression porte spécialement sur l'artère et les tissus ambiants. Mais pour mieux protéger les parties externes, il serait utile d'employer, en guise de coussinet, une plaque de plomb semblable à celle que le docteur Bozeman emploie pour la fistule vésico-vaginale. Perforée sur plusieurs points, de manière à livrer passage aux fils — assez large pour s'appuyer sur des points éloignés du nœud de la ligature, — et offrant à sa face inférieure une légère concavité, elle réduirait de beaucoup les inconvénients de cette méthode. Dans ce procédé particulier, l'aire des tissus étranglés est plus petit que dans tous les autres : circonstance fort importante, car nous savons que la force nécessaire pour comprimer des tissus élastiques dépend en grande partie de l'épaisseur de la masse sur laquelle on agit, et que plus ce point est réduit en volume, moins il faut de force pour le comprimer.

En retirant les fils, le tube artériel est plus exposé à être déchiré dans ce procédé que dans l'acupressure. Car le fil imprime toujours au vaisseau un léger mouvement de rotation, à la façon d'une corde agissant sur une poulie. J'ai vu quelquefois des hémorrhagies en résulter, surtout quand l'extrémité aiguë du fil glisse, en sortant, sur l'artère. Un fil de soie n'offre pas les mêmes dangers; et quoique le principe de la compression par les métaux soit alors violé, il ne faut point oublier que pendant les premiers temps de leur séjour dans les tissus, c'est-à-dire pendant cinquante ou soixante heures (Voyez plus haut p. 43), des fils de soie ne déterminent que fort peu d'irritation : or la filopressure permet en général de les retirer avant que cet espace de temps soit complétement écoulé.

CHAPITRE XVIII.

DE L'ACUPRESSURE PAR TRANSFIXION
ET ROTATION PARTIELLE.

Nous trouvons dans un journal, qui jusqu'à présent s'était montré peu favorable à l'acupressure, les réflexions suivantes[1] :

« J'ai suivi, » dit le correspondant écossais du *Lancet*, « avec le plus grand intérêt la marche de trois amputations pratiquées par les docteurs Fiddes et Pirrie, dans lesquelles l'acupressure a été employée avec un succès remarquable. Les prévisions du professeur Simpson ont été ici pleinement réalisées : dans chacun de ces cas, la réunion directe eut lieu. Je fus surtout frappé des résultats d'une amputation au tiers moyen de la cuisse pratiquée chez un sujet scrofuleux, atteint d'une tumeur blanche du genou. La cicatrisation se fit par première intention, et malgré l'état cachectique du malade, il n'y eut pas la moindre apparence de suppuration. La méthode employée dans ces trois cas est celle qu'a suggérée le docteur Knowles, interne de l'hôpital royal d'Aberdeen. Une aiguille à coudre ordinaire, armée d'un fil de fer tordu, est passée au-dessus du vaisseau : les tissus sont soulevés et tordus autour de l'artère, la pression et la torsion se trouvent ainsi réunies ; on plonge ensuite l'aiguille dans la profondeur des tissus. L'orifice de l'aiguille se trouve en ligne droite avec son point d'entrée, de sorte qu'elle peut facilement être retirée avec l'aide du fil. »

Ce procédé est déjà décrit à la page 29 de ce travail. Je l'avais employé, dès 1860, chez une femme à laquelle le docteur Handy-

<hr>

[1] Lancet, 3 septembre 1864, p. 280.

side avait extirpé une tumeur cancroïde de la vulve. La surface
de la plaie était verticale, et je comprimai, par le moyen qu'on
vient de décrire, le vaisseau principal qui fournissait du sang.
J'en fis également usage dans un cas d'amputation pratiquée par
M. Edwards ; mais, à cette époque, ce procédé me parut moins
avantageux que les autres. Les résultats obtenus à l'hôpital d'Aberdeen ont ébranlé ma conviction à cet égard ; les plus grands éloges
sont dus à M. le docteur Knowles, pour avoir trouvé par lui-même
cette forme particulière de l'acupressure et pour en avoir fait l'application pratique.

D'après une note qui vient de m'être communiquée par le docteur Knowles, le procédé adopté à Aberdeen aurait été le suivant :
« Une aiguille passée sous l'artère de droite à gauche, un peu au-
dessus de son orifice, elle pénètre aussi peu que possible dans les
tissus ambiants ; on soulève alors la pointe de l'aiguille en la faisant tourner autour du vaisseau, de manière à le comprimer, et
on la plonge ensuite dans les chairs, ce qui la maintient en place.
Rien n'est plus facile que de retirer l'aiguille à volonté. Il faut
avoir à sa disposition une aiguille terminée en pointe de baïonnette, d'une longueur de deux pouces et demi et portant un fil
tordu de trois ou quatre pouces de longueur. L'aiguille ne doit
pas être trop fortement trempée, ce qui la rendrait cassante. »

Dans ce procédé, on imprime quatre mouvements à l'aiguille :
1° on la plonge à quelques lignes en dehors du vaisseau et on la
pousse un peu au delà ; 2° on fait sortir la pointe à la surface de
la plaie ; 3° on lui imprime un mouvement de torsion, de manière
à fermer l'orifice artériel ; 4° la pointe de l'aiguille est alors
plongée dans les parties molles à une certaine profondeur, pour
maintenir la torsion imprimée aux vaisseaux et aux tissus
voisins.

Les expériences que j'ai pratiquées sur le cadavre me font croire
que le second de ces mouvements, qui fait saillir la pointe de l'aiguille à la surface de la plaie, est inutile ; il faut supprimer ici
toute complication qui n'est pas absolument nécessaire. D'ailleurs, quand la pointe de l'aiguille est introduite de nouveau, elle
déprime la surface de la plaie au point d'émergence. On pourra,
je pense, éviter ces inconvénients en laissant de côté ce mouvement de la pointe et en se bornant : 1° à passer au-dessous de
l'orifice vasculaire ; 2° à imprimer un mouvement de rotation à
l'aiguille ; 3° à la fixer dans cette position en la plongeant dans

les tissus voisins. Nous parvenons ainsi, je crois, à fermer tout aussi bien l'artère, sans produire un froncement inutile à la surface de la plaie.

Le degré de torsion nécessaire varie suivant les circonstances. Un quart de cercle suffit parfaitement dans la majorité des cas. Mais une rotation plus considérable sera nécessaire dans quelques circonstances exceptionnelles.

Le docteur Knowles recommande l'emploi d'une aiguille longue de deux pouces et demi et se terminant en pointe de baïonnette. Lorsque l'aiguille doit traverser des tissus résistants, la peau par exemple, cette forme pourra faciliter son passage; mais elle devient inutile lorsqu'on ne doit traverser que des parties molles, comme les muscles ou le tissu cellulaire, sauf les cas où l'on rencontre du tissu fibreux. D'ailleurs les bords triangulaires de cet instrument peuvent couper les parties molles au moment de la torsion; ce résultat s'est produit dans mes expériences sur le cadavre : une aiguille à coudre ordinaire, d'une forme arrondie, d'une trempe convenable et d'une force suffisante, me paraît donc mieux adaptée au but qu'on veut remplir.

L'acupressure par transfixion et rotation est un procédé plus rapide que la ligature. Il est facile de retirer l'aiguille en tirant sur le fil de fer dont elle est armée et qui reste en partie en dehors. Quant au succès de cette opération au point de vue hémostatique, je citerai textuellement une note que le docteur Knowles a bien voulu m'envoyer :

« Ce système, dit-il, a été employé pour la première fois par le docteur Pirric, à l'hôpital d'Aberdeen, et depuis lors il a figuré dans cinq amputations, trois de la cuisse, une de la jambe et une de l'avant-bras. L'hémorrhagie a toujours été promptement arrêtée, et il est probable qu'avec un peu d'habitude le passage des aiguilles se fera plus rapidement que la ligature d'une artère. Les moignons de nos amputés ont été exposés à l'air et laissés sans aucun pansement, l'exsudation sanguinolente ayant été très-peu abondante, et les aiguilles ont été retirées au bout de quarante-huit heures (dans un cas, après soixante-douze heures), sans que le blessé ait perdu une seule goutte de sang. Trois de ces malades étaient fort affaiblis et la réunion directe n'eut pas lieu; mais, dans les deux autres cas, la cicatrisation immédiate se fit sans difficulté; il s'agissait ici de deux amputations de cuisse : l'un de ces malades (c'était un jeune garçon) se trouvait parfaitement guéri quatorze jours après l'opération et marchait déjà avec des béquilles. »

Je dois à l'obligeance du docteur Pirrie, professeur de chirurgie à l'université d'Aberdeen, plusieurs observations d'acupressure à la suite des amputations ; l'aiguille a été appliquée par les divers procédés qu'on connaît, mais principalement par celui dont nous nous occupons ici. Suivant l'expression du professeur Pirrie, ces observations ne sont que la reproduction fidèle des registres de l'hôpital. Il ne croit pas, comme le correspondant du journal que nous avons cité, que ces faits soient des exemples d'une réunion parfaite par première intention. « Je n'applique jamais, dit-il, cette expression aux cas où il s'est formé une seule goutte dé pus, quelque satisfaisante qu'ait été, sous tous les autres rapports, la marche de la cicatrisation. »

Obs. XXIX. *Amputation de la cuisse ; acupressure.* — Un garçon de six ans fut amputé à la cuisse par le professeur Pirrie, pour une affection du genou, le 16 mars 1864. Le procédé du professeur Simpson, par l'aiguille et le fil de fer, fut mis en usage, et l'hémorrhagie fut parfaitement réprimée. Les aiguilles furent retirées au bout de quarante-huit heures, sans aucun inconvénient. La plaie se ferma presque entièrement par première intention ; il y eut cependant un peu de suppuration. En somme, le résultat fut très-satisfaisant.

Obs. XXX. *Amputation de la cuisse ; acupressure par rotation.* — Cette opération fut pratiquée le 29 juin de la même année, chez une fille âgée de treize ans, pour une affection du genou. L'hémorrhagie fut arrêtée par l'acupressure avec torsion ; l'aiguille fut passée sous l'artère ; on tordit les tissus, puis on poussa la pointe dans les chairs.

Quarante-huit heures après l'opération, les aiguilles furent retirées sans qu'il parût une goutte de sang. Les suites de l'opération furent excellentes, cependant la réunion immédiate ne fut pas complète, car il se forma un peu de suppuration au bord de la plaie. C'est ici le premier cas dans lequel l'acupressure par rotation ait été pratiquée à Aberdeen.

Obs. XXXI. *Amputation de la cuisse ; acupressure par torsion.* — Un homme âgé de cinquante et un ans fut amputé de la cuisse, le 20 juin, pour une affection du genou, et en même temps une hydrocèle énorme, qui existait depuis vingt ans, fut ponctionnée. L'acupressure par rotation fut employée pour réprimer l'hémorrhagie. Les aiguilles furent retirées au bout de soixante-douze heures. Il ne s'écoula point de sang. Chez ce malade, l'un des angles de la plaie ne se cicatrisa point, et il finit par succomber dans un état de marasme occasionné, sans doute, par une bronchite chronique, des escarres au sacrum, et une suppuration abondante des bourses.

Obs. XXXII. *Amputation de la jambe ; acupressure par rotation.* — Un jeune homme de dix-huit ans fut amputé à la jambe pour une affection de l'articulation tibio-tarsienne, le 14 septembre. L'acupressure par torsion fut employée avec succès, et les aiguilles furent retirées quarante-huit heures plus tard, sans aucune hémorrhagie. Mais quinze jours après l'opération, une escarre du moignon s'étant détachée, il y eut une hémorrhagie secondaire qui reparut deux ou trois fois de suite. On parvint à en triompher par des applications froides et la position élevée du membre. Le malade est aujourd'hui dans un état satisfaisant.

Le docteur Fiddes, l'un des chirurgiens de l'hôpital royal d'Aberdeen, a bien voulu m'envoyer aussi quelques observations relatives au même sujet.

Obs. XXXIII. *Amputation de la cuisse.* — Un garçon de douze ans fut admis à l'hôpital pour une affection scrofuleuse du genou avec de vastes abcès de la cuisse. L'amputation fut pratiquée par la méthode ordinaire et les vaisseaux furent comprimés par l'acupressure, ou, pour nous servir des propres termes de l'observateur, « en passant une aiguille au-dessous de l'orifice artériel, en faisant sortir la pointe du côté opposé, en imprimant un mouvement de rotation à l'aiguille et en l'enfonçant dans les chairs. Les aiguilles, au nombre de trois, furent retirées quarante-huit heures après l'opération. Le moignon se ferma presque complétement, et le malade se promena dans la salle quatorze jours après l'opération.

Obs. XXXIV. *Amputation de l'avant-bras.* — Un épileptique fut amené à l'hôpital pour une vaste et profonde brûlure des deux mains, qu'il s'était faite pendant un accès. L'amputation de la main gauche ayant paru nécessaire, elle fut pratiquée par le docteur Fiddes, au milieu de l'avant-bras. On appliqua l'acupressure par torsion avec un entier succès. Les aiguilles furent retirées soixante-douze heures après l'opération, et la plaie se cicatrisa fort bien ; cependant la réunion ne se fit pas par première intention.

Le docteur Fiddes m'a également communiqué une observation d'amputation du sein, où l'acupressure fut pratiquée par l'aiguille armée d'un fil de fer ; il reconnaît d'ailleurs que le procédé adopté par le docteur Pirrie et par lui-même sur la proposition du docteur Knowles, est identique à celui que j'ai décrit à la page 66. Il ajoute que l'acupressure est incontestablement préférable à la ligature des vaisseaux.

Un chirurgien des plus sensés, le docteur Dalby, de la marine royale, ayant vu la plupart des amputations dont je viens de rapporter l'histoire, m'écrit dans les termes suivants au sujet de l'acupressure par rotation : « Il me paraît impossible de rien imaginer de plus simple que ce procédé, et nous sommes tous d'accord sur sa parfaite efficacité comme moyen hémostatique. On ne comprend guère comment, après avoir vu pratiquer l'acupressure, on peut continuer à faire usage de l'ancienne méthode, surtout lorsqu'on voit combien il est facile d'employer ce nouveau moyen... Si l'habitude de voir les plaies d'armes à feu peut former le jugement à cet égard, je suis certainement dans les conditions voulues, et je trouve que les chirurgiens militaires devraient être les premiers à s'emparer de ce nouveau système ; car tous ceux qui ont vu la guerre doivent redouter l'usage de la ligature ordinaire, sachant bien que le plus petit morceau d'étoffe dans une plaie y détermine une forte irritation suppurative, tandis qu'une balle peut séjourner dans les chairs presque sans inconvénient et sans déterminer de suppuration. »

En parlant des diverses méthodes d'appliquer l'acupressure, qu'il me soit permis de réparer une omission que j'ai commise au chapitre VI. L'hémorrhagie que fournit un vaisseau divisé n'est pas toujours arrêtée par une compression faite au-dessus de l'orifice artériel ; car, dans quelques cas exceptionnels, l'hémorrhagie se fait de bas en haut, et non de haut en bas. L'observation suivante, qui a été publiée il y a déjà longtemps [1], fera mieux comprendre ma pensée. Le cas s'est présenté à l'hôpital de Carlisle, dans le service de mon excellent ami M. Page.

Obs. XXXV. *Amputation au-dessous du genou ; hémorrhagie artérielle dirigée de bas en haut.* — L'amputation fut pratiquée par suite d'une fracture ancienne du tibia. La plupart des chirurgiens reconnaissent que la situation profonde des deux tibiales, si voisines du ligament interosseux, et placées entre les deux os de la jambe, rend fort difficile la ligature de ces vaisseaux dans les amputations au-dessous du genou. Après que M. Page eut pratiqué l'amputation, je fermai ces deux artères à l'aide de deux aiguilles passées à travers la surface cutanée du lambeau antérieur, un demi-pouce au-dessus des extrémités osseuses. Après avoir suffisamment comprimé les vaisseaux contre les os, on plongea les aiguilles dans l'épaisseur du moignon ; elles ne faisaient point saillie au

____

[1] Medical Times, février 11, 1860, p. 138.

dehors. La première aiguille ne réussit point à arrêter l'hémorrhagie, mais les deux tentatives suivantes furent plus heureuses. Vers la partie moyenne du lambeau postérieur, une artère se mit à saigner dans des conditions imprévues. J'avais passé une aiguille à quelques lignes au-dessus de l'orifice béant pour comprimer le vaisseau entre son ouverture et le cœur, mais je ne réussis pas à réprimer l'hémorrhagie. En épongeant le sang et en examinant attentivement ce qui se passait, nous nous aperçûmes que le jet artériel était dirigé de bas en haut et non pas de haut en bas. Je retirai donc l'aiguille, je la plongeai sur un autre point du lambeau, à quelques lignes au-dessous de l'orifice ouvert, c'est-à-dire du côté périphérique et non du côté cardiaque de la plaie, et l'hémorrhagie s'arrêta immédiatement. M. Page ferma très-attentivement la plaie avec un grand nombre de sutures métalliques. Il retira les aiguilles au bout de soixante et onze heures. Quatre jours après l'opération il m'apprit que le malade allait fort bien et se trouvait, quant à la cicatrisation, dans les conditions les plus satisfaisantes.

A l'époque où cette opération eut lieu, je ne connaissais qu'un seul procédé d'acupressure, celui des longues aiguilles. En adoptant l'acupressure par rotation, d'après le procédé dont il est question dans ce chapitre, on éviterait peut-être des erreurs semblables à celles dont il vient d'être question dans l'observation précédente.

CHAPITRE XIX.

L'ACUPRESSURE PEUT QUELQUEFOIS SAUVER
LA VIE DU MALADE.

Le sort du malade dépend quelquefois entièrement du chirurgien. La vie et la mort sont entre ses mains. Le procédé même qu'il juge à propos d'adopter peut à lui seul décider la question ; car dans un cas grave et difficile, lorsqu'il s'agit, par exemple, d'amputer un membre complétement broyé, le système adopté est d'une importance incalculable, si le malade est dans un état de dépression profonde. Une méthode qui s'oppose à toute déperdition inutile de sang, qui épargne toute irritation inutile à la plaie, qui s'oppose à toute suppuration inutile, — peut quelquefois faire tourner la balance en faveur du blessé.

Il serait présomptueux de notre part, dans l'état actuel de nos connaissances, de vouloir affirmer que l'emploi de l'acupressure à la place de la ligature, dans les grandes amputations, a déjà sauvé la vie à plusieurs opérés. Je crois, cependant, que cette méthode est destinée à éviter bien des souffrances aux malades et quelquefois à leur sauver la vie. Dans une observation rapportée plus haut (obs. I), nous avons vu les premiers chirurgiens de l'Écosse refuser l'amputation à un malade, en raison de son état cachectique. Mais quand l'opération eut été pratiquée, les vaisseaux ayant été fermés par acupressure, la cicatrisation se fit par première intention, et le malade se promenait en voiture six semaines après l'opération. Dans un cas d'amputation pour une gangrène traumatique de la cuisse (obs. VIII), la guérison se fit rapidement dans les circonstances les plus défavorables, au dire de nos principales autorités chirurgicales. « Le résultat des amputations à la suite des gangrènes traumatiques, » dit le professeur

Erichsen, est en général fort peu favorable, car le malade succombe le plus souvent au retour des mêmes accidents dans le moignon ou bien à l'état général qui avait précédé la maladie... Les cas les moins avantageux sont ceux où le tissu cellulaire est infiltré et déorganisé [1]. » En parlant de la gangrène à la suite des accidents chirurgicaux, Brodie s'exprime à son tour de la façon suivante : « Lorsque la gangrène a existé pendant quelques jours, de manière à réagir sur toute l'économie, lorsqu'on voit le pouls s'affaiblir et devenir irrégulier, tandis que des signes évidents de prostration se manifestent, il ne faut point risquer l'amputation. Dans de telles conditions, il est probable que l'économie ne pourra pas supporter la fatigue de l'opération, sans parler de la perte de sang [1]. »

Le premier cas d'amputation de la cuisse où l'acupressure ait été jamais employée offrait exactement les mêmes conditions que celui dont nous parlons ici ; et pour justifier l'opinion que nous venons d'émettre, nous en citerons les points principaux, d'après le docteur Struthers, de Leith.

OBS. XXXVI. *Amputation de la cuisse à sa partie moyenne dans un cas de gangrène traumatique.* — Le malade, âgé de quarante ans, offrait une fracture compliquée et comminutive des deux os de la jambe à la suite d'un accident. Le pied était fortement contusionné, ainsi que la partie postérieure de la cuisse. Deux fragments du tibia, dont l'un offrait un pouce d'étendue, furent retirés par la plaie, et un appareil de M'Intyre fut appliqué. Le membre ne tarda point à se tuméfier, et au cinquième jour, il fallut y pratiquer de nombreuses incisions, qui laissèrent écouler plusieurs onces d'un pus fétide. Au neuvième jour, la plaie présentait un aspect gangréneux. La peau des parties voisines offrait une crépitation manifeste lorsqu'on y appliquait le doigt. Le jour suivant, cette crépitation s'étendait depuis la cheville jusqu'au genou : la plaie et les incisions voisines étaient gangrénées; la peau du genou était rouge et offrait de la crépitation dans l'espace poplité, et près du condyle interne. Le malade n'avait point dormi depuis quarante-huit heures ; il était très-affaibli, offrait quelquefois du délire, avait cent trente pulsations, et présentait une physionomie sinistre. Les progrès de la gangrène ne laissaient subsister qu'une seule chance de salut : l'amputation du membre. M. Spence et le docteur Gillespie furent appelés en consultation. On fut d'avis que le cas était désespéré et que le malade succomberait, quel que fût le traitement adopté. On crut cependant devoir amputer le membre. L'opération fut pratiquée à la partie

____

[1] Lectures illustrative of various subjects, etc. p. 317.

moyenne de la cuisse, par la méthode circulaire. Après l'amputation, le docteur Simpson (je cite ici les propres paroles du docteur Struthers) «passa une aiguille du côté interne de la cuisse vers l'artère fémorale, à un pouce au-dessus de son orifice, faisant sortir la pointe en avant ; il n'y eut aucune difficulté à passer l'aiguille, et le sang s'arrêta immédiatement. Cette opération se fit avec autant de facilité et de promptitude que le cathétérisme ordinaire, et nous fûmes tous convaincus que l'acupressure était un moyen efficace de réprimer les hémorrhagies. Cinq petites aiguilles furent appliquées à d'autres artères ; il ne fut pas nécessaire de les isoler. Quatre-vingt-cinq heures plus tard, toutes les aiguilles furent retirées, sauf celle qui comprimait la fémorale ; elle fut laissée en place pendant quatre-vingt-dix-huit heures. Au troisième jour, le moignon offrait en avant un aspect satisfaisant, mais en arrière il s'était formé une escarre longue de trois pouces, sur un pouce de largeur. L'ecchymose qui régnait à la surface postérieure de la cuisse nous faisait craindre l'extension de la gangrène, qui heureusement n'eut pas lieu. A partir de ce moment, la guérison marcha rapidement : l'escarre postérieure se sépara bientôt, et moins de six semaines après l'opération, le moignon, dont la forme était excellente, était complétement cicatrisé. Ce malade continue à bien se porter [1].

Sans pousser plus loin cette argumentation en faveur de l'acupressure, nous allons chercher s'il existe quelque rapport entre l'emploi de la ligature à la suite des amputations et la fréquence de l'infection purulente ; c'est se demander si la ligature n'est pas en partie responsable de la mortalité si considérable qui succède aux opérations chirurgicales. Nous verrons aussi que l'acupressure permet d'éviter quelques-uns des principaux dangers qui sont la conséquence de la ligature des artères ; car je ne me propose pas seulement de prouver que cette méthode peut quelquefois sauver la vie aux malades dans certains cas particuliers. Ce que je tiens surtout à établir, c'est qu'elle peut contribuer indirectement à remplir ce but, en écartant quelques-unes des causes principales de l'infection purulente. Mais pour justifier cette manière de voir, nous allons rapidement étudier la statistique des opérations chirurgicales et les rapports qui peuvent exister entre la fréquence de la mortalité et l'emploi de la ligature.

[1] Edinburgh Medical Journal, février 1861, p. 692.

CHAPITRE XX.

LE CHIFFRE ÉLEVÉ DE LA MORTALITÉ
A LA SUITE DES OPÉRATIONS CHIRURGICALES
EST-IL UNE CONSÉQUENCE
PLUS OU MOINS DIRECTE DE LA LIGATURE DES ARTÈRES ?

Le chiffre de la mortalité qui résulte de toutes les opérations graves est véritablement effrayant [1].

[1] Dans quelques leçons publiées dans le Medical Times, en avril et mai 1859, j'ai fait observer que « tout malade apporté à la salle d'opérations est en danger de mort ; et que, lorsqu'il s'agit d'une opération grave, le danger est plus grand que sur le champ de bataille le plus meurtrier. » Pour justifier cette assertion, je rappelle les faits suivants : « Dans le rapport officiel de Guy's Hospital, pour l'année 1856, on trouve une table des conséquences de 529 opérations de tout genre ; nous y voyons que, sur ce nombre, il y eut 43 morts, 1 sur 7 1/2. Dans le rapport de l'hôpital d'Edimbourg, pour l'année 1842-43, rédigé par le docteur Peacock, sur 150 opérations, la mortalité est de 1/5. Dans le rapport de 1849-50, rédigé par M. M'Dougal, cette proportion est réduite à moins de 1/10 (2/21). On peut s'en rendre compte d'abord par le grand nombre d'opérations peu graves comprises dans ce tableau : la fistule à l'anus, par exemple : mais aussi par l'emploi du chloroforme, qui a dû être administré à tous les opérés. » Mais si, maintenant, nous dressons exclusivement la statistique des grandes opérations, la proportion des morts devient bien plus grande encore. C'est ce que prouve la table suivante dont j'ai recueilli les matériaux, il y a dix ans :

NOM DE L'ÉTABLISSEMENT.	NOM DE L'AUTEUR.	NOMBRE DES CAS.	NOMBRE DES DÉCÈS.	RAPPORT PROPORTIONNEL
Hôpitaux de Paris........	Malgaigne...	201	126	62 p. 100
Hôpital d'Edimbourg....	Peacock.....	43	21	49 p. 100
Collection générale......	Phillips.....	987	435	44 p. 100
Hôpital de Glasgow......	Lawrie.......	127	46	36 p. 100
Hôpitaux anglais........	Simpson.....	284	107	38 p. 100

Voyez mes Leçons cliniques sur les maladies des femmes, Philadelphie, 1863,

Sur 512 amputations des membres (cuisse, jambe, bras et avant-bras) pratiquées dans les hôpitaux de Paris, de 1836 à 1841, nous apprenons par un travail de M. le professeur Malgaigne [1] qu'il y eut 281 décès. Il périt donc 55 opérés sur 100, un peu plus de la moitié [2].

Le docteur Fenwick a relevé 2,046 amputations pratiquées dans les hôpitaux anglais ou dans la pratique privée ; il y eut sur ce nombre 524 décès, c'est-à-dire 26 pour 100, 1 sur 3,9.

Le même auteur a rassemblé une liste de 4,937 amputations des membres empruntées à la pratique civile et militaire en France, en Angleterre et en Amérique. Sur ce nombre, il y eut 1,565 décès, c'est-à-dire 32 pour 100 ou 1 sur 3,15. « On aurait autrefois cru calomnier la chirurgie en affirmant qu'il meurt un amputé sur trois, dit le docteur Fenwick. Telle est cependant la mortalité d'après le relevé de cinq mille cas environ [3]. »

La plus considérable de toutes les collections particulières d'observations de ce genre donne un résultat à peu près identique. Sur 291 amputations de la cuisse, de la jambe, du bras et de l'avant-bras pratiquées à Guy's Hospital et publiées en 1859 par M. Bryant[4], il y eut 76 décès, ce qui représente une mortalité de 26 pour 100 ou 1 sur 3,8. MM. Cooper et Holmes ont recueilli et publié une série d'observations analogues à l'hôpital Saint-Georges de Londres ; ils ont prouvé que sur 149 amputations des membres pratiquées dans l'espace de sept ans dans cet hôpital, à partir de 1852, il y eut 41 décès, c'est-à-dire 27 pour 100 ou 1 sur 3,4 [5].

Des opérations beaucoup moins graves donnent également une

p. 157 et 160. Dans un autre endroit, en discutant les effets des anesthésiques, j'ai rassemblé les résultats de 145 amputations de la cuisse chez des sujets chloroformés, déduits des 284 cas présentés dans la table précédente comme appartenant aux hôpitaux anglais. Sur ces 145 malades, il en mourut 37, c'est-à-dire 25 pour 100. Voyez mes Obstetric Works, t. II, p. 575.

[1] Archives générales de médecine, 3e série, t. XIII, p. 402-411.

[2] M. Trélat a réuni un nombre de cas encore plus considérable, qui comprend les résultats des grandes amputations, dans les hôpitaux de Paris, de 1850 à 51. Il s'agit de 1,144 amputations ou désarticulations de la cuisse, de la jambe, du bras, de l'avant-bras, de la main, des articulations de la hanche, du genou et du coude.

Il y eut, en tout, 522 morts, ce qui donne une proportion de 45 pour 100 environ, ou 1 sur 2,2. (Voyez le Bulletin de l'Académie Impériale de Médecine, 24 août 1862, p. 591.)

[3] Voyez le Monthly Journal of Medical Science, octobre 1847, p 238.

[4] Medico-Chirurgical Transactions, t. XLII, p. 70.

[5] Medical Times, 6 avril, 1861, p. 559.

mortalité très-considérable, quand elles exigent la ligature d'un gros tronc artériel. Le procédé de Hunter pour la ligature de la fémorale ne produit qu'une simple incision longue de trois pouces sur une profondeur d'un pouce environ. Et cependant sur 204 cas recueillis et publiés par le docteur Norris, dans lesquels la fémorale avait été liée par ce procédé, il y eut 50 décès, c'est-à-dire 1/4; sur 188 cas, l'opération avait été pratiquée pour la guérison d'un anévrysme : il y eut 46 décès, ce qui donne une proportion de 24 pour 100 [1]. M. Hutchinson a rassemblé 50 observations de ligature de la fémorale pratiquées dans ces derniers temps dans les hôpitaux de Londres ; il y eut 16 décès, c'est-à-dire un tiers [2]. La plupart des chirurgiens soutiendront que ces tristes résultats, s'appliquant à une opération aussi simple en apparence, tiennent en grande partie au mode opératoire adopté ; et que la ligature de cette artère serait moins souvent fatale si l'on avait soin de ne pas disséquer le vaisseau, de ne point l'isoler plus qu'il n'est nécessaire pour jeter une ligature sur son trajet. Mais si ces arguments sont fondés, comme je le crois, il en résulte que si l'on détache le vaisseau de sa gaîne sur une trop grande étendue, si l'on emploie un ruban pour pratiquer la constriction, ou si l'on se sert d'une double ligature, les dangers que court le blessé sont aggravés ; et cependant ces modifications ne font qu'exagérer les dangers de la ligature, en produisant une altération plus étendue, une suppuration plus abondante, un plus vaste travail d'élimination. Le danger réside, en d'autres termes, non dans la solution de continuité, mais dans la ligature elle-même, ou plutôt dans l'étendue des désordres qui résultent de l'opération. En tout cas, c'est la ligature d'un vaisseau nourricier de l'importance de la fémorale, qui est la cause de tous les périls que comporte l'opération.

CAUSE PRINCIPALE DU DANGER QUE PRÉSENTENT LES OPÉRATIONS CHIRURGICALES.

Il est incontestable que dans toutes les opérations sérieuses, — amputations ou ligatures, — la cause de la mort réside bien plus

---

[1] American Journal of the Medical Sciences, oct. 1849, p. 324.

[2] Holmes, Syst. of Surgery, t. III, p. 510; — et Medical Times and Gazette, t. II, 1856, p. 515; et t. I, 1860, p. 12, 35, 69, 89 et 117.

dans la maladie qui a nécessité l'intervention du chirurgien que dans cette intervention même. L'opération ne fait point succomber le malade, mais elle ne réussit pas à lui sauver la vie. Dans les cas de hernie étranglée, par exemple, le danger réside plutôt dans les conséquences de l'étranglement intestinal que dans les suites de l'opération qui vient mettre un terme à cet état : l'existence d'une péritonite ou d'une simple tendance à l'inflammation du péritoine. Mais il n'est que trop certain que toutes les grandes plaies et toutes les opérations chirurgicales sont aptes à produire par elles-mêmes les conséquences les plus désastreuses. Nous avons déjà vu combien la présence des petites escarres formées aux extrémités artérielles par suite de la ligature est nuisible à la cicatrisation directe. Mais ces ligatures elles-mêmes, fixées par de petits fragments de tissu mortifié aux parois de la plaie, ont peut-être des effets plus graves encore, par suite des accidents généraux si souvent mortels qui résultent de la pénétration de matières septiques dans le torrent circulatoire, à travers les surfaces saignantes de la plaie.

Parmi les sujets qui succombent à la suite des opérations chirurgicales, il en est plusieurs qui meurent avant d'avoir éprouvé des phénomènes de réaction générale; mais la plupart d'entre eux ne succombent point à de simples complications chirurgicales, tels que la gangrène, le tétanos, l'hémorrhagie, etc. Sur 153 malades morts à Guy's Hospital, à la suite d'opérations graves ou de lésions chirurgicales, il n'y eut, d'après l'intéressante analyse du docteur Chevers [1], que 18 ou 19 décès causés par des accidents de ce genre, tandis que sur 134 cas, l'autopsie montra des lésions internes de diverse nature dans les poumons, la plèvre, le foie, le péritoine, les articulations, etc. [2]. Ces lésions internes, on le sait, résultent d'un état général grave connu sous le nom de pyohémie et de septicémie, de fièvre septique, de fièvre traumatique, et qu'on désigne souvent en Angleterre sous le nom de *fièvre chirurgicale* (surgical fever) ou fièvre des amputés.

Le docteur Druitt, dans un ouvrage classique définit, dans les termes suivants, cet état général si grave, qui peut succéder aux opérations chirurgicales : « C'est une altération du sang, occasionnée par la pénétration de matières animales en décomposition dans le torrent circulatoire, et amenant souvent des dépôts fibri-

[1] Guy's Hospital reports, 1843, p. 83.
[2] Voyez l'Appendice VII.

neux ou pyoïdes dans plusieurs viscères[1] » Un éminent patholo-
logiste, le docteur Kirkes, de Londres, considère la série des phénomènes morbides qui constitue cette affection comme le résultat
« de l'infection du sang par les éléments du pus, ou de toute autre
substance animale putride[2]. » Le docteur Tanner[3] regarde cette
maladie comme « un état morbide du sang, occasionné par l'introduction de matières purulentes ou putrides dans le torrent circulatoire. » D'après M. Callender[4], « un poison animal ou septique,
introduit dans l'économie, est la cause première de cette infection
générale. Enfin, le célèbre pathologiste allemand Rokitansky
admet que la pyohémie « peut résulter de l'infection du sang par
le pus, qui a subi un commencement de décomposition[5]. »

Il n'est pas difficile de prouver que dans les plaies chirurgicales,
il existe, après la ligature des artères, des substances animales en
voie de putréfaction, qui peuvent être absorbées par la surface de
la plaie, et pénétrer ainsi dans le torrent sanguin, pour infecter
toute l'économie; car les fils à ligature et les extrémités artérielles
qu'ils étranglent sont des foyers d'infection putride.

1° *Fils à ligature* — Diverses expériences que j'ai pratiquées, il
y a quelques années, sur la tolérance relative des tissus vivants
pour les fils soit métalliques, soit organiques, m'ont prouvé que
les fils de fer et d'argent, de lin et de chanvre, produisaient en
général le même degré d'arritation pendant les premiers jours
qui suivaient leur insertion dans les tissus. Mais après cette période, il se développait, en général, autour des fils organiques, une
inflammation suppurative, qui n'existait pas au voisinage des fils
métalliques. Quand le fil, soit organique, soit métallique, avait
été trop fortement serré, de manière à comprimer l'un des côtés
de son trajet, il se produisait constamment une ulcération sur ce
point, comme je l'ai déjà dit plus haut (p. 103). En pratiquant
ces expériences sur des porcs, je constatai que lorsqu'un fil organique, après avoir séjourné trois, quatre ou plusieurs jours dans
une plaie, était inséré dans une incision nouvelle, faite sur le dos
d'un de ces animaux, une inflammation souvent furonculeuse se
développait rapidement autour de lui. Des fils de soie, qui n'a-

<hr>

[1] The Surgeon's Vade-mecum, 8e éd., p. 60.
[2] Medical Times and Gazette, oct. 25, 1862, p. 431.
[3] Manual of the Practice of Medicine, 4e éd., p. 21.
[4] Voyez son article Pyémie (pyœmia) dans Holmes, System of surgery, t. I,
p. 266.
[5] Handbuch der Path. Anatomie, t. I, p. 384.

vaient jamais servi, insérés sur le dos du même animal, n'y produisaient d'inflammation qu'après un espace de temps plus ou moins long. Je crois avoir démontré par cette expérience, que les fils organiques qui servaient autrefois à la suture, sont un foyer d'infection pour les tissus voisins ; car, après avoir séjourné quelque temps dans les chairs, ils absorbent les liquides au sein desquels ils se trouvent plongés, ce qui n'arrive point pour les fils métalliques : et ces liquides, subissant une décomposition rapide, irritent les tissus ambiants, et provoquent la suppuration. Les matières putrides et le pus absorbé par le fil en faisaient une épine au sein de la plaie.

Mais un fil de soie appliqué à la ligature d'une artère ne diffère aucunement, sous ce rapport, de ceux qu'on emploie dans les sutures. Lorsqu'on peut les retirer au bout de cinquante ou soixante heures, il n'y a pas d'inconvénient à employer la soie ou d'autres matières organiques ; mais tandis que les fils métalliques peuvent rester indéfiniment plongés dans les chairs, sans aucun inconvénient, les fils à ligatures organiques deviennent bientôt un foyer d'irritation. Il faut en général de quatre à vingt jours, pour que le travail ulcératif ait coupé le tube artériel et fait tomber la ligature. Pendant cette longue période, ces filaments imprégnés de substances animales putrides, et baignés par le pus qui s'écoule sur leur trajet, sont des réservoirs remplis de « matière morbifique. »

2° *Escarres artérielles.* — Une source nouvelle et plus féconde de putréfaction animale résulte de l'emploi des ligatures dans une plaie : ce sont les petits fragments gangréneux formés à l'extrémité des artères. Les liquides fournis par des tissus qui subissent la gangrène humide, sont en général considérés comme doués de propriétés irritantes et nuisibles. « La gangrène d'un membre, dit Carswell, à la suite d'une inflammation, d'une lésion chirurgicale, ou d'une opération quelconque, est souvent suivie d'une gangrène viscérale... Le principe septique est transporté dans le sang et paraît y développer un état général favorable à la gangrène [1]. » « Les substances animales en état de putréfaction, dit le docteur Robert Fergusson, sont au nombre des poisons les plus dangereux qui puissent infecter le sang [2]. » Cette dernière réflexion a été faite

---

[1] Cyclopœdia of Practical Medicine, t. III, p. 144.
[2] Essays on the most important Diseases of Women, part. I, p. 75.

au sujet de la fièvre puerpérale, affection dont j'ai démontré ailleurs les analogies avec l'infection purulente. La fièvre puerpérale,
d'après le docteur Rigby, est occasionnée « par l'introduction dans
le sang d'un poison animal engendré par la putréfaction. » Il ajoute
que « depuis longtemps il est convaincu que la résorption de matériaux putrides, fournis par la décomposition des caillots utérins
et des liquides excrétés, est l'une des causes de la fièvre puerpérale [1]. » En parlant des petites ulcérations et des escarres intestinales de la fièvre typhoïde, Todd fait une remarque qui n'est
pas sans quelque rapport avec notre sujet. « Dans cette maladie,
dit-il, le travail d'ulcération et d'élimination est une source de
matières putrides, qui, nous le savons par analogie, lorsqu'elles
sont introduites dans l'économie, produisent des symptômes qui caractérisent la forme la plus grave de la fièvre typhoïde... L'une des
formes les plus graves de l'infection putride résulte, dans la fièvre
typhoïde, de l'absorption de certains produits du travail ulcératif
qui s'opère dans le tube intestinal [2]. » Il n'y a certainement aucun
motif pour croire que les extrémités mortifiées des artères diffèrent
sous ce rapport des autres tissus mortifiés. Dans les plaies chirurgicales, ces escarres artérielles, plus ou moins nombreuses, sont
placées dans les conditions les plus favorables à l'absorption des
liquides gangréneux qu'elles fournissent : car, placées au centre
même de la plaie, elles se trouvent au contact des orifices veineux
béants qui avoisinent l'artère liée, et frappées d'une mortification
partielle. Un chirurgien, M. Henry Lee, a eu l'ingénieuse idée
d'empêcher l'absorption purulente et l'infection qui en résulte,
dans les cas de phlébite externe, en appliquant l'acupressure sur
les veines, au-dessus du point enflammé. Il a publié deux ou trois
observations où ce moyen paraît avoir donné d'heureux résultats [3].
Mais, en passant, ne pourrions-nous pas nous demander si l'acupressure des veines profondes d'un membre mutilé, ou d'un moignon d'amputation, ne donnerait pas des résultats analogues ? En
tout cas, les observations de M. Lee montrent assez combien il est
dangereux de laisser séjourner des fragments gangréneux dans le
voisinage d'orifices veineux béants.

Dans quelques cas exceptionnels, la sanie qui se forme autour
d'une escarre artérielle est peut-être plus toxique qu'à l'ordinaire.

[1] System of Midwifery, p. 266 et 267.
[2] Clinical Lectures on certain Diseases, p. 115 et 281.
[3] British Medical Journal, janvier 24 et 30, 1864.

En tout cas, il arrive quelquefois que les cadavres des malades qui ont succombé à la fièvre puerpérale ou à l'infection purulente renferment des liquides qui enveniment les piqûres anatomiques, au point de les rendre mortelles. Ce qui se produit ici sur le cadavre peut sans doute avoir lieu quelquefois chez le vivant, au niveau de ces petites escarres locales dont nous venons de discuter es conséquences. D'ailleurs on sait que dans la pourriture d'hôpital, suivant l'expression du professeur Gross, « le contact des sécrétions d'une plaie gangréneuse avec la surface d'une plaie ordinaire[1], » détermine des phénomènes infectieux, et favorise le développement de la gangrène.

LES SURFACES D'UNE PLAIE SONT CAPABLES D'ABSORBER LES SUBSTANCES AVEC LESQUELLES ELLES SONT EN CONTACT.

L'absorption des poisons, soit minéraux, soit organiques, placés à la surface d'une plaie, est amplement démontrée par l'observation clinique et une expérimentation directe.

« A une époque encore peu éloignée, dit le docteur Christison[2], Orfila a prouvé que divers poisons, — l'arsenic, le tartre stibié, l'acétate de plomb, — disparaissent en partie ou en totalité, quand on les a introduits à l'intérieur d'une plaie. » Le docteur Taylor fait observer que « tout ulcère, toute plaie ouverte, est une porte ouverte à l'absorption des poisons[3]. » Liebig rappelle que « l'on n'a jamais contredit l'observation de Magendie, qui a vu des substances putrides (sang, cerveau, bile, pus) déposées sur des plaies récentes, produire chez les animaux des vomissements, de la prostration, et la mort, au bout d'un temps plus ou moins long[4]. » J'ai vu un animal être empoisonné par des substances introduites dans le trajet d'un vieux séton. On a vu les ulcères et les plaies absorber des quantités toxiques d'arsenic. Nous obtenons des effets généraux, en saupoudrant de strychnine ou de morphine la surface d'une plaie ou d'un vésicatoire. Nous avons enfin des preuves surabondantes de l'absorption des poisons animaux par des plaies

[1] System of Surgery, 2e éd., t. I, p. 185.
[2] Treatise on Poisons, 4e éd., p. 12.
[3] On Poisons, 2e éd., p. 23.
[4] Lettres sur la chimie, 3e éd., p. 229.

récentes : l'inoculabilité de la variole et de la vaccine, de la syphilis, de la pustule maligne, de la morve, etc ; enfin, le fait bien connu, que les sujets qui servent aux études anatomiques tombent dans un état de putridité spéciale, qui peut amener des accidents généraux, chez les individus qui offrent des solutions de continuité lorsqu'ils se livrent à la dissection.

DE LA NATURE DE LA SUBSTANCE MORBIFIQUE DANS LES CAS D'INFECTION GÉNÉRALE A LA SUITE DES OPÉRATIONS.

Les pathologistes de nos jours ne sont guère d'accord sur la nature des produits qui, une fois portés dans le torrent circulatoire, engendrent les phénomènes de la fièvre des amputés. Les uns croient qu'il s'agit des globules mêmes du pus ; les autres, que la partie séreuse de ce liquide pénètre seule dans le sang ; d'autres encore, qu'il s'agit de produits septiques indépendants de toute suppuration ; d'autres, enfin, qu'il se produit des petits corps organisés, qui se multiplient, meurent, et se décomposent au sein du pus ou des autres [1] sécrétions que fournissent les plaies, et finissent par pénétrer dans le sang ; pour moi, je me range à l'opinion de ceux qui admettent qu'il se forme en principe des poisons organiques d'une nature spéciale, nés de la putréfaction, et semblables, à beaucoup d'égard, aux alcaloïdes toxiques.

Il importe peu à notre sujet de savoir à laquelle de ces hypo-

[1] Voyez, à ce sujet, une intéressante leçon de M. Spencer Wells, intitulée : « Some causes of excessive Mortality, after Surgical Operations, » dans le Medical Times du 1er octobre 1864. M. Wells discute avec talent les recherches récentes de Pasteur (voyez aussi le Medico-Chirurgical Review, juillet 1864, p. 102), de Chalvet, d'Eiselt, de Davaine, de Polli, etc. « En poussant plus loin, dit M. Wells, la comparaison entre la fièvre puerpérale et cette infection spéciale, dont les formes diverses occasionnent une si grande partie de la mortalité qui résulte des opérations chirurgicales, et en appliquant à ce sujet les connaissances que nous devons à Pasteur ; en tenant compte de la présence de germes organiques dans l'atmosphère, prêts à croître, à se développer et à se multiplier, toutes les fois qu'ils rencontrent des conditions favorables, nous pouvons aisément comprendre que certains germes trouveront une nourriture appropriée à leurs besoins dans les sécrétions de certaines plaies ou dans le pus qu'elles fournissent, et qu'ils convertissent en poisons pour l'économie ; ou qu'après s'être multipliés ils meurent, et deviennent, en se décomposant, une source nouvelle d'infection ; ou, qu'ils pénètrent directement dans le sang, pour s'y développer et créer ainsi des conditions de mort pour l'économie. » (p. 351.)

thèses il convient de donner la préférence, ou s'il n'existe point plusieurs espèces différentes d'infection purulente ou putride, qui résultent des diverses espèces de poisons qui ont pu se former dans la plaie. Qu'il me soit cependant permis de faire observer que les matières formées à la surface de la plaie seraient sans doute bien plus souvent absorbées, et que les ravages de l'infection purulente seraient bien plus grands encore qu'ils ne le sont aujourd'hui, si, dans un grand nombre de cas, les bourgeons charnus, qui se trouvent en contact avec les ligatures, et l'exsudat plastique ou fibrineux, qui entoure l'extrémité sphacelée de l'artère, ne constituaient pas une barrière à l'absorption, — barrière trop fragile, et qui cède trop souvent lorsque le travail de cicatrisation de la plaie subit un temps d'arrêt quelconque. D'ailleurs, quelle que soit la fréquence de cette maladie, elle serait probablement bien plus fréquente encore, sans une sorte de prophylaxie [1] naturelle ; car il est probable qu'il n'existe point, à l'état normal, dans le sang, des matériaux organiques, aptes à subir la fermentation spéciale que nous supposons exister dans les cas de fièvre puerpérale ou d'infection putride, et par lesquels les poisons formés dans les plaies viendraient agir à la manière d'un ferment.

[1] Voyez l'Appendice VIII.

CHAPITRE XXI.

DES AVANTAGES QUE PRÉSENTE L'ACUPRESSURE
AU POINT DE VUE DE LA PROPHYLAXIE DE L'INFECTION PURULENTE
ET DE L'HYGIÈNE LOCALE DES PLAIES.

Il existe une si grande différence entre les plaies où l'acupressure a été adoptée et celles où l'on a fait usage de la ligature, qu'il y a tout lieu de croire que, quand cette nouvelle méthode sera plus généralement adoptée, on verra moins souvent se produire la fièvre des amputés. Pour juger la question, il faudrait une longue série d'observations bien prises. Mais si les idées qui régnent aujourd'hui au sujet de cette maladie sont fondées; s'il faut l'attribuer à la pénétration de principes septiques dans le sang, il est permis, *à priori*, d'espérer que l'emploi de ce système donnera les meilleurs résultats. Car 1°, l'une des principales différences entre la ligature et l'acupressure, c'est que la première de ces deux méthodes crée autant d'escarres dans la plaie qu'il y a d'artères liées, tandis que la seconde évite cet inconvénient. 2° Il est incontestable que la présence de ces fragments gangréneux, quelque petit que soit leur volume, lorsqu'elle se prolonge pendant plusieurs jours, doit avoir une influence fâcheuse sur la santé du malade ; qu'elle doit retarder la guérison, et parfois la rendre impossible. 3° Le travail d'ulcération, de suppuration et d'élimination qui se produit autour de chacun de ces points, et qui n'existe point à la suite de l'acupressure, est encore une circonstance qui doit compter en faveur des aiguilles, et contre l'emploi de la ligature. 4° Le fil de la ligature, imprégné de substances putrides, peut, comme nous l'avons vu, devenir un foyer d'irritation locale et une source d'accidents généraux. Les chirurgiens, je crois, ont négligé en général ce point de vue ; s'ils se sont peu préoccupés des inconvéuients locaux de la ligature, ils n'ont songé en aucune façon aux effets généraux qu'elle peut quelquefois produire.

Dans le traité de chirurgie le plus récent et le plus complet qui ait paru en Angleterre, le *System of Surgery*, de Holmes, l'auteur de l'article *Pyémie*, M. Callender, dit que, « sans pouvoir comprendre comment les plaies peuvent engendrer des produits septiques, nous sommes obligés d'admettre qu'il en est ainsi. » Un peu plus loin, il fait observer que « si des plaies suppurantes deviennent infectieuses, il faut les panser aussi simplement que possible, éloigner toutes les causes d'irritation, extraire les corps étrangers, etc. » Mais, puisque les ligatures et les extrémités artérielles dont elles dépendent sont des foyers de putridité, il serait bien inutile d'extraire les corps étrangers et faire sortir le pus, tout en laissant dans la plaie de telles sources d'infection, ce qui est la conséquence inévitable de la méthode ancienne. Pour obvier à la pyémie, M. Callender donne le conseil « de hâter la cicatrisation des plaies ; car, lorsqu'on arrive à ce résultat, on évite la suppuration et l'épuisement du malade, et l'on diminue ainsi la tendance à la pyémie ; il faut aussi entretenir la propreté et s'opposer au développement de toute inflammation dans la plaie [1]. » Or, l'acupressure a pour but et pour résultat de réaliser toutes ces mesures préventives, tandis que la ligature artérielle agit en sens inverse. Il est inutile d'insister davantage sur l'importance de ces indications prophylactiques, car ici, comme dans tout ce qui se rattache au traitement des maladies, il vaut mieux prévenir que guérir.

HYGIÈNE LOCALE DES PLAIES.

L'hygiène est de toutes les branches de la médecine celle qui a fait les plus grands progrès de nos jours. Or, tous les hommes impartiaux, soit médecins, soit étrangers à la médecine, qui se sont occupés de ce sujet, sont convaincus que l'introduction dans l'économie, soit par inhalation, soit par toute autre voie, des produits de la décomposition animale, constitue, surtout dans cer-

---

[1] Holmes, System of Surgery, t. I, p. 292, 3 et 8.

tains cas particuliers, une source abondante de maladie et de mort, et donne naissance à diverses espèces d'affections fébriles. Dans les cas où ces causes n'amènent pas directement les maladies, elles les aggravent, une fois qu'elles ont éclaté. En éloignant ces causes morbifiques, on a, de l'aveu de tous, sauvé un grand nombre de vies et épargné bien des maux à l'humanité. Mais, chez les blessés, il faut songer à l'hygiène locale, aussi bien qu'à l'hygiène générale ; on doit songer, non-seulement aux conditions générales de l'économie, mais aussi à l'état local de la partie malade. D'ailleurs, les règles sanitaires qui s'appliquent à l'économie tout entière se rapportent également à la guérison de la plaie.

Les conditions hygiéniques les plus favorables à la santé générale peuvent se résumer en un seul mot, — la propreté : ce qui implique une atmosphère souvent renouvelée, des lavages à grande eau, et l'absence de toute espèce d'émanations putrides ; or, il est incontestable que les mêmes conditions sont, à tous égards, les meilleures pour une plaie chirurgicale.

Chez un homme qui porte une vaste solution de continuité, il n'est pas plus sensé d'enfermer et de maintenir systématiquement, à l'intérieur de la plaie, une quantité considérable de petites escarres gangréneuses, qu'il ne le serait d'entourer le blessé d'une multitude de produits organiques en état de décomposition. « Un poison introduit par la surface d'une plaie détermine une irritation générale de la même manière qu'un poison qui a pénétré par les voies aériennes [1], » dit avec raison M. Travers. Rien ne semble plus illogique que de voir les chirurgiens rapprocher avec soin, par des sutures métalliques, les lèvres d'une plaie, tandis qu'ils laissent, à l'intérieur de cette même plaie, des ligatures qui produiront inévitablement un travail d'élimination sur chacun des points où elles sont fixées. La plaie est nette et bien pansée à l'extérieur, mais à l'intérieur, elle renferme des séquestres qui produiront infailliblement un travail ulcératif. Ne dirait-on pas une maison dont l'extérieur brille par la propreté la plus exquise, tandis qu'à l'intérieur les ordures les plus repoussantes se trouvent accumulées ? C'est le sépulcre blanchi de l'Évangile.

Les grandes illustrations de la chirurgie contemporaine connaissent parfaitement les dangers auxquels seraient exposés leurs opé-

---

[1] Inquiry concerning Constitutional Irritation, p. 527.

rés, s'ils étaient couchés dans une salle dont l'atmosphère serait remplie d'exhalaisons putrides ; ils seraient scandalisés de les voir exposés inutilement à des chances aussi défavorables, surtout après la secousse qui résulte d'une opération grave. Et cependant, peu de ces chirurgiens hésitent à exposer leurs malades à un danger analogue, mais bien plus immédiat, en enfouissant des matériaux putrides dans les plaies qu'ils viennent de faire. Ils s'opposent à l'absorption des miasmes par la surface pulmonaire, sans se préoccuper de l'absorption qui peut se faire par la surface ouverte de la plaie. Au contraire, ils y plongent de petits fragments de chair mortifiée, qui se trouvent, aussi directement que possible, en contact avec les surfaces absorbantes, pour les y enfermer avec le plus grand soin ; en même temps, ils garantissent avec soin les organes respiratoires contre tout accident de ce genre. Comment justifier de telles inconséquences ? L'esprit humain est plein de contradictions inexplicables.

Dans la première communication que j'ai faite à la Société royale d'Édimbourg, au sujet de l'acupressure, j'avais formulé les conclusions suivantes, que l'expérience des quatre dernières années a contribué à confirmer :

« L'acupressure des artères, comparée à la ligature de ces vaisseaux, me paraît offrir, comme moyen hémostatique, les avantages suivants :

1° C'est un procédé plus simple, plus facile et plus expéditif que la ligature.

2° Les aiguilles à acupressure ne peuvent guère être regardées comme jouant le rôle de corps étrangers dans la plaie ; elles peuvent d'ailleurs être retirées au bout de deux à trois jours, aussitôt que l'artère paraît oblitérée, tandis que les ligatures sont de véritables corps étrangers, qui ne peuvent être retirés qu'après avoir coupé le vaisseau lié.

3° Sur chaque point où elle est appliquée, la ligature produit inévitablement un travail d'ulcération, de suppuration et de gangrène, tandis que l'acupressure n'offre aucun de ces inconvénients.

4° Les probabilités en faveur de la réunion directe sont donc plus grandes avec l'acupressure qu'avec la ligature.

5° La pyémie et la fièvre des amputés paraissent être souvent occasionnées par la suppuration de mauvaise nature qui se développe autour des vaisseaux liés.

6° Les complications dangereuses ont moins de tendance à se

produire, quand on fait usage de l'acupressure ; car une aiguille métallique n'a pas de tendance à développer une suppuration et des escarres locales dans la plaie, comme le font les ligatures.

7° Nous sommes donc fondé à croire qu'en faisant usage de l'acupressure, nous verrons 1° les plaies chirurgicales se fermer plus promptement et d'une manière plus satisfaisante ; 2° la pyémie et la fièvre des amputés se développer moins facilement à la suite des opérations chirurgicales.

[1] Edinburgh Medical Journal, janvier 1860, p. 630.

CHAPITRE XXII.

APPLICATION DE L'ACUPRESSURE

A D'AUTRES USAGES QUE L'OCCLUSION DES ARTÈRES

A LA SUITE DES OPÉRATIONS CHIRURGICALES.

Je n'ai parlé jusqu'à présent de l'acupressure qu'au point de vue des plaies chirurgicales ; mais il est d'autres circonstances où cette méthode peut fort bien trouver son emploi. Dans un premier travail à ce sujet, j'avais indiqué les applications suivantes [1]:

1° Dans quelques amputations, une ou plusieurs aiguilles à acupressure pourront être passées, avant l'opération, à un pouce ou un demi-pouce au-dessus de l'incision, de manière à comprimer l'artère principale du membre et éviter toute déperdition de sang. L'aiguille répondrait alors simultanément aux indications que remplissent les ligatures et le tourniquet. 2° Dans quelques cas, ce moyen pourra servir à comprimer l'artère qui se rend à une tumeur anévrysmale, la crurale, par exemple, dans les cas d'anévrysme poplité, ce qui permettrait de remplacer l'opération ordinaire par une simple acupuncture, quand les procédés plus doux, la compression, les manipulations, la flexion forcée du genou, etc., sont restés impuissants. 3° Dans l'ovariotomie, il a paru difficile jusqu'à présent de fermer les vaisseaux ovariens sans laisser sur le pédicule de la tumeur un corps étranger, un fil à ligature. Mais si l'on transperçait le pédicule en le fixant aux parois abdominales à l'aide d'une ou plusieurs aiguilles à acupressure, cette difficulté serait peut-être vaincue.

[1] Edinburgh Med. Journal, 1860, p. 649.

Considérons en détail chacune de ces applications de l'acupressure.

I. *Acupressure des troncs artériels principaux avant l'amputation des membres, l'ablation des tumeurs, etc.* — Après avoir indiqué les moyens de réprimer les hémorrhagies, en comprimant les troncs artériels qui se rendent aux parties que l'on doit inciser, à l'aide de la compression circulaire, du garrot, du tourniquet, de la main, M. le professeur Velpeau ajoute : « Dans quelques cas seulement, on a recours à un moyen encore plus sûr : on découvre l'artère à une certaine distance au-dessus du lieu où l'amputation doit être pratiquée, et on fait la ligature[1]. »

J'ai déjà fait observer (p. 256) que Marjolin et Blandin avaient employé ce procédé dans les amputations des membres. En 1760, Lefébure proposa de lier l'artère fémorale avant de désarticuler la cuisse; cette idée a été suivie par Delpech, Larrey et d'autres opérateurs[2]. Mais la compression ou la ligature de l'artère principale d'un membre est une pratique assez ancienne en chirurgie. On trouve dans les écrits d'Archigène, l'ami et le médecin de Juvénal, le précepte de lier fortement les vaisseaux qui se rendent au siége de l'amputation avant de la pratiquer[3].

Je ne crois pas que l'acupressure ait été jamais employée dans ce but. Dans un cas d'amputation de la cuisse, pratiquée par mon ami le docteur Henderson, de Leith, pour une mutilation grave à la suite d'un accident de chemin de fer, j'essayai, mais sans succès, de comprimer la fémorale avec une longue aiguille. Des mains plus habiles y ont réussi, comme on le voit dans l'observation suivante ; il s'agit d'une amputation d'une partie considérable de la mâchoire inférieure, pratiquée par mon ami M. le docteur Spencer Wells.

Obs. XXXVII. *Ablation d'une partie de la mâchoire inférieure, avec une tumeur adhérente; acupressure préventive de l'artère faciale.* — Le malade portait une tumeur qui embrassait la partie gauche de la mâchoire inférieure. Elle recouvrait les dents de ce côté, proéminait dans la cavité buccale, repoussait la langue en arrière et à droite, s'opposait à la mastication et à la déglutition, et altérait le timbre de la voix.

---

[1] Médecine opératoire, t. 1, p. 300.

[2] Bourgery, Traité complet d'anatomie, t. VI, p. 272.

[3] Voyez « Græcorum chirurgici libri, éd. Cocchius, Florence, 1754, p. 157. Voici les propres termes de l'auteur : « Ἀποβροχιστέον οὖν ἢ διαῤῥαπτέον τὰ φέροντα τῶν ἀγγείων ἐπὶ τὴν τομὴν. »

M. Wells retira la portion malade de l'os, et la tumeur à travers une seule incision qui suivait la base de la mâchoire, depuis l'angle de cet os jusqu'à la symphyse. La joue fut disséquée et écartée de la tumeur, l'os fut divisé par la scie et les pinces de Liston, au niveau de l'angle et un peu au dehors de la symphyse. La plaie fut réunie par des sutures métalliques, et les molaires inférieures et supérieures du côté droit furent réunies par un petit appareil qui fut retiré au bout de vingt-quatre heures. La plaie se réunit presque en entier par première intention [1].

En m'écrivant au sujet de cette opération, M. Wells me dit : « J'ai mis récemment en pratique l'idée que vous avez émise, à savoir, l'emploi préventif de l'acupressure dans une ablation de la moitié de la mâchoire inférieure. Je savais que ma première incision comprenait l'artère faciale ; aussi je plaçai une aiguille sous l'artère avant de commencer l'opération. Le succès fut complet. »

II. *Acupressure des troncs artériels qui se rendent à une tumeur anévrysmale.* — Quand on jette une ligature sur le trajet d'un gros tronc artériel, il faut ordinairement plusieurs jours, et souvent plusieurs semaines, pour qu'elle puisse tomber, après avoir coupé le vaisseau. Pendant ce temps, l'incision pratiquée sur le trajet de l'artère ne peut pas se refermer complétement, à cause de la présence de la ligature, qui s'interpose aux lèvres de la plaie, à la manière d'un corps étranger ; en outre, il se produit souvent une hémorrhagie secondaire par l'un des bouts de l'artère. S'il était possible de comprimer le tronc artériel par une aiguille à acupressure, purement et simplement, on éviterait la déchirure des tuniques internes du vaisseau, la suppression de toutes ses adhérences aux tissus voisins, et l'irritation produite par le fil de la ligature ; tandis que l'extraction de l'aiguille après un intervalle de deux ou trois jours, une fois l'artère oblitérée, éloignerait en grande partie les dangers que présentent l'ulcération, le travail d'élimination et les hémorrhagies secondaires, qui constituent de si graves inconvénients dans toutes les opérations de ce genre, et peuvent occasionner la mort.

La plupart des grosses artères, qui peuvent être liées en pratique, présentent avec les surfaces osseuses des rapports tels, que l'on pourrait aisément les comprimer contre ce point d'appui solide. Cependant les nerfs et les veines qui suivent le trajet des artères seront souvent regardés comme des obstacles à l'emploi de l'acu-

---

[1] Transactions of the Pathological Society of London, t. XII, p. 217 (1861).

pressure dans les cas d'anévrysme. Mais si l'on peut éviter de comprendre dans une ligature les veines et les nerfs, pourquoi n'en serait-il pas de même dans les cas d'acupressure ? On mettrait à nu l'artère, puis on passerait une longue aiguille de bas en haut et de dehors en dedans, de manière à isoler l'artère de sa veine satellite et des nerfs voisins.

On trouvera peut-être aussi le moyen de passer une aiguille pointue à chacune de ses deux extrémités, au fond de l'incision, entre l'artère et la veine ou le nerf voisins ; on poussera l'aiguille au dehors jusqu'à ce que sa pointe fasse, à travers la peau, une saillie d'un pouce ou plus ; puis, se servant de cette pointe, on fera descendre l'extrémité antérieure de l'aiguille au niveau de l'artère, puis on la glissera par-dessus, et on la fixera en place en la plongeant dans les chairs, en ayant toujours soin d'éviter la veine et les nerfs. L'angle formé par l'aiguille avec le plan de l'artère n'aurait pas besoin d'être très-prononcé pour obtenir le degré de compression nécessaire. Il ne faut effectivement qu'une faible pression pour fermer complétement le vaisseau, pourvu qu'elle soit continue. Si l'on fermait une artère telle que la fémorale ou la carotide par acupressure, ce procédé serait infiniment préférable à la ligature. L'artère ne serait point isolée des parties voisines, comme il arrive quand on pratique la ligature ou la filopressure (voir p. 149). On éviterait ainsi de la couper, ce qui arriverait infailliblement en cas de ligature. On pourrait alors cicatriser par première intention l'incision pratiquée sur le trajet du vaisseau ; car il n'y aurait point de corps étrangers entre les lèvres de la plaie. On serait moins exposé aux hémorrhagies secondaires qui résultent de l'ulcération du tube artériel ; en effet, l'aiguille serait retirée cinquante ou soixante heures après son introduction et, par conséquent, avant toute espèce de travail ulcératif.

Je ferai observer, en outre, pour ce qui touche à l'acupressure appliquée aux anévrysmes, que, si l'on passait une aiguille à travers la peau, sans pratiquer d'incision, de manière à fermer plus ou moins complétement le tube artériel, la compression simultanée de la veine ou du nerf voisin n'aurait point les inconvénients qu'on pourrait supposer ; car, en pratique, dans le traitement de l'anévrysme poplité par la compression, d'après la méthode qui a été suivie avec succès à Dublin, la veine fémorale et le nerf crural sont comprimés en même temps que l'artère. Les recherches faites dans cette école célèbre nous ont appris que pour obtenir la guérison des anévrysmes, il n'est point indispensable de fermer complétement la lumière du vaisseau ; une oblitération partielle est suffisante pour remplir le but.

Peut-être qu'une courte aiguille, employée selon le deuxième procédé que j'ai décrit (p. 29), réussirait mieux encore que les aiguilles d'une grande longueur. Mais on ne peut juger la question que par des expériences pratiquées sur le vivant et sur le cadavre. En supposant que l'artère fémorale eût été mise à nu par les incisions ordinaires, une courte aiguille, placée à travers les artères et les tissus ambiants, pourrait être placée de manière à la croiser obliquement ; on l'abaisserait pour comprimer le vaisseau et on la maintiendrait en place en plongeant sa pointe dans les tissus voisins. L'aiguille, pourvu qu'elle fût assez courte, pourrait être facilement retirée à l'aide du fil de fer qu'elle porte avec elle.

J'ai fermé la carotide, chez le cheval, par un procédé qui s'appliquera peut-être mieux que tout autre aux artères affectées d'anévrysmes. Après avoir dénudé la carotide, je l'inclinai de côté et je passai une aiguille dont la pointe se planta dans les tissus sous-jacents. Je plongeai ensuite une seconde aiguille dans les tissus du côté opposé du vaisseau. L'artère se trouvait donc comprise entre deux aiguilles, dont les extrémités terminales plongeaient dans les tissus, tandis que leurs extrémités opposées étaient libres. En rapprochant ces deux aiguilles à l'aide d'un fil de fer roulé autour de leurs extrémités libres, le calibre du vaisseau se trouva immédiatement oblitéré. Dans ce procédé, comme dans les autres, on peut toujours retirer les aiguilles à volonté, à l'aide des fils de fer dont elles sont munies.

Nous avons déjà vu (p. 80) que M. Velpeau a proposé d'appliquer la suture entortillée aux vaisseaux artériels qui se rendent aux anévrysmes, ainsi qu'aux veines variqueuses. J'ai rencontré dernièrement dans mes lectures un cas où ce système fut appliqué à deux petits anévrysmes, conformément au quatrième procédé que j'ai décrit (p. 31). Cette observation est rapportée dans la Médecine opératoire de M. le professeur Malgaigne :

Obs. XXXVIII. *Application de la suture entortillée à de petits anévrysmes du cuir chevelu.* — Le sujet portait deux petits anévrysmes à la région frontale. « Je passai, dit M. Malgaigne, dans chaque tumeur, deux épingles qui la traversaient en se croisant au centre ; et je les réunis par deux fils comme dans une suture entortillée, assez fortement serrées.

Je passai ensuite sous la portion cardiaque de l'artère malade, à deux centimètres de l'anévrysme, une autre épingle qui embrassait avec l'artère une certaine portion des téguments, et que je serrai avec un fil comme les autres. Les épingles furent laissées en place douze jours, sans aucune sorte d'accident, et la guérison fut complète [1]. »

Dans ce cas, le traitement fut peut-être plus énergique qu'il n'était nécessaire, car il est fort probable que la compression de l'artère entre la tumeur et le centre circulatoire aurait suffi pour remplir le but ; cette compression aurait pu, d'ailleurs, n'être maintenue que trois jours au lieu de douze. J'ai vu guérir un anévrysme, situé dans la même région, par une compression exercée sur l'artère à l'aide d'une simple bande en caoutchouc.

III. *Acupressure du pédicule ovarien dans l'ovariotomie.* — Il est peu de questions en chirurgie sur lesquelles l'opinion ait changé aussi brusquement en Angleterre que celle de l'ovariotomie. Pour mieux comprendre la question, qu'il me soit permis de rappeler que le premier cas, où cette opération fut pratiquée pour la guérison d'un kyste de l'ovaire [2], se présenta dans l'état de Kentucky (Amérique) en 1808. La malade consulta le docteur M'Dowell, de Danville, qui refusa de l'opérer ; mais plus tard la tumeur fut extirpée avec succès par John King, vétérinaire [3]. L'année suivante, en 1809, une malade, offrant la même affection, consulta le doc-

---

[1] Manuel de Médecine opératoire, 6ᵉ éd., p. 203.

[2] Le cas de L'Aumônier n'était certainement pas une opération pratiquée pour extirper un kyste de l'ovaire, car la tumeur extraite était dure et n'offrait que le volume d'un œuf, la tuméfaction ayant été occasionnée par un abcès pelvien qui fut ouvert. Percival Pott enleva successivement les deux ovaires à une malade chez qui ces organes faisaient saillie au dehors, de manière à simuler des hernies inguinales ; et, d'après Athénée, Adramytte, roi de Lydie, suivant en cela l'exemple de plusieurs autres monarques, faisait des eunuques femelles par l'extirpation des ovaires. Voyez mes Clinical Lectures on the Diseases of Women, Philadelphie, 1863, p. 376.

[3] « En 1808, une dame qui habitait Stamford, dans le Kentucky, se présenta au docteur Ephraïm M'Dowell pour se faire opérer par lui. Il diagnostiqua un kyste ovarien, et annonça à la malade une mort inévitable. Elle retourna chez elle désespérée. Mais ayant raconté son histoire à un vieil Indien qui gagnait sa vie à châtrer les animaux, il lui proposa de l'opérer. Elle accepta. Il lui ouvrit le ventre comme il l'aurait fait à une truie ; et la tumeur étant pédiculée, il en lia le pédicule et le coupa ; quinze jours plus tard la femme était entièrement guérie. M. John Camden, de la Nouvelle-Orléans, et M. Pierre Camden, ancien maire de Saint-Louis, peuvent attester l'exactitude de ce récit. » (Report on the Improvements in the Art and Science of Surgery in the last fifty years, by Dr Joseph N. M'Dowell, Saint-Louis, 1860), p. 28.

teur James M'Dowell et son oncle le docteur Ephraïm M'Dowell, et la tumeur, qui pesait en tout vingt-deux livres, fut extirpée avec succès par ces deux chirurgiens. La malade survécut trente ans à l'opération et mourut à l'âge de soixante-dix-neuf ans. James M'Dowell ne survécut pas longtemps à son triomphe ; mais son oncle Ephraïm pratiqua l'opération plusieurs fois de suite. Sur les sept premiers cas [1], il obtint six guérisons : une seule de ses opérées mourut. Il ne continua pas à tenir un registre exact de ces opérations, mais un de ses biographes nous apprend qu'il eut moins de succès plus tard [2]. Il publia dans le Répertoire éclectique de Philadelphie (vol. VII, p. 242) le récit de ses trois premières opérations, qu'il communiqua à son maître John Bell, d'Édimbourg. M. Lizars, professeur d'anatomie et de chirurgie dans cette ville, donna une nouvelle publicité à ses observations [3] et pratiqua quatre fois lui-même cette opération. Il eut le mérite de commencer ainsi en Europe l'une des plus grandes révolutions qui ait eu lieu en chirurgie pratique ; mais, faute d'un diagnostic assez rigoureux, il n'eut pas tout le succès qu'il pouvait espérer. Dans le premier des quatre cas qu'il rapporte, on ne trouva point de tumeur ovarienne ; dans le second, il s'agissait d'une tumeur fibreuse de l'utérus qui ne fut point enlevée. Ces deux malades se rétablirent des suites de l'opération. Dans les deux autres cas, le diagnostic était correct et les tumeurs furent enlevées. L'une de ces deux malades succomba, l'autre se rétablit et vécut de longues années [4].

Il s'éleva aussitôt une discussion violente à Édimbourg et ailleurs au sujet de cette opération. Liston, qui professait à Édimbourg, s'éleva contre de telles pratiques dans des termes analogues à ceux de Gourmelen, en parlant de la ligature des artères. Il aurait voulu faire poursuivre l'opérateur pour homicide volontaire et lui faire subir la peine que méritait, d'après lui, une pareille conduite. « On ne comprend pas, dit-il, comment une telle idée a pu se présenter à un homme sain d'esprit, encore moins comment il a osé la mettre en pratique. » Et il ajoutait

---

[1] Son neveu, William M'Dowell, qui avait vécu sept ans avec lui, nous apprend qu'à l'époque où il avait quitté son oncle, en 1820, il avait opéré sept malades et n'en avait perdu qu'une. (Voyez North American Medico-Chirurgical Review, nov. 1860, p. 1044).

[2] Voyez le même recueil à la page suivante.

[3] Voyez Edinburgh Medical and surgical Journal, oct. 1824, p. 249.

[4] Observations on the Extraction of Diseased Ovaria, Edinburgh, 1825.

qu'il serait impardonnable de renouveler de semblables tentatives [1]. Le langage de M. Syme était non moins péremptoire,
quoique moins violent ; il s'élevait, au point de vue théorique et
pratique, contre l'ovariotomie, en disant : « Qu'il serait coupable
de renouveler des essais de ce genre, puisqu'il était évident que
pour une vie que l'on sauvait ainsi, il en faudrait sacrifier plusieurs [2]. »

C'est bien plutôt aux préjugés de l'époque qu'à la portée scientifique de ces chirurgiens célèbres qu'il faut attribuer cette ré-
probation énergique de l'ovariotomie.

Au siècle dernier, avec cette profondeur de vues qui le caractérise, John Hunter avait prévu la possibilité et l'utilité de cette
opération [3] ; et de nos jours presque toutes les illustrations con-
temporaines, qui la combattaient si énergiquement, il y a quelques
années, conviennent que non-seulement cette opération est légi-
time, mais que les résultats en ont été singulièrement heureux.
M. Syme reconnaît lui-même que cette opération est aujourd'hui
définitivement acceptée en pratique [4].

Le professeur Fergusson, de Londres (autrefois d'Édimbourg),
reconnaît, avec une franchise qui l'honore, que si les préjugés
de son éducation l'avaient indisposé contre l'ovariotomie, il est
aujourd'hui convaincu qu'elle était non-seulement admissible,
mais extrêmement utile [5].

Mon collègue et ami M. Spence, professeur de chirurgie à la
faculté d'Édimbourg, croit aujourd'hui qu'il est du devoir du
chirurgien de pratiquer cette opération toutes les fois qu'elle offre
quelques chances de succès [6] ; et cependant, il y a plusieurs années [7], il avait refusé de la pratiquer dans un cas favorable [8], parce
qu'elle lui paraissait inadmissible en chirurgie.

L'expérience a prouvé que l'ouverture de la cavité abdominale
et l'ablation des tumeurs ovariennes, même lorsqu'elles sont adhé-

[1] Elements of Surgery, part. iii, 1852, p. 54.
[2] Principles of Surgery, 3⁐ éd., 1842, p. 419.
[3] Œuvres, éd. Palmer, t. I, p. 573.
[4] Principles of Surgery, 5⁐ éd., 1863, p. 462.
[5] System of Practical Surgery, 4⁐ éd., 1857, p. 781.
[6] Edinburgh Medical Journal, oct. 1863, p. 569.
[7] Monthly Journal of Medical Science, janv. 1846, p. 65.
[8] On sait combien l'ovariotomie a été vivement combattue à Paris, jusqu'à l'é-
poque où l'exemple de M. le professeur Nélaton a naturalisé cette opération en
France.

rentes, n'a point les résultats formidables auxquels on s'attendait autrefois. Nous avons vu (p. 164) que les amputations des membres nous fournissent en moyenne un décès sur trois opérations. D'après les chirurgiens qui ont pratiqué l'ovariotomie, tels que le docteur Clay, le docteur Atlee, M. Spencer Wells, M. Baker Brown, le docteur Tyler Smith, le docteur Thomas Keith, le docteur Grimsdale, etc., il paraît que l'ovariotomie donne à peu près le même résultat[1].

Quant au procédé opératoire pris en lui-même, c'est sans doute en modifiant la façon de couper le pédicule de la tumeur qu'on parviendra à diminuer la mortalité qui résulte de l'opération. En Amérique, les docteurs Atlee et Pope l'ont divisé à l'aide de l'écraseur ; ils ont parfaitement réussi. Ce procédé serait sans doute le meilleur si l'on n'avait pas à craindre les hémorrhagies consécutives, comme le pensent plusieurs opérateurs. Il est difficile de lier chacune des artères ouvertes, à cause de la quantité de sang qui peut s'écouler dans la cavité péritonéale pendant le temps exigé pour cette opération. Dans plusieurs cas, le pédicule a été lié à l'aide d'une aiguille et d'un fil très-résistant, en un ou plusieurs points,

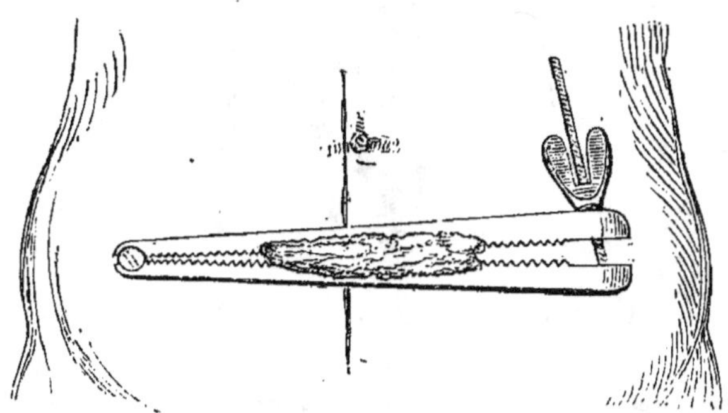

Fig. 32.   Compresseur employé dans l'ovariotomie. On voit par cette figure la manière dont il comprime le pédicule, et la position qu'il occupe habituellement quand l'opération est terminée.

avant que la tumeur ne fût extirpée. Quelquefois, après l'excision, le pédicule a été amené au dehors et fixé entre les lèvres de la

[1] Le docteur Churchill indique les résultats suivants : sur 249 cas d'ovariotomie pratiqués jusqu'au mois d'août 1863 par quatre opérateurs, (MM. Clay, T. Smith, Baker Brown et Spencer Wells) il y eut 164 guérisons et 85 morts : la proportion des décès étant d'un tiers environ. Voyez Diseases of Women, 5e éd., p. 529 ; et Graily Hewitt, Diseases of Women, p. 558.

plaie. Mais dans la majorité des cas, on l'a laissé rentrer dans la cavité abdominale après avoir coupé de très-près les fils, ou en les laissant sortir par la plaie. Dans l'un ou l'autre cas, la présence de la ligature dans la cavité péritonéale et la mortification du pédicule étranglé constituent un danger évident pour la malade.

L'heureuse idée de M. Hutchinson, qui saisit le pédicule à l'aide d'un compresseur qui reste fixé au dehors de la plaie après l'ablation de la tumeur (voyez fig. 32) a donné les meilleurs résultats dans un grand nombre de cas, et ce sera probablement le procédé auquel on aura le plus souvent recours. Mais le pédicule est quelquefois trop court pour se prêter à cette opération sans danger pour le malade. D'ailleurs la présence du pédicule entre les lèvres de la plaie retarde la cicatrisation jusqu'au moment où l'on retire le compresseur. Il faut longtemps pour que la portion étranglée de masse charnue soit éliminée, et lorsque le compresseur est trop promptement retiré, le pédicule peut se rétracter, en entraînant un petit fragment de tissu gangrené à l'intérieur du péritoine [1].

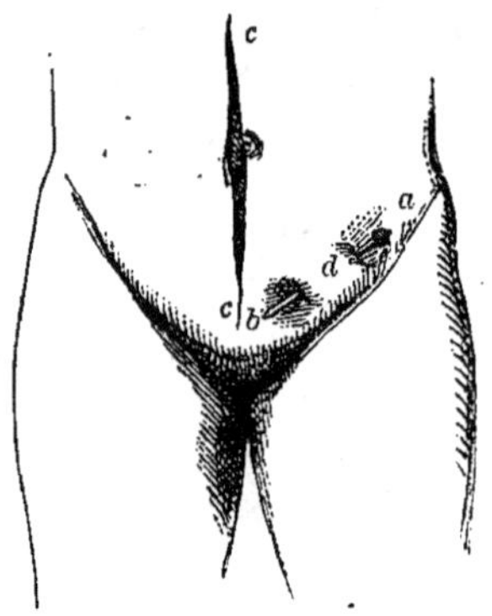

Fig. 33. Manière dont l'aiguille se montre au dehors, quand elle est employée pour comprimer le pédicule de l'ovaire. a, tête; b, pointe de l'aiguille employée ; d, trajet abdominal de l'aiguille, sur lequel un tampon pourrait être appliqué, en augmentant la pression au besoin, à l'aide de fils passés au-dessous des extrémités de l'aiguille. c, c, plaie abdominale.

M. Dix a proposé d'appliquer son procédé de *compression métallique* à l'ovariotomie; il croit qu'on pourra fermer ainsi chacune des artères ouvertes, et fixer ensuite le pédicule ovarien contre les

[1] Dans un cas d'ovariotomie, je laissai séjourner la pince douze ou treize jours après l'opération. La malade guérit parfaitement; mais au niveau du pédicule, qui avait séjourné si longtemps contre les lèvres de la plaie, il resta une dépression qui ne se cicatrisa que longtemps après.

parois abdominales [1]. Dans le Medical Times du 24 mars 1860, page 285, j'ai donné une description détaillée du procédé signalé plus haut (p. 178). Une longue aiguille sert à remplir le but; elle traverse les parois abdominales, transperce l'un des bords du pédicule, le croise et ressort par les parois abdominales, en transperçant son bord opposé. De cette manière, les deux extrémités de l'aiguille paraissent à l'extérieur, comme on le voit dans la figure 33. Le pédicule et les vaisseaux qu'il renferme pourraient être ainsi comprimés entre l'aiguille et les parois abdominales avec une force qu'on pourrait augmenter en appliquant un coussinet sur la peau (*d*, fig. 33) entre les deux extrémités de l'aiguille, et en comprimant à l'aide de fils passés au-dessous d'elles. On pourrait retirer

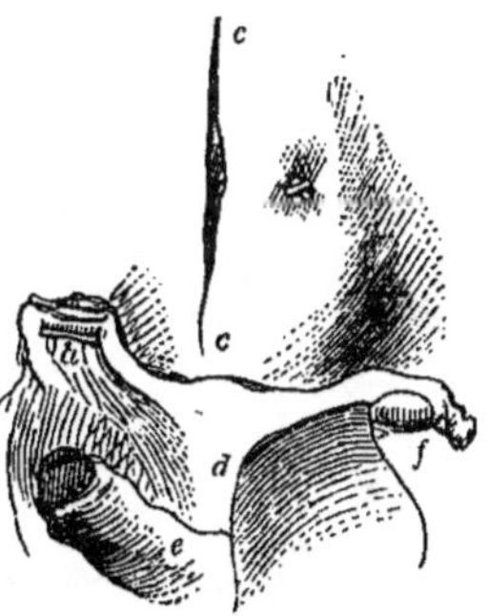

Fig. 34. Figure schématique représentant une vue intérieure de l'abdomen après l'ovariotomie. Une longue aiguille à acupressure (*a*) comprime ce pédicule (*b*) de l'ovaire gauche excisé et l'applique contre les parois abdominales ; (*cc*) extrémités de l'incision ; (*d*) utérus; (*e*) rectum ; (*f*) ovaire droit.

l'appareil après quelques jours, les vaisseaux étant suffisamment oblitérés. De cette manière, aucune ligature, aucun corps étranger ne séjourneraient entre les lèvres de la plaie pour s'opposer à la réunion directe. La figure 34 donne une idée de ce procédé.

On peut adresser à ce moyen les mêmes objections qu'à celui de M. Dix; il tiraille plus ou moins le pédicule et le maintient dans une position forcée. On pourrait obvier à cet inconvénient en transperçant le pédicule et les vaisseaux qu'il renferme par une ou plusieurs aiguilles, et en leur faisant subir une rotation partielle (voy. chap. xviii), soit avant, soit après l'excision de la tumeur ; la pointe de l'aiguille serait fixée dans le tissu musculaire des parois

[1] Edinburgh Medical Journal, sept. 1864, p. 210.

pelviennes, et des fils de fer attachés aux aiguilles permettraient de les retirer au bout de deux ou trois jours. Dans le cas suivant, l'acupressure fut appliquée avec succès au pédicule d'une tumeur ovarienne, mais par un procédé différent.

Obs. XXXIX. *Ovariotomie ; acupressure du pédicule ; extraction des aiguilles au bout de quarante-six heures.* — La malade était mère d'un enfant ; elle avait subi la ponction trois fois. La tumeur ovarienne était multiloculaire ; elle pesait plus de trente livres. Le kyste principal contenait vingt-trois livres de pus. Après l'avoir détaché de ses adhérences et amené à l'extérieur, j'appliquai un compresseur au pédicule, tout près de la tumeur ; après l'excision de celle-ci, une forte rétraction se manifesta. Il devint évident que l'instrument ne pouvait rester en place.sans tirailler fortement le pédicule. Je passai une aiguille à tête de verre deux fois à travers le pédicule (voyez fig. 37) juste au-dessous du com-

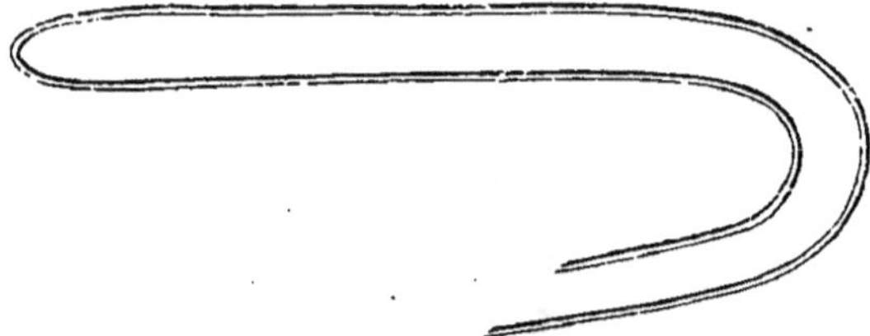

Fig. 35.   Anse de fil de fer destiné à comprimer le pédicule ovarien.

presseur ; je laissai de chaque côté une portion de tissu qui ne fut point comprimé, afin d'éviter la mortification du pédicule. Pour le comprimer plus efficacement, je jetai par-dessus la pointe de l'aiguille une anse de fil de fer ; elle fut assez fortement serrée pour empêcher les vaisseaux de

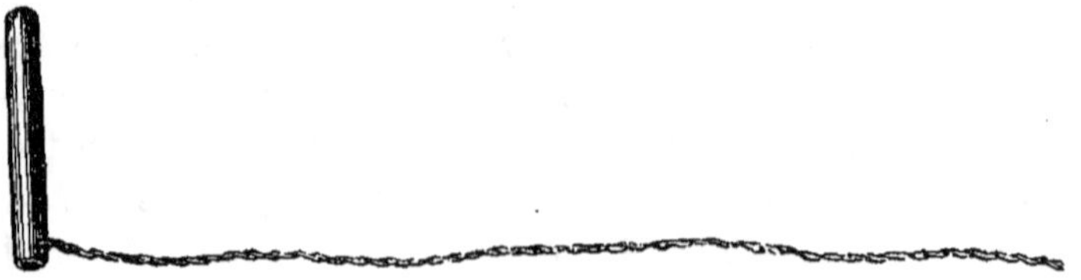

Fig. 36.   Cylindre en fer creux et fil de fer y attenant, pour garnir la pointe de l'aiguille.

saigner, et tordue autour de l'aiguille (voyez fig. 37, *bbb*). On se trouvait donc dans les conditions du quatrième procédé (page 60). Pour empêcher la pointe de l'aiguille de blesser les tissus, un cylindre en fer d'une longueur de trois quarts de pouce (fig. 36) y fut adapté ; la portion tordue du fil de fer fut rattachée à ce cylindre par un fil plus mince. Le

compresseur fut alors enlevé ; la portion de tumeur qui adhérait encore
au pédicule fut excisée et l'aiguille fut placée au bord du bassin. Un fil
attaché à la tête de l'aiguille, et les fils de fer qui avaient servi à comprimer le pédicule, furent laissés au dehors à l'extrémité inférieure de la plaie.
Les téguments furent réunis par des sutures métalliques qui embrassaient

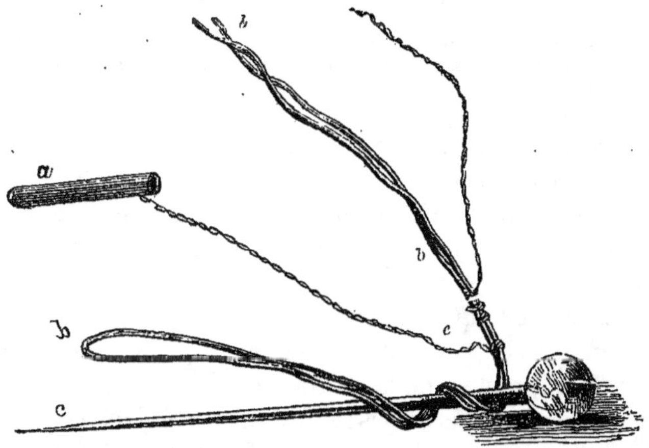

Fig. 37. Appareil à acupressure retiré de la plaie, grandeur naturelle. a, tube en fer qui
recouvrait la pointe de l'aiguille. b, b, b, anneau en fil de fer qui comprimait le pédicule
ovarien. Le fil de fer est ramené en haut, et le cylindre s'y rattache par son propre fil.

le péritoine, sauf sur un seul point. Les fils de suture furent moulés sur
les parties, en les comprimant avec les doigts placés, l'un en dedans,
l'autre en dehors des parois abdominales. Ce petit appareil est représenté
dans la fig. 37, tel qu'il était lorsqu'au bout de quarante-six heures, il
fut retiré, en faisant sortir l'aiguille à l'aide de sa tête en verre. Le fil de
fer qui comprimait le pédicule et le cylindre qui emboîtait l'extrémité de
l'aiguille sortirent ensemble. Quatre jours plus tard, les sutures profondes furent retirées ; il ne s'écoula pas une goutte de pus, et la plaie
se trouva cicatrisée d'un bout à l'autre par première intention. La suture
superficielle fut laissée un peu plus longtemps en place, et quelques
gouttes de pus parurent quand elle fut retirée. Treize jours après l'opération, la cicatrice s'ouvrit à sa partie supérieure dans un accès de toux,
et une quantité de pus sortit par l'ouverture. Avant l'opération, la diathèse purulente existait au plus haut degré chez cette malade ; le pouls
resta à cent pendant plusieurs semaines, et une collection purulente
énorme s'était formée, comme nous l'avons vu, à l'intérieur du kyste.
Après l'ouverture du petit abcès des parois abdominales, le pouls revint
à l'état normal, et la malade se rétablit promptement. Elle jouit actuellement d'une bonne santé.

Dans le cas qui vient d'être rapporté, la tête de l'aiguille devint un obstacle à son extraction. Il fut nécessaire d'étendre l'incision un peu plus loin que de coutume. Je crois qu'une aiguille des mêmes dimensions, portant un fil de fer, serait plus commode. Cet instrument est représenté dans la figure 38. Quand le pédicule est

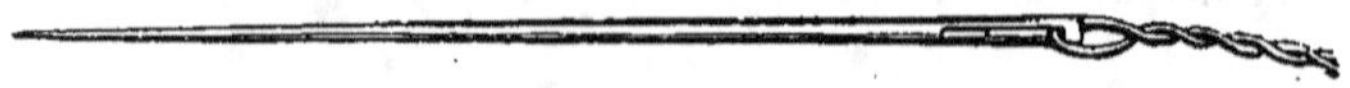

Fig. 38.   Forme et grosseur de l'aiguille destinée à comprimer le pédicule ovarien. Son extrémité peut être en verre (fig. 37), ou d'une forme ordinaire comme ici. Elle est armée d'un fil de fer de trois à quatre pouces de long.

très-large, une aiguille plus longue sera nécessaire. J'ai dit plus haut que, pour retirer l'appareil représenté dans la figure 37, je laissai un fil attaché à la tête de l'aiguille qui passait au dehors. Le fil métallique dont l'aiguille (fig. 38) est enfilée remplira mieux le but.

Il est probable qu'en laissant rentrer le pédicule après l'avoir comprimé par une aiguille qu'on retire peu de temps après, on diminuera le chiffre de la mortalité qui succède à l'ovariotomie. Je suis d'autant plus disposé à le croire, que, dans la dernière édition de l'ouvrage du docteur Churchill sur les maladies des femmes, il est dit que mon ami le docteur Tyler Smith, de Londres, n'a perdu que trois malades sur dix-huit opérées [1]. Or, ce qui caractérise spécialement, je crois, le procédé de ce chirurgien, c'est qu'il laisse rentrer le pédicule dans la cavité abdominale après l'avoir lié avec un fil de soie. Mais par ce système, nous avons à redouter les inconvénients de la présence d'un corps étranger (la ligature) dans la cavité du péritoine, et ceux de la mortification du pédicule. L'acupressure évite tous ces inconvénients.

[1] Diseases of Women, 5e éd., p. 529.

CHAPITRE XXIII.

LA LIGATURE COMPARÉE A L'ACUPRESSURE
SOUS FORME DE TABLEAU.

En terminant cet essai, je désire présenter le tableau sommaire des principales différences qui existent entre la ligature et l'acupressure, envisagées au point de vue de leurs conséquences. Ce sera en quelque sorte le résumé de ce travail.

TABLEAU DES DIFFÉRENCES QUI EXISTENT ENTRE LA LIGATURE ET L'ACUPRESSURE.

LA LIGATURE.	L'ACUPRESSURE.
1. Exige que l'extrémité du vaisseau soit isolée et plus ou moins détachée des tissus ambiants.	N'exige point cette opération.
2. Produit directement des lésions mécaniques, contusionne et déchire les tuniques internes de l'artère.	N'en produit aucune.
3. Détermine l'étranglement de la tunique externe.	N'en produit pas.
4. Amène inévitablement l'ulcération et la désagrégation moléculaire de la tunique externe au point lié.	N'en produit pas.
5. Produit la gangrène de l'artère au point lié et presque toujours au-dessous de ce point.	N'en produit pas.

LA LIGATURE.	L'ACUPRESSURE.
6. Produit autant de foyers d'ulcération et de suppuration et autant d'escarres dans une plaie, qu'il y a d'artères liées dans cette plaie.	N'en produit pas.
7. S'imprègne lorsque le fil est organique (soie ou chanvre) de liquides putrescibles qui ne tardent pas à se décomposer et à irriter les parties voisines.	S'applique au moyen de fils ou d'aiguilles métalliques qui ne peuvent pas absorber des liquides.
8. Produit, sur chaque point lié, les trois degrés les plus élevés de l'inflammation : l'ulcération, la suppuration et la gangrène.	Ne produit qu'une inflammation adhésive.
9. Ne peut se détacher que par l'ulcération et la division complète du vaisseau lié, ce qui exige un laps de temps de quatre à vingt jours environ.	Peut être retirée après une heure ou deux, après un, deux, ou plusieurs jours, à la volonté de l'opérateur.
10. N'oblitère que l'artère liée.	Oblitère en général la veine aussi bien que l'artère.
11. N'oblitère qu'un seul vaisseau.	Peut oblitérer deux ou plusieurs petites artères à l'aide d'une seule aiguille.
12. Exige en général la présence de deux personnes.	N'exige que la présence d'une seule personne.
13. Est quelquefois suivie d'hémorrhagies secondaires à la suite de l'ulcération qu'elle détermine.	Ne produit que très-rarement des hémorrhagies secondaires, puisqu'elle ne donne naissance ni à l'ulcération, ni à la gangrène.
14. Echoue quelquefois dans les cas d'hémorrhagie secondaire.	A réussi dans des cas de ce genre, quand la ligature avait échoué.
15. Ne peut quelquefois être appliquée que lorsque l'artère a été mise à nu, comme lorsque les vaisseaux se rétractent à la suite des amputations, des plaies du poignet, etc.	N'exige point la dénudation du vaisseau, ni par conséquent une dissection préalable.
16. Empêche, en sa qualité de corps étranger, la réunion directe des bords de la plaie sur les points qu'elle traverse.	Est retirée de bonne heure et ne s'oppose pas à la réunion directe.
17. A pour effet, comme corps	Est retirée de bonne heure, et ne

LA LIGATURE.	L'ACUPRESSURE.
irritant, de s'opposer au travail de cicatrisation directe qui s'opère dans son voisinage immédiat.	ne produit aucun effet irritant.
18. Produit inévitablement dans l'intérieur de la plaie du pus, des escarres et des matières putrides qui sont enfermées dans la plaie et se trouvent en contact avec les surfaces saignantes.	Ne développe pas des matières septiques à l'intérieur de la plaie.
19. Crée par conséquent des conditions d'hygiène locale très-peu favorables.	Crée des conditions hygiéniques bien plus avantageuses.
20. Est souvent suivie d'infection générale, en raison de la formation de matières septiques et de leur absorption par la surface de la plaie.	Expose bien moins souvent à l'infection générale parce qu'elle ne développe point de produits septiques et ferme les artères aussi bien que les veines.
21. Par ces diverses raisons, rend la réunion immédiate plus rare, la cicatrisation plus lente et l'infection putride ou purulente plus fréquente.	Par ces raisons, favorise la réunion immédiate et complète, accélère la cicatrisation et rend l'infection purulente ou putride moins commune.

Ce tableau pourrait aisément être prolongé s'il le fallait; mais il se rapporte exclusivement, comme je l'ai dit, aux différences capitales entre les deux méthodes. Il nous paraît inutile de joindre aucun commentaire à ce tableau ; il est assez éloquent par lui-même.

Les inconvénients et les effets délétères de la ligature seront peut-être un jour aussi bien décrits par les chirurgiens que les inconvénients et les dangers du cautère actuel ; car il n'est pas douteux pour moi qu'un jour la ligature des artères sera une méthode complétement abandonnée ; je suis pourtant loin d'espérer qu'elle sera promptement abandonnée. Dans les chapitres précédents, nous avons tracé l'histoire de l'opposition violente et tenace qu'a rencontrée autrefois la ligature artérielle, ainsi que la cicatrisation des plaies par première intention : on voit assez par là combien les révolutions de tout genre s'accomplissent lentement en chirurgie, — surtout lorsqu'il faut, comme pour l'acupressure, une série de raisonnements pathologiques et d'expériences pratiques pour les justifier et leur assurer la victoire définitive.

Quand a modification que l'on veut faire adopter produit des effets qui, — comme pour les anesthésiques, — relèvent directement du témoignage des sens, — le résultat est plus prompt et plus sûr. L'un des chirurgiens les plus illustres et les plus érudits de notre époque, — un écrivain qui n'a que bien peu de pareils dans l'histoire de la chirurgie, — en discutant la possibilité d'éviter la douleur dans les opérations sanglantes, nous dit « qu'on voit tous les jours des individus, demander en grâce qu'on s'arrête, qu'on ne termine pas, prier, menacer, et qui ne manqueraient pas de s'échapper, s'ils n'étaient solidement maintenus ; » il ajoute : « Autrefois, les chirurgiens se servaient de liens, de courroies, de machines, pour maîtriser les mouvements du malade pendant l'opération. » Il se demande si, en plongeant l'instrument dans l'huile, le cérat ou l'eau chaude, on ne pourrait pas amortir les souffrances de l'opéré [1]. « Mais, ajoute-t-il, *éviter les douleurs dans les opérations est une chimère qu'il n'est plus possible de poursuivre aujourd'hui. Instrument tranchant et douleur, en médecine opératoire, sont deux mots qui ne se présentent point l'un sans l'autre à l'esprit du malade.* »

C'est le Nestor de la chirurgie européenne, le professeur Velpeau, qui écrivait ces lignes, dans sa Médecine opératoire [1], il y a vingt ou trente ans. Heureusement qu'il a vécu assez longtemps pour voir cette prophétie annulée ; et peu de chirurgiens ont accueili avec plus d'enthousiasme que lui l'heureuse époque de l'abolition de la douleur dans les opérations.

Sans être chirurgien ni prophète, je me permettrai, comme M. Velpeau, de faire une prédiction. La voici : Dans deux ou trois générations, les chirurgiens auront cessé de planter de petits sétons, liés à de petites escarres, sur les parois de toutes les plaies ; et, d'une autre part, adoptant le principe de la compression métallique, ils arrêteront les hémorrhagies par l'acupressure, sous l'une ou l'autre de ses formes diverses, — ou, peut-être, par quelque autre moyen hémostastique plus simple encore et plus sûr. Il est inutile de sou-

---

[1] Voyez l'Appendice n° VIII, sur cette question envisagée au point de vue des malades.

[2] Eléments de médecine opératoire, t. I, 2ᵉ édit , p. 28 et 32.

tenir, comme on l'a fait dans ces derniers temps, qu'il ne faut rien faire pour améliorer l'état actuel des choses, parce que les chirurgiens sont contents de la ligature, malgré les inconvénients qu'elle présente, et n'ont aucun désir de changer. Comme science pratique, la chirurgie doit toujours marcher en avant ; elle ne peut reconnaître des bornes à ses progrès, car elle aura toujours devant elle l'infini.

FIN.

APPENDICE.

APPENDICE.

N° I.

(Voyez page 24.)

DE LA TOLÉRANCE DES TISSUS VIVANTS POUR DIVERS CORPS ÉTRANGERS, ET DE LEUR INTOLÉRANCE POUR CERTAINES AUTRES SUBSTANCES.

Il existe, en pathologie chirurgicale, quelques lois générales, non moins intéressantes qu'utiles à connaître, relativement à la manière dont se comportent les tissus à l'égard des corps étrangers qui s'y trouvent plongés. Jusqu'à ce jour, ces lois ont été peu étudiées. Elles me paraissent cependant offrir une haute importance en pratique. Je veux surtout parler de l'indifférence relative des tissus vivants mis en présence des corps métalliques, et de l'irritabilité qu'ils manifestent en présence des substances organiques, quelle que soit d'ailleurs leur provenance, soit animale, soit végétale. Ce sont ces questions qui vont d'abord nous occuper.

Section i. — *Loi de tolérance des tissus vivants pour les corps métalliques.*

Les substances métalliques, lorsqu'elles se trouvent plongées dans les chairs sans y avoir déterminé de contusion violente ni de lésion organique, n'y produisent guère d'irritation, et si leur contact y développe de l'inflammation, elle ne dépasse guère le premier degré, — celui d'une inflammation adhésive, à moins que la compression exercée sur un point quelconque n'y détermine une ulcération par cause mécanique. (Voyez p. 49.) Pour démontrer l'existence de cette loi générale si importante, je citerai d'abord : 1° des expériences pratiques sur les animaux, et 2° des observations recueillies chez l'homme.

Expériences sur les animaux. Un fragment métallique étant inséré sous la peau, et la plaie s'étant refermée, le corps étranger se trouve enseveli sur ce point, sans produire aucune suppuration, aucun travail ulcératif. Pour le prouver, de petits morceaux d'or, d'argent, de cuivre, de plomb et de fer furent placés profondément dans le dos et les flancs de quelques cochons. Ces expériences furent pratiquées, à ma prière, par M. Edwards et le docteur-Jardine-Murray. Lorsque, plusieurs jours après, ces plaies furent ouvertes et soigneusement examinées, on n'y trouva aucune trace de suppuration. Il existait une couche épaisse de lymphe plastique autour des fragments d'or, de plomb et de cuivre ; ces corps étrangers s'y trouvaient en quelque sorte moulés ; mais, au microscope, on ne trouvait dans cet exsudat que des éléments granuleux et des corpuscules spéciaux. Autour des fragments d'argent et de fer, il n'existait aucun kyste de ce genre ; car les fragments métalliques se trouvaient directement embrassés par les tissus voisins sans aucune trace d'exsudat. Cette expérience fut plusieurs fois répétée sur d'autres cochons, avec les mêmes résultats. Nous trouvâmes dans un seul cas un kyste autour d'un fragment anguleux d'acier poli.

Dans quelques expériences sur les chiens, pratiquées il y a longtemps par M. Syme, pour s'assurer si le périoste pouvait former de la substance osseuse à sa surface interne, une plaque de métal fut insérée entre le radius et son périoste ; les chairs se refermèrent au-dessus sans aucune difficulté et probablement sans aucune tendance à l'ulcération ni à la suppuration. Dans une autre expérience, il dénuda le radius, enleva le périoste et entoura d'une bande métallique l'os ainsi mis à nu. Six semaines plus tard, il trouva une coque épaisse et résistante autour de l'anneau [1].

Mais il est également vrai que des substances métalliques peuvent se loger dans les chairs sans développer, chez l'homme du

---

[1] Transactions de la Société royale d'Edimbourg, 1840, t. XIV, p. 162.

moins, aucune réaction physiologique, et sans produire autre chose que des effets purement mécaniques.

Observations recueillies chez l'homme. En chirurgie militaire, on sait parfaitement que, dans les plaies d'armes à feu, aussitôt que la contusion et les autres lésions mécaniques qui résultent de la blessure ont été guéries, le séjour de la balle dans les tissus, pendant des mois et des années entières, n'offre pas le moindre inconvénient, surtout si les grands viscères n'ont pas été touchés. Quelquefois même des balles ont pu séjourner dans les organes les plus essentiels à la vie, tels que le cœur et le cerveau [1].

Plusieurs de mes amis m'ont communiqué, pendant le cours de mes recherches, des observations de ce genre. Chez de vieux militaires, qui vivent encore, et qui furent blessés soit à Waterloo, soit en Espagne, il y a bientôt cinquante ans [2], Amboise Paré, qui avait étudié la question, s'exprime de la manière suivante : « Avcvnes fois les balles faites de plomb demeurent longtemps dedans les membres sans y suruenir aucun mauuais accident, ny empeschement de consolider la playe ; ce que i'ay veu souuent aduenir

[1] « Quelquefois, dit le professeur Traill, des balles ont séjourné pendant des années entières sur divers points, dans la cavité thoracique ou dans le cœur lui-même, sans occasionner la mort. » (Outlines of Medical Jurisprudence, 3e éd., p. 83.) Le docteur Balch a dernièrement rapporté l'histoire d'un individu chez qui une balle de plomb séjourna vingt ans dans les parois du ventricule droit du cœur. Six semaines après avoir reçu cette blessure, cet homme avait repris ses travaux ordinaires. (American Journal of the Medical Sciences, juillet 1861, p. 293.) Le travail de Quesnay sur les plaies du cerveau renferme plusieurs cas de pénétration de balles ou de fragments métalliques dans l'encéphale ou ses enveloppes immédiates. (Mémoires de l'Académie royale de Chirurgie, t. I, part. II, p. 131-135, 1743.) Malle cite l'observation d'un officier blessé à Wagram qui parvint à un âge très-avancé. Après sa mort, on trouva une balle logée dans l'hémisphère gauche du cerveau. (Voyez Appia, le Chirurgien d'ambulance, p. 53.)

[2] Guthrie décrit, dans ses Commentaires, la blessure fort dangereuse que reçut le duc de Richmond à la bataille d'Orthez, en 1814 : il eut la poitrine traversée par une balle, qui resta logée dans la paroi thoracique postérieure jusqu'à l'époque de sa mort, en 1860, sans avoir jamais occasionné le moindre inconvénient. (Comm. on the Surgery of the War, etc., 5e éd., p. 448 et suivantes.) Le docteur Smith m'a raconté l'histoire du général Miller, qui reçut trois balles à la prise de Pisco, en 1819, et une quatrième à Chiloé, quelques mois plus tard. Il mena, ultérieurement, une vie militaire des plus actives, et mourut en 1861. En ouvrant le corps pour l'embaumer, on y trouva deux balles. A l'hôtel des Invalides, il existe encore de vieux soldats de l'Empire qui portent des balles qui les ont frappés il y a trente ou trente-cinq ans, dit M. Hutin. Ils en sont souvent incommodés, mais comme elles sont profondément situées, personne ne songe à les extraire. (Appia, le Chirurgien d'ambulance, p. 53.)

apres par longue espace de temps, comme deux ou trois ans et plus,
lesdites balles estoyent poulsees hors par la vertu expultrice, et des-
cendoient pour leur grauité et pesanteur ès parties inferieures esquelles se manifestoient ; puis estoyent tirees hors par l'operation du
chirurgien. Laquelle si lorsque demeure au corps sans pourriture
aucune, ny mauuais accident (comme i'estime), ne prouient que de
la matiere du plomb, dont ladite balle est composee, comme ainsi
soit que le plomb a certaine familiarité et acointance auec la nature,
principalement des parties charneuses, ainsi que nous voyons par
experience ordinaire, qui nous apprend que le plomb appliqué par
dehors a vertu de clorre et cicatriser les vieilles ulceres [1]. »

¹ Le célèbre John Hunter, dans son Essai sur les plaies d'armes à
feu, en discutant la question de savoir s'il convient de laisser la
balle dans la plaie, au lieu de la retirer en élargissant l'ouverture
qui lui a livré passage, paraît incliner vers cette opinion. « Cette
habitude, dit-il, est fondée sur l'expérience ; car on a observé que
les balles, lorsqu'il était impossible de les extraire, ne faisaient
presque jamais aucun mal, lorsqu'elles ne se trouvaient pas dans un
organe essentiel à la vie ; car on les a vues séjourner dans le corps
pendant des années entières sans qu'on ait jamais pu les extraire, et
cependant il n'en est résulté aucun inconvénient pour le blessé.
On a découvert ainsi que les balles ne créaient aucune inflammation
dans les tissus, à la suite des cas où il évait été impossible d'en découvrir le siége ou de les extraire après en avoir reconnu la présence : on avait donc été forcé de les laisser en place [2]. »

Il serait facile de trouver des observations analogues dans les ouvrages de plusieurs autres chirurgiens militaires, tels que John
Bell [3], Guthrie [4] et Bransby-Cooper [5]; mais il me paraît inutile d'insister plus longtemps sur ce point, car l'authenticité du fait est universellement reconnue.

Ainsi, puisque des balles peuvent sans inconvénient rester ense-

---

¹ Œuvres, éd. Bruxelles, p. 380.

² Œuvres, éd. Palmer, t. III, p. 555.

³ Discourses on the Nature and Cure of Wounds, 3ᵉ éd., p. 206. « Une balle,
dit-il, peut souvent rester pendant des années entières dans les chairs, sans y
occasionner le moindre danger. »

⁴ Treatise on Gunshot Wounds, 1820, p. 96.

⁵ Principles and Practice of Surgery, p. 98.
« Il est moins important qu'on ne le pense, dit cet auteur, d'extraire la balle,
car il existe de nombreuses observations où elle est restée dans le corps sans
produire aucun résultat fâcheux. »

velies dans nos tissus, il est à peine nécessaire de faire observer, ce que savent presque tous les chirurgiens, que la grenaille de plomb peut séjourner de même sous la peau, où les tissus sous-jacents, pendant de longues années.

En pareil cas, les tissus ambiants environnent le corps étranger et le maintiennent en place ; quelquefois même, un kyste se forme autour de lui. D'après Guthrie, « quand une balle a séjourné pendant des années entières sur un point donné, il se forme autour d'elle un kyste membraneux qui l'isole en quelque sorte des parties voisines. S'il devenait nécessaire d'en opérer l'extraction dans de telles conditions, on trouverait plus d'une fois le sac membraneux adhérent à la balle, à tel point qu'il serait impossible de l'extraire sans extirper une partie du kyste [1]. » Chez un vieillard, Morgagni trouva à l'autopsie une balle de plomb qui s'était logée dans la cuisse trente ans avant la mort. « Il existait, dit-il, autour de cette balle un kyste membraneux qui l'embrassait étroitement [2]. »

Des morceaux aplatis de plomb peuvent séjourner dans le corps avec la même impunité. Samuel Cooper en cite un remarquable exemple emprunté à Bordier. Le fait a été observé à Pondichéry. « Un soldat indien, irrité contre sa femme, la tua, et chercha ensuite à se détruire en s'ouvrant le ventre avec un poignard à forte lame : les intestins étaient sortis par la plaie. Un praticien indigène, ayant été appelé, sépara la peau des muscles sous-jacents et passa au-dessous d'elle une plaque de plomb pour maintenir en place les intestins. La plaie se cicatrisa promptement, sans que le fragment métallique interposé causât le moindre accident. Ce soldat ayant été pendu plus tard, M. Bordier put s'assurer de la circonstance à l'autopsie [3]. »

Les cas que je viens de citer se rapportent principalement au plomb ou à ses alliages. Quelques auteurs attribuent cette innocuité au plomb d'une manière exclusive. « Si la balle, dit Paré, estoit de pierre, de fer ou d'autre métal, c'est chose toute asseurée qu'elle ne pourroit demeurer longtemps au corps, pour ce que le fer s'enrouille et, à cause de ce, corrode la partie, ce qui amène, quant à soy, de pernicieux accidents [4]. »

Mais d'autres métaux peuvent aussi s'ensevelir dans les tissus ou

<hr>

[1] Commentaries on the Surgery of the War, etc., 5e éd., p. 34.
[2] De sedibus et causis morborum.
[3] Surgical Dictionary, 7e éd., p. 611 ; et Journal de Médecine, t. XXVI, p. 538.
[4] Loc. cit., p. 80.

les transpercer sans le moindre inconvénient : ce fait est suffisamment avéré. Les aiguilles d'acier, par exemple, peuvent longtemps rester plongées dans les tissus, sans y produire aucun désordre, comme le savent tous les chirurgiens. Chez les sujets qui, dans nos amphithéâtres, servent à l'étude de l'anatomie, des aiguilles, logées sur divers points du corps, se rencontrent assez souvent sous le scalpel. Chez le vivant, on voit des aiguilles voyager d'un point à un autre par l'effet des contractions musculaires : se frayant un chemin par l'une ou par l'autre de leurs extrémités, elles ne produisent qu'une médiocre irritation dans leur trajet. « Si des corps étrangers, dit John Hunter, sont de nature à changer de situation, tantôt par l'action musculaire, comme les aiguilles, tantôt par l'action de la pesanteur, comme les balles, il semble que les tissus qu'ils traversent n'en sont point considérablement incommodés [1]. »

Plusieurs autres métaux jouissent de ces propriétés négatives ; circonstance dont on a profité dans les pratiques religieuses de certaines nations. Le révérend Howard Malcolm nous apprend, à propos de la religion des Birmans, que les deux sexes portent des amulettes, quoique moins souvent que les Indous. « Parmi les militaires, un des talismans les plus usités se compose de pièces d'or ou d'autres métaux insérés sous la peau du bras entre le coude et l'épaule. Un des chrétiens d'Ava me permit d'en tirer plusieurs. Ce sont des pièces d'or couvertes de signes cabalistiques [2]. »

« On prétend que quelques-uns des guerriers birmans, dit le capitaine Yule [3], conservent encore l'habitude d'insérer une pièce de métal sous la peau pour se rendre invulnérables. »

Des exemples de la même loi se présentent quelquefois par accident à notre observation, dans les cas où deux métaux se trouvent réunis. Par exemple, les épingles ordinaires pénètrent souvent au-dessous de la peau ou sont avalées, et traversent ensuite diverses parties du corps sans développer sur leur trajet une inflammation bien vive. Hunter fait observer que le bétail nourri dans le voisinage des blanchisseries, a toujours l'estomac et les autres organes remplis d'épingles, ce qui n'empêche pas ces animaux de bien se porter et d'engraisser tout aussi promptement que les autres. « Chez les individus qui ont avalé des aiguilles ou des épingles, on a vu

---

[1] Op. cit., t. III, p. 287.
[2] Travels in Southneaster-Asia, t. I p. 307.
[3] Narrative of the Mission to the Court of Ava, in 1855, p. 208.

ces corps étrangers traverser toute l'économie sans autre effet que de
produire sur certains points des sensations désagréables. »

Dans le chapitre auquel j'emprunte ces citations, Hunter paraît
disposé à croire que ces substances qui ne produisent qu'une irritation légère, une inflammation adhésive dans les parties profondes
du corps, déterminent la suppuration en approchant de la surface ;
car, d'après lui, « les parties externes subissent plus facilement l'inflammation suppurative que les parties internes [1]. »

Il s'attendrait donc à voir un abcès se former autour d'une balle,
d'une aiguille ou d'une épingle située au-dessous de la peau, bien
que ces corps étrangers, situés plus profondément, n'eussent excité
aucune inflammation. Mais nous savons qu'il n'en est pas ainsi. Des
aiguilles, des épingles et des balles sont souvent retirées à travers
une petite incision, sans qu'il existe autour d'elles la moindre trace de
pus. Et quand elles en produisent, ce résultat dérive presque toujours
d'une lésion des parties molles qui les entourent; — car, à mesure
que le corps étranger se rapproche de la surface, les tissus sont exposés de plus en plus aux causes mécaniques d'irritation. Au reste,
la parfaite innocuité de l'acupuncture et des sutures métalliques démontre suffisamment que les métaux logés dans la peau ou les muqueuses n'y produisent point par eux-mêmes plus de désordres que
lorsqu'ils sont profondément placés. Hunter avait bien plus raison
lorsqu'il faisait observer, avec sa pénétration habituelle, que « l'impuissance de ces corps à produire la suppuration tient moins à la situation dans laquelle ils sont placés qu'à la nature de la substance
dont ils sont composés, les métaux n'ayant peut-être pas le pouvoir
de produire autre chose, au sein des tissus, que l'inflammation adhésive ; car, une fois que l'adhésion s'est faite, les tissus ne subissent plus aucun changement [2]. »

Cette loi si importante est confirmée par un grand nombre de
cas où l'explosion d'un fusil a logé, sur divers points de la figure,
des masses plus ou moins volumineuses de fer qui se sont trouvées
ensevelies dans la profondeur des chairs.

L'habile professeur de clinique chirurgicale à l'Université d'A-
berdeen, le docteur Keith, a publié dernièrement un cas fort intéressant de ce genre, dans lequel la batterie d'un fusil de chasse
séjourna pendant quatre mois sous l'œil droit, près de la racine du

---

[1] Op. cit., t. III, p. 287.
[2] Loc. cit.

nez. La plaie extérieure se ferma sans qu'on y eût soupçonné la présence d'un corps étranger ; et, sauf quelques maux de tête, le blessé continua à jouir d'une bonne santé. Lorsqu'il consulta le doc-

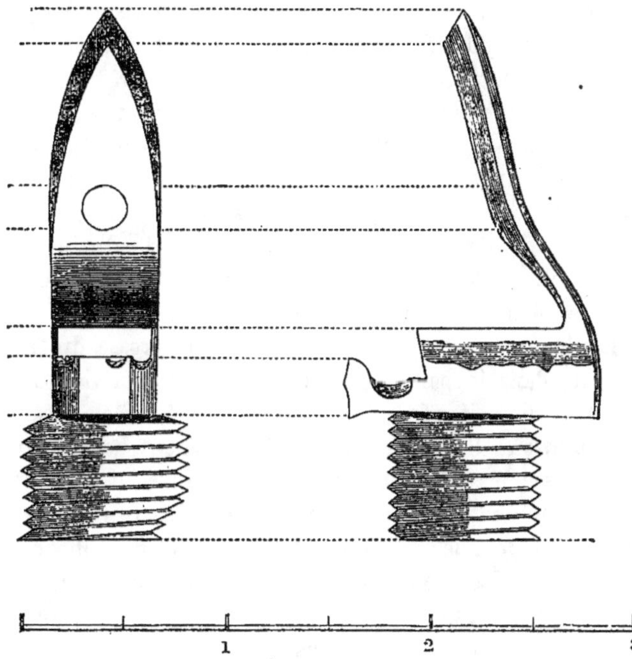

Fig. 39. Vue de côté et de face des portions d'une batterie de fusil, extraite de la figure par le professeur Keith. Grandeur naturelle.

teur Keith, il se plaignait d'un suintement perpétuel qui s'échappait d'une petite fissure à la racine du nez. Ayant découvert le corps étranger, le docteur Keith en pratiqua l'extraction avec succès. C'était une masse de fer de deux pouces et demi de longueur et d'un poids de deux onces et quart. Je dois la figure insérée dans le texte à l'obligeance de ce chirurgien. Il trouva cette masse métallique appuyée contre le sphénoïde, au-devant de la selle turcique, tandis que l'écrou de la batterie se prolongeait latéralement jusqu'au fond de l'orbite gauche [1].

____

[1] Medical Times and Gazette, oct. 23, 1858, p. 416.

Plusieurs auteurs ont raconté l'histoire du lieutenant Fretz, chez qui un corps étranger de ce genre séjourna pendant huit ans dans les tissus. Je rapporterai l'observation dans les termes employés par mon ami J. Emerson Tennent, dans son admirable ouvrage sur l'île de Ceylan.

« Parmi les cas les plus remarquables de guérison des plaies dangereuses, je rapporterai l'accident arrivé à un officier pendant une chasse à l'éléphant : ce fait, je crois, est à peu près unique dans la science. Le lieutenant Gérard Fretz, des tirailleurs de Ceylan, en faisant feu sur un éléphant près du fort M'Donald, à Oovah, fut blessé à la figure par son fusil, qui éclata entre ses mains. L'accident arriva le 22 janvier 1828. Il avait alors trente-deux ans. En le relevant, on s'aperçut qu'une portion de la batterie du fusil avait traversé les sinus frontaux au point de réunion du nez et du front. Ce projectile s'était enfoncé perpendiculairement dans les os, jusqu'à ce que la plaque de fer qui fixe le canon à la crosse du fusil, se fût introduite dans le palais, emportant avec elle la vis qui sert à la fixer : celle-ci avait pénétré par son extrémité inférieure dans la narine droite, où elle était visible extérieurement, tandis que l'extrémité opposée était en contact avec la langue. Il était impossible d'extraire une masse de fer d'une forme aussi irrégulière et qui avait pénétré dans les cellules de l'ethmoïde et du sphénoïde ; mais, chose étrange, dès que les premiers accidents furent calmés, le lieutenant se rétablit rapidement : sa santé générale demeura excellente, et il revint prendre ses fonctions au régiment, portant ce singulier appendice incrusté dans les os de la face. Il remplit à son tour les devoirs du service, devint capitaine, et participa comme autrefois aux amusements de ses camarades : il mourut huit ans plus tard, le 1er avril 1836, d'une maladie complétement étrangère aux suites de sa blessure. La présence du corps étranger dans la voûte palatine l'incommodait si peu, qu'il avait l'habitude de dévisser partiellement la vis, qu'on aurait pu retirer si elle n'avait pas été trop longue. Pour atteindre ce but, et peut-être pour aider à l'extraction de la pièce tout entière par l'orifice de la plaie (qui ne se referma jamais) on essaya en 1835 de la couper avec une lime ; mais, après l'avoir entamée aux trois quarts, on fut obligé de suspendre l'opération, principalement à cause de l'indifférence manifestée à cet égard par le blessé ; il mourut avant que cette tentative eût été renouvelée. Après sa mort, lorsqu'on retira le corps étranger, on constata qu'il offrait une longueur de deux pouces et trois quarts, et un poids de deux onces et trois quarts environ. La pièce a été moulée et se trouve sous le n° 2790 au musée de Chatham [1]. »

La planche 40, qui montre la position de ce corps étranger dans les os de la face, est extraite d'un résumé de l'observation publiée par Ballingall dans le Journal médico-chirurgical d'Edimbourg [2].

Les faits que nous venons de rassembler, nous autorisent, je crois, à formuler définitivement la proposition que nous cherchons à démontrer : en d'autres termes, il existe en chirurgie un principe gé-

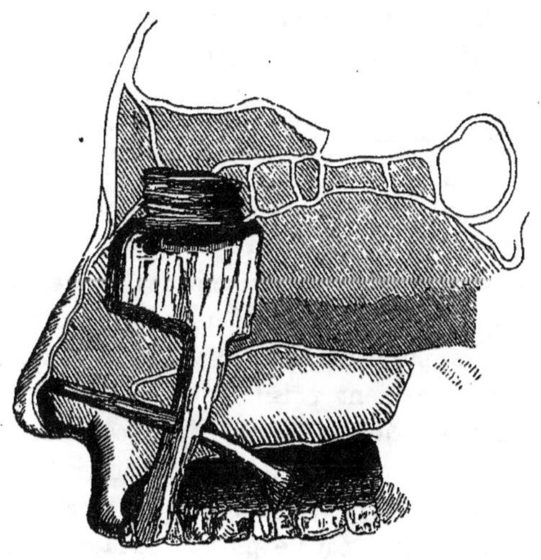

Fig. 40. Coupe verticale du crâne du capitaine Fretz, montrant la position du corps étranger.

néral que j'ai désigné, il y a quelques années, sous le nom de *Loi de tolérance des tissus vivants pour les corps métalliques* [3]. »

Un écrivain que nous avons déjà cité (voyez p. 24), après avoir

[1] Ceylon. An Account of the Island, Physical, Historical and Topographical, 3e éd., t. II, p. 333.

Le docteur O'Callaghan dit qu'à l'autopsie du capitaine Fretz, « on trouva la portion antérieure de l'hémisphère droit reposant sur la partie plate de la batterie qui avait reçu la charge de poudre : elle n'était séparée du fer que par une fausse membrane. » (Voyez le Dublin Medical Press, février 5, 1845, p. 80.) M. Prescott Hewett a rapporté cette observation dans le Medical Times, août 21, 1858, p. 183. Il croit que l'écoulement qui se faisait par les narines, était formé par le liquide céphalo-rachidien. Voyez d'autres cas analogues rapportés par Fraser, Edinburgh Medical Journal, sept. 1856, p. 247 ; et Hughes, Lancet, sept. 18, 1858, p. 307.

[2] Edinburgh Medical and Surgical Journal, 1842, p. 417.

[3] Medical Times, juin 19, 1858, p. 625.

montré que des corps métalliques de tous genres peuvent séjourner
dans l'économie sans y produire aucun inconvénient, croit pouvoir
en tirer cette conclusion, que la propriété d'irriter les tissus mécaniquement n'appartient qu'aux corps mauvais conducteurs de l'élec-
tricité [1].

Cette hypothèse est probablement erronée, car d'autres corps inorganiques peuvent se loger impunément dans les chairs, lors même
qu'ils sont mauvais conducteurs. Des fragments de verre, par exemple,
peuvent séjourner dans le corps pendant longtemps, absolument
comme le font les substances métalliques ; Hunter le dit expressément [2]. Un médecin de mes amis porte un fragment de verre aux
lèvres, depuis dix-huit ans, sans en éprouver le moindre inconvénient. Un autre a, depuis vingt-six ans, deux fragments de verre
cassé dans les amygdales : de temps à autre il s'y manifeste une irritation locale considérable. Il m'a rapporté un cas dans lequel un
fragment de verre d'un pouce carré se logea au-dessous du genou
et fut extrait du côté opposé du membre, trois ans plus tard. « Il
n'y eut, dit-il, aucune suppuration depuis le commencement jusqu'à
la fin. » On m'a rapporté deux ou trois autres cas analogues, où des
fragments de verre avaient paisiblement séjourné dans les tissus
pendant de longues périodes. Un chirurgien célèbre a porté pendant
plus de vingt ans un morceau de charbon de terre sous la peau de
la jambe : et, comme on le sait parfaitement, les fragments de car-
bone déposés sous la peau par l'explosion de la poudre et l'opération
du tatouage, y séjournent pendant toute la vie sans y produire la
moindre irritation. Les Birmans, d'après Malcolm, portent non-seu-

---

[1] Edinburgh Medical and Surgical Journal, t. XVII, p. 197.

[2] Œuvres, éd. Palmer, p. 288. Après avoir parlé de l'action locale des métaux il ajoute : « Le verre paraît agir de même, qu'il soit plongé dans les parties
superficielles ou dans la profondeur des tissus. Qu'un fragment de verre pénètre
assez profondément dans la peau pour s'y ensevelir complétement, il se pro-
duira de l'inflammation ; la plaie une fois réunie, se cicatrisera par première intention, et l'inflammation ne dépassera pas les limites d'un travail adhésif ; elle
aura une tendance à former un kyste autour du morceau de verre, sans que les
parties voisines aient éprouvé une bien vive irritation. C'est ce qui est arrivé à
M. Knight, apothicaire, qui reçut un fragment de verre d'une longueur de trois
quarts de pouce dans la paume de la main : il y séjourna pendant dix semaines
sans autre inconvénient que de retarder les mouvements de la main et de produire une sensation de piqûre quand on appuyait sur le point blessé. Cette espèce d'insensibilité résulte, il est vrai, de la structure même de la membrane du
kyste ; mais quand il s'agit d'un corps mobile comme une épingle, on ne peut plus
invoquer cette circonstance. »

lement des pièces d'or, mais aussi des pierres précieuses sous la peau du bras [1].

Il est un organe où les corps étrangers peuvent quelquefois séjourner avec impunité, tandis que le praticien peut les observer à son aise. Je veux parler de l'œil.

M. Solomon, de Birmingham, a publié une observation dans laquelle un fragment de pierre demeura fixé entre la cornée et l'iris : cette dernière membrane était un peu entamée par le corps étranger. Une ophthalmie légère fut le résultat immédiat de l'accident qui s'était produit pendant le travail du malade, occupé à casser des pierres. Une fois l'inflammation traumatique disparue, ce fragment de pierre ne causa aucun inconvénient pendant quelques années. On le voyait dans la chambre antérieure : il adhérait à l'iris par un exsudat plastique sans être enkysté [2]. »

Le docteur Jacob a vu un fragment aigu de pierre, long d'un quart de pouce sur une largeur d'un sixième de pouce, rester libre dans la chambre antérieure, pendant quatre ans, avant d'y développer une irritation un peu vive [3].

Le docteur Jäger retira avec succès un fragment triangulaire de verre de dix lignes de diamètre de la chambre antérieure, où il avait séjourné cinq ou six aus, en y produisant de temps à autre une irritation vive, accompagnée de douleur. La vue du malade se rétablit parfaitement après l'opération [4].

M. White Cooper [5], et d'autres ophthalmologistes, ont recueilli des observations analogues.

En somme, il semble exister une loi de tolérance qui dépasse les limites d'une simple inertie, pour permettre aux organes de supporter impunément la présence des corps étrangers de nature inorganique. La tolérance pour les métaux n'est qu'un cas particulier de cette loi générale. En d'autres termes : Les tissus supportent sans inconvénient la présence des corps étrangers inorganiques, pourvu qu'ils soient in-

---

[1] Op. cit., t. J, p. 307.

[2] Voyez Association Medical Journal, sept. 15, 1854, p. 844. L'auteur ajoute à l'observation citée dans le texte un cas où un fragment d'acier séjourna pendant seize ans dans l'iris.

[3] Dublin Medical Press, décembre 1846.

[4] Voyez Ammon's Zeitschrift, t. III, p. 103.

[5] On Wounds and Injuries of the Eye, p. 53 et suivantes. Il donne la figure d'une masse de fer pesant 12 grains, qu'il retira de la partie postérieure du globe oculaire où il était resté plusieurs semaines. Voyez aussi Walton, Traité des affections chirurgicales des yeux, 2e éd., p. 89.

capables d'absorber et de retenir les sécrétions qui se font autour d'eux, — ou de réagir chimiquement sur elles. Ce principe général peut donc en définitive se formuler ainsi :

« *Les tissus vivants tolèrent la présence des corps inertes, au point de vue chimique, et dénués de la propriété d'absorber les liquides.* »

Avant de terminer ces réflexions sur la tolérance des tissus vivants pour les corps métalliques, et ceux qui leur ressemblent, je ferai observer que dans ce cas, comme dans plusieurs autres, lorsqu'une fois un principe général est établi, il peut servir à expliquer des faits jusqu'alors inexplicables et sur l'authenticité desquels on avait élevé des doutes. On sait, par exemple, que l'ancienne méthode pour obtenir la guérison radicale des hernies consistait à embrasser le collet du sac avec un fil d'or[1], qu'on laissait en place : la plaie se refermait au-dessus de lui. Le témoignage des contemporains nous apprend que cette opération, si souvent pratiquée, ne mettait presque jamais en danger la vie du malade ; d'après nos idées actuelles sur la gravité des lésions du péritoine, ce fait peut à bon droit nous étonner. Mais ces idées ont été ébranlées de nos jours par les procédés de Wützer, Rothmund, Sigmund, Spencer Wells, etc., pour la guérison radicale des hernies. La notion fondamentale qui sert de base à tous ces procédés est la même : on transperce le sac par une broche métallique et on y maintient une suture pendant plusieurs jours de suite pour obtenir une inflammation adhésive qui oblitère le trajet de la hernie. Il paraît que Rothmund a pratiqué cette opération plus de mille fois sans perdre un seul malade, et sans voir un seul cas de péritonite aiguë se développer à la suite d'une irritation aussi prolongée du péritoine.

Il est probable que ce qui explique les résultats obtenus par ces divers moyens, c'est que la suture est métallique, et que par conséquent elle ne provoque autour d'elle qu'un travail adhésif. Mais si l'on faisait usage d'un fil de soie, on verrait des suites bien plus graves résulter de l'opération.

Peu de chirurgiens se sont occupés avec plus d'assiduité de cette

---

[1] En décrivant cette ancienne méthode de guérir radicalement les hernies, Purmann fait les réflexions suivantes : « Le célèbre opérateur de Leyde Schmaltz avait une si grande habileté, qu'il fallait la plus grande attention pour le voir exécuter son procédé. Il aurait opéré, je crois, quinze malades en une heure, s'ils avaient été réunis. En ma présence il en opéra six dans cet espace de temps, et toujours avec succès. Mais il y avait mis plus de temps qu'à l'ordinaire. » Chirurgia curiosa, Londres, 1706, t. II, chap. xiii, p. 161. Voyez, à ce sujet, l'Appendice, n° II.

question que M. Wood, de King's College, à Londres. Dans le principe il employait des fils organiques. Mais, ajoute-t-il, « ayant entendu parler des propriétés des sutures métalliques sur lesquelles M. le professeur Simpson, d'Edimbourg, avait appelé de nouveau l'attention publique, et l'un de mes opérés étant mort d'infection purulente trois semaines après l'opération, je fus amené à essayer les ligatures métalliques. La diminution de la suppuration fut tellement marquée, qu'après avoir légèrement modifié le procédé que j'avais employé tout d'abord, je parvins à établir sur cette base la méthode dont je me sers actuellement avec un si grand succès [1]. »

SECTION II. — *Loi d'intolérance des tissus pour les corps étrangers de nature organique.*

Quand des corps étrangers de nature organique, mais privés de vie [2], qu'ils appartiennent au règne végétal ou animal, sont plongés dans les chairs, ils y déterminent presque toujours une inflammation qui donne lieu à de la suppuration et se termine par un travail ulcératif.

Des expériences sur les animaux m'ont appris que des morceaux de drap, de charpie, etc., introduits au-dessous de la peau, produisent toujours une inflammation suppurative, tandis que des plaques métalliques d'un volume égal, placées dans les mêmes conditions, ne développent qu'un travail adhésif (voyez plus haut, p. 200).

On trouve quelquefois des fragments de matières organiques dans diverses solutions de continuité, et plus spécialement dans les plaies d'armes à feu.

Les parois d'une plaie produite par une arme à feu sont souvent mortifiées sur le trajet de la balle par la contusion qu'elles ont éprouvée, et sont par conséquent frappées d'un travail d'élimination. Les tissus ainsi privés de vie excitent un travail ulcératif dans leur voisinage immédiat.

La formation d'une escarre quelconque dans les parties molles

---

[1] On Rupture, Inguinal, Crural, and Umbilical, p. 92, 1863.

[2] Nous ne discuterons pas ici la loi pathologique de la tolérance des tissus pour les entozoaires vivants, etc., ni celle de la tolérance des surfaces muqueuses pour les corps métalliques non poreux, comme on le voit pour les fausses dents, les pessaires, etc.

donne toujours naissance à un travail de ce genre, jusqu'à son élimination complète.

Les séquestres osseux agissent de même sur les parties voisines. Une esquille, dans une plaie d'arme à feu, peut s'opposer pendant longtemps à la cicatrisation : et l'on peut souvent attribuer ces effets à la présence d'une balle, ou de tout autre corps étranger, lorsqu'il ne s'agit que d'un séquestre osseux.

Des morceaux de drap pénètrent quelquefois, à la suite de la balle, dans une plaie. La loi d'intolérance des tissus pour les corps organiques se trouve confirmée par l'irritarion qui résulte de leur présence. Le fait est bien connu des chirurgiens militaires. John Bell, dans ses *Dircourses on Wounds*, en énumérant les circonstances qui peuvent retarder la cicatrisation d'une plaie d'arme à feu, fait observer qu'il peut rester quelque corps organique dans la plaie. « Or, dit-il, une balle ne produit jamais de pareils symptômes : un séquestre osseux se reconnaît à la nature de la suppuration ; et si la cicatrisation de la plaie ne résulte d'aucune de ces causes, elle est probablement occasionnée par un fragment de drap qui a pénétré en même temps que la balle[1].»

Le chirurgien profite souvent de cette circonstance, lorsqu'il veut empêcher une ouverture artificielle de se fermer ; il y parvient à coup sûr en logeant un tampon de charpie dans la plaie, et en y laissant séjourner ce corps étranger pendant quelques jours : il parvient infailliblement à faire suppurer la plaie.

Un très-petit fragment de matière organique suffit pour faire suppurer les tissus qui l'entourent. Il y a plusieurs années, on essaya de couper les bouts des fils employés pour la ligature des artères. La quantité de matière organique laissée dans la plaie se trouvait réduite à une quantité infinitésimale. M. Lawrence avait calculé que l'anse de soie laissée autour de chaque artère ne pesait guère qu'un cinquantième de grain ; le chanvre et le lin donnaient à peu près le même résultat [2]. Mais, quoique ce vestige de la ligature ne suffise pas pour empêcher la réunion immédiate, cette pratique a été complétement abandonnée de nos jours, parce qu'on

---

[1] Discourses on the Nature and Cure of Wounds, 3ᵉ éd., p. 203.

[2] « La quantité nécessaire pour lier une grosse artère, quand les bouts de la ligature sont coupés, pèse de 1,50 à 1/60 de grain; quand le fil est très-épais, le poids s'élève à 1/20, et quand il est très mince, à 1/100 de grain. Ces ligatures ne s'opposent en rien au travail adhésif. » Medico-Chirurgical Transactions, t. VI, p. 163.

s'est aperçu que ce fragment, quelque minime qu'il fût, donnait naissance à un petit abcès, et nécessitait un travail d'élimination.

« Quelques chirurgiens, dit le professeur Miller [1], coupent les deux bouts de la ligature, dans l'espoir de favoriser ainsi la réunion directe des lèvres de la plaie, ce qui a presque toujours lieu ; mais on espère aussi qu'il se formera un kyste autour du fil, ce qui n'arrive jamais. Dans de telles conditions, la réunion directe offre plus d'inconvénients que d'avantages. Car l'anse de la ligature et la petite escarre qu'elle embrasse constituent un corps étranger qui doit nécessairement être éliminé par suppuration. Tôt ou tard, — souvent lorsque la guérison paraît complète, — un abcès profond se forme, et le pus, se faisant jour à travers les téguments, s'échappe au dehors avec le corps étranger. C'est seulement alors que la suppuration s'arrête et que la douleur disparaît. »

Nous avons souvent insisté sur les effets délétères que produisent de longs fils organiques qui pendent au dehors entre les lèvres de la plaie. Ils excitent une suppuration chronique sur leur trajet. (Voyez p. 12 et 119.)

Les sutures organiques en soie, en chanvre ou en lin, agissent de même, et lorsque leur séjour se prolonge, elles développent toujours autour d'elles un travail ulcératif.

C'est pourquoi nous voyons les chirurgiens, à diverses époques, les bannir complétement de la pratique. Il y a cent ans, les observations de Pibrock et de Louis firent abandonner, pour quelque temps, l'emploi des sutures dans la réunion des plaies. On s'efforçait d'atteindre ce but en donnant au membre de certaines positions, en y appliquant des bandelettes agglutinatives et des bandages unissants. Nos contemporains, tout en revenant à l'usage des sutures, en reconnaissent tous les inconvénients, surtout lorsqu'elles sont formées de substances organiques et qu'elles restent en place plusieurs jours [2].

Dans la chirurgie moderne, la substitution de fils métalliques aux fils organiques permet au chirurgien de fermer les plaies avec une substance que les tissus vivants tolèrent à merveille.

---

[1] System of Surgery, p. 224. Voyez les opinions analogues de Liston et de Chélius à la page 17. Porta croit encore que l'absorption d'un petit fragment de soie ou de corde à boyau est possible. Voyez le British and Foreign Medical Rewiew, t. XXII, p. 92.

[2] Voyez, à ce sujet, les réflexions de Samuel Cooper (Surgical Dictionary, 7e éd., p. 1211); et Pirrie (Principles and Practices of Surgery, 2e éd., p. 124), etc., etc.

Il existe peu de règles absolues en pathologie. Les lois générales que je viens d'énoncer présentent des exceptions apparentes ou réelles, comme toutes les autres lois générales en médecine. Pour faire mieux comprendre la signification pratique des principes que je viens d'énoncer, je vais citer quelques-unes des exceptions principales qu'ils comportent.

I. — Les fils métalliques produisent un travail ulcératif, absolument comme les fils organiques, lorsqu'ils sont soumis à une constriction énergique. On sait (voyez l'Appendice III) que les chirurgiens ont employé des fils métalliques pour obtenir cet effet à l'aide d'une compression méthodique, pour couper le pédicule d'un polype ou les parois d'un trajet fistuleux. Ou pourrait croire que, dans ce cas, le métal favorise par sa présence un travail ulcératif. Mais cette exception à la règle est plutôt apparente que réelle ; car les phénomènes observés sont le résultat de la compression exercée sur les tissus, et n'ont aucun rapport avec la nature des substances employées. (Voyez p. 49.) Mais à un autre point de vue, ce fait présente une certaine importance. Il nous montre que les fils métalliques ne sont tolérés, par les tissus vivants, qu'à la condition d'être disposés de manière à ne point comprimer ni tirailler les chairs. Nous voyons, conformément à ces idées, que, lorsqu'un point comprimé par un fil métallique est délivré de cette compression, il cesse de s'ulcérer, et n'offre plus aucune tendance à se séparer des parties voisines. Voilà pourquoi on a constaté qu'il est presque impossible d'extirper une hémorrhoïde interne, par une seule ligature, lorsqu'on se sert d'un fil métallique, au lieu d'un fil organique ; car, lorsque l'ulcération est assez profonde pour que toute compression ait cessé d'exister, le fil métallique est toléré, d'après les lois que nous venons d'établir.

II. — Quoique, en général, les fils organiques produisent un travail ulcératif dans les tissus voisins, on rencontre des exceptions apparentes ou réelles à ce principe de pathologie chirurgicale. On voit quelquefois, — rarement il est vrai, — un exsudat plastique se former autour des fils ; en d'autres termes, leur présence n'excite qu'une inflammation adhésive, au lieu de produire de la suppuration. D'autres fois, après avoir produit ses effets ordinaires, le fil organique, laissé en place pendant des mois entiers, cesse de provoquer la suppuration, qui se tarit complétement; le fil devient sec et rigide, et se laisse enkyster par un exsudat plastique. J'ai souvent observé [1] ce phénomène chez les animaux; quelquefois, l'une des sutures pratiquées sur les bords d'une incision devenait le centre d'un petit abcès, tandis qu'un fil voisin se desséchait et se trouvait enveloppé par une lymphe coagulable et des bourgeons charnus. Des cas de ce genre se rencontrent parfois chez l'homme, comme lorsque de petites ligatures sont abandonnées sur les vaisseaux du péritoine dans l'opération de la hernie, ou sur ceux des fausses membranes déchirées, dans l'ovariotomie. Il y a quelques années, je rapprochai les bords d'une fente considérable du périnée, quelques heures après l'accouchement, par la suture ordinaire et en passant quelques fils dans la peau du périnée et la muqueuse du vagin. Je ne revis la malade que trois mois plus tard; on me consulta pour savoir s'il n'existait point quelque anomalie du vagin. A la paroi postérieure de ce conduit, au niveau de la déchirure, je trouvai les deux fils de soie qui avaient servi à rapprocher les bords de la plaie; on avait négligé de les retirer avec les autres points de suture; ils s'étaient desséchés et se trouvaient entourés d'un amas de granulations.

De telles exceptions ne servent qu'à confirmer la règle. Mais on peut aussi se demander si, par une préparation quelconque, on ne pourrait pas rendre les fils de soie aussi imperméables que les fils métalliques, et, par conséquent, aussi peu nuisibles. Parviendrait-on à ce résultat en les enveloppant d'une couche mince de caoutchouc, ou en leur faisant subir une préparation chimique spéciale? La corde à boyau est-elle réellement préférable à la soie, comme les expériences de Porta sembleraient le prouver? Etait-ce par des raisons de ce genre que Fallope recommandait d'employer pour les sutures le *linum Brixiense* qui ne se putréfie jamais (*nunquam marcescit* [2]), et que Read faisait l'éloge du chanvre de Flandre? « Le fil blanc des Pays-Bas, dit-il, fabriqué avec un chanvre de première qualité, n'a point son pareil au monde [3]. »

---

[1] Les expériences de Porta, de Pavie, tendent à prouver que la tolérance, pour les fils organiques, est plus grande chez les animaux que chez l'homme. (British and Foreign Medical Rewiew, oct. 1846, p. 89.)

[2] Opera omnia, 1606, t. II, p. 177.

[3] Treatise on Wounds, p. 52.

N° II.

(Voyez page 44.)

FILS A SUTURES MÉTALLIQUES. — LEUR HISTOIRE ET LEURS AVANTAGES.

Conformément à la loi générale énoncée dans l'Appendice I, on s'est décidé, dans ces derniers temps, à faire usage de fils métalliques très-fins pour la suture des plaies. Conformément à la seconde loi physiologique que nous avons cherché à démontrer au même endroit, l'emploi des fils organiques a été discontinué par plusieurs de nos plus habiles opérateurs.

Avant de tracer l'histoire des sutures métalliques, occupons-nous un instant des fils à suture organiques, ou plutôt des substances dont ils sont composés.

Section i. — *Fils à suture organiques. — Substances dont ils sont composés.*

Depuis longtemps, les fils employés par les chirurgiens, soit pour recoudre les bords d'une plaie, soit pour lier une artère divisée, sont composés de soie. On a cependant proposé bien d'autres substances pour cet usage, tels que des boyaux de vers à soie, de la corde à boyau, de la laine, des cheveux, du cuir, du parchemin, des lanières de peau de vache ou de cerf, des filaments tendineux ou nerveux, de la colle de poisson, des fils de caoutchouc, de lin, de chanvre, de coton, etc.

Dans l'ancienne chirurgie, le chanvre, le lin et la soie paraissent

avoir été habituellement employés [1]. Cependant quelques espèces
de fils, qui passent pour être d'invention récente, n'étaient pas in-
connus aux anciens. Par exemple, on a discuté pour savoir quel
était le chirurgien qui avait proposé le premier d'employer les substances animales dans ce but. La corde à boyau avait été proposée
par le savant Thomas Young [2], — qui avait commis, comme tant
d'autres, l'erreur de supposer que ces substances animales devaient
être résorbées; et l'on s'est demandé si cet honneur n'appartenait pas
à Physick [3], de Philadelphie. Mais il est probable que la corde à
boyau, la forme la plus ordinaire de suture animale qui ait été employée de nos jours, servait déjà à cet sage il y a huit ou neuf
siècles. Le célèbre Rhazès [4], qui pratiquait à Bagdad vers l'an 900,
proposa de recoudre les plaies abdominales avec des cordes de luth,
ou de harpe (*corda liutti vel citharæ*) [5]. Un autre écrivain arabe,

---

[1] La plupart des anciens auteurs ne nous apprennent point de quelle substance
étaient formés les fils dont ils se servaient en chirurgie. Galien dit incidemment
que ces fils étaient de chanvre ou de laine. (Ed. Kim, t. XVIII, p. 752.) Paul
d'Egine parle de fils de laine pour la suture des paupières dans l'opération de la
trichiase. (Trad. Adams, t. II, p. 260.) Fabrice de Hilden recommande de lier
les artères, dans une plaie d'amputation (quand on les lie), avec un fil de chanvre, *filo cannabino* ; il parle de fils de soie pour la suture de la plaie, qu'on doit
recoudre *filo æquali ac levi quale est sericum*. (Op., p. 814, Francfort, 1646.)
Séverin conseille d'employer un fil de coton, *funiculum teneum è gossypio
mundo*. (Chirurgiæ efficacis, etc., cap. cxxii.) Fallope, dans son Traité des
plaies, fait les réflexions suivantes : « Filum autem sit robustum, sed non nimis
crassum nec durum. Tertio sit æquale, ita ut præter æqualitatem non habeat no-
dos interpositos, nec sit putrescibile, quare fila ex gossypio, vel lana non sunt
opportuna. Galenus autem lib. III, Meth. cap. ult. affectabat filum molle ac satis durum, unde dicebat ipse filum Caietanum optimum esse ; vel loco ejus utebatur seri-
cino ; quare filum lineum sit vel sericinum. Linum autem Brixiense optimum est
et nunquam marcescit, ipso ergo utendum est vel sericina materia, quæ itidem
optima est. Filum præterea sit album, vel cremesinum tantum ; nigrum enim vel
alio colore infectum malum est. » (Opera omnia, t. II, p. 177.)

[2] Voyez son Introduction to Medical Literature, 1813. « J'ai souvent cherché,
dit-il, à employer des ligatures de corde à boyau qui pourraient être résorbées. »
(P. 424.) Dans le Journal médical d'Edimbourg (janv. 1819, t. XV, p. 155), il
prétend avoir suggéré cette idée à diverses personnes en 1809.

[3] Voyez l'édition américaine du Dictionnaire de Chirurgie de Cooper, par
Reese et Jamieson, à l'article Ligature: « C'est à notre compatriote si distingué
le professeur Physick, de l'Université de Pensylvanie, disent-ils, qu'appartient
incontestablement l'honneur d'avoir introduit le premier l'usage des ligatures
animales en chirurgie en 1814. Ses fils étaient en peau de chamois. »

[4] Continens, lib. XXVIII, p. 344, Venise, 1509.

[5] Les cordes de la harpe égyptienne, et probablement aussi celles du luth
arabe, étaient faites avec des boyaux. « Les cordes des harpes égyptiennes, dit
Gardner Wilkinson, étaient des boyaux comme celles des lyres dont on se sert en-

Albucasis, qui vivait un siècle ou deux plus tard, propose de recoudre l'intestin avec un fil ténu fait avec les intestins tordus d'un
animal (*filo subtili quod abstersum est ex intestino animalis an-
nexo*) [1].

SECTION II. — *De l'emploi des fils métalliques dans l'ancienne chirurgie,
pour d'autres usages que la suture.*

Depuis l'époque la plus reculée, les fils métalliques ont été employés en chirurgie [2], mais ils ne servaient pas dans le principe à
réunir les bords des plaies ni à lier les vaisseaux. On les employait
par exemple :

1° Pour les fractures de la mâchoire inférieure. Hippocrate recommande, entre autres choses, de rapprocher les dents de part et
d'autre de la fracture avec un fil d'or [3], après avoir réuni les extrémités osseuses. Paul d'Égine [4], et après lui la plupart des auteurs
arabes, recommandent l'emploi d'un fil d'or dans le même but, et
de nos jours Wallner [5] a fait usage d'un fil d'argent pour relier les

core aujourd'hui en Nubie. » (Popular Account of the Ancient Egyptians, t. I,
p. 111 et 118.) « Les fils métalliques, dit-il ailleurs, n'étaient point employés
par les Égyptiens pour les instruments de musique : ils se servaient exclusivement de corde à boyaux » (P. 125.) Les cordes de la lyre grecque étaient, au
temps d'Homère, fabriquées des intestins du mouton, convenablement tordus
pour cet usage (εὖστρεφὲς ἔντερον οἰός, Odyss. XXI, ligne 408.) Le mot *corde*,
appliqué aux instruments de musique, indique suffisamment la nature de la
substance employée, car, dans le principe, χορδῆ signifiait l'intestin.

[1] Methodus medendi, lib. II, cap. LXXXV.

[2] Il est intéressant de remarquer que l'or et l'argent paraissent avoir été
réduits en fils et employés sous cette forme pour divers usages, aux époques les
plus reculées. Le *fil d'or* et la manière de le fabriquer se trouvent mentionnés
dans l'Exode (chap. XXXIX, v. 5). D'après Gardner Wilkinson, « le fil d'argent
était employé en Égypte il y a trois mille trois cents ans environ. On en trouve
à Thèbes, sous le règne de Thothmès III..., et on en a probablement connu l'u-
sage en même temps que celui du fil d'or que nous trouvons attaché à des an-
neaux qui portent le nom d'Osirtasen Ier, qui existait six siècles avant Thothmès III. (Ancient Egyptians, t. II, p. 82.)

[3] Edition Adams, t. II, p. 594. Pour ce qui touche à l'emploi des sutures
métalliques dans les fractures compliquées, voyez Icarte, Journal de Médecine,
1775, p. 164.

[4] Œuvres, éd. Adams, t. II, p. 445.

[5] Chélius, Traité de Chirurgie, trad. South, t. I, p. 529.

incisives dans les fractures du maxillaire inférieur sur la ligne mé-
diane.

2° Dans la guérison radicale des hernies inguinales. Quelques
chicurgiens du moyen âge, tels que Béraud, Métis [1], Franco [2], Fallope [3], Ambroise Paré [4], etc., appliquaient la *suture dorée (punc-
tum aureum)* au collet du sac qu'ils embrassaient et comprimaient
par un fil d'or, après l'avoir mis à nu, soit avec les vaisseaux sper-
matiques, soit en dehors de ceux-ci. Le fil d'or était laissé en place
autour du collet du sac; quelquefois on entourait le cordon sperma-
tique d'un anneau ou d'un demi-anneau d'or (*circulum seu semi circulum ex auro non valde crassum*); et la surface cutanée se refermait
au-dessus de tout cet appareil. Paré décrit, en outre, un procédé
qui consiste à employer provisoirement, dans le même but, un fil
de plomb.

3° L'un des moyens les plus usités dans le traitement des fistules
à l'anus consistait à passer un fil de lin sur le trajet de la fistule et
à couper les tissus intermédiaires par une ligature fortement serrée.
Ce procédé est décrit dans un des ouvrages qu'on attribue habituellement à Hippocrate [5]. Foubert [6], chirurgien français du siècle dernier, substitua un fil de plomb à celui qu'on employait alors. Ce
système fut adopté, avec diverses modifications, par Bosquet, Desault,
Sabatier et d'autres chirurgiens de l'époque.

4° Depuis une époque reculée, les polypes ont été extirpés par
une ligature appliquée à leur pédicule [7]. Au seizième siècle, Gabriel

[1] Guy de Chauliac, Chirurgia, t. VI, doct. II, cap. VII.

[2] Traité des hernies, de toutes leurs espèces, etc., Lyon, 1561, p. 59 et 60.

[3] Opera omnia, t. II, p. 313.

[4] Œuvres complètes, édition anglaise, p. 309. Il donne en même temps des
figures qui représentent trois instruments destinés à cet usage : 1° une aiguille
courbe enfilée avec le fil métallique ; 2° des pinces destinées à couper les bouts du
fil ; 3° d'autres pinces destinées à en tordre les extrémités l'une sur l'autre. Ces
instruments ressemblent beaucoup à ceux qu'on emploie de nos jours pour les sutures métalliques. (Ces figures n'existent point dans le texte français, mais seulement dans la traduction anglaise.)

[5] Œuvres, éd. Adams, t. II, p. 817.

[6] Voyez Leblanc, Précis d'opérations, t. I, p. 97.

[7] Quelques anciens auteurs recommandent de tirer alternativement sur les deux
extrémités de la ligature ou de l'employer en lui imprimant un mouvement de
scie, comme dans l'écraseur de M. Chassaignac. Rhazès conseille de faire des
nœuds sur le trajet du fil afin de favoriser son action. (Divisio morborum,
cap. XLII, p. 62.) D'autres auteurs arabes, Albucasis, Avicenne, etc., décrivent le
même procédé pour l'extirpation des polypes. Mesué conseille d'employer une
ligature en crin de cheval noué. (Paul d'Egine, éd. Adams, t. II, p. 291.) Au

Fallope recommanda d'employer un fil de fer, d'acier ou de laiton, analogue aux cordes d'instruments de musique (*filum œneum vel chalybeum satis crassum, vel ferreum, ex quo arpicordæ constituuntur*), qu'on faisait pénétrer à travers une canule en argent, pour lier les polypes du nez à la base [1]. Il y a un siècle que Levret [2] appela l'attention des chirurgiens sur les avantages que présentent les fils d'argent passés à travers une canule double pour l'extirpation des polypes utérins, etc. Ces deux procédés ont été suivis par plusieurs autres chirurgiens.

SECTION III. — *Aiguilles métalliques employées pour les sutures.*

Dans les opérations que nous venons de signaler, les fils métalliques n'étaient pas employés en guise de suture pour réunir les parties molles. Lorsque l'on commença à faire usage des métaux dans ce but, on se servit d'abord de broches rigides, et non de fils flexibles. On peut, en effet, considérer comme une suture métallique l'agrafe [3] avec laquelle Galien, Celse, Oribase et les autres chirurgiens de l'antiquité réunissaient quelquefois le bord des plaies, ainsi que l'aiguille d'acier, de bronze, d'argent ou d'or dont on se servit plus tard dans la suture entortillée du bec-de-lièvre, etc.

Au dix-septième siècle, Fabrice d'Aquapendente inventa une modification de l'agrafe; il passait à travers les lèvres de la plaie de longues aiguilles de fer ou de laiton, préalablement ramollies et rendues flexibles par la chaleur, excepté vers la pointe. Après les avoir introduites, il les ployait à leurs deux extrémités et les laissait à demeure jusqu'à la cicatrisation complète de la plaie. D'ailleurs, Fabrice semble avoir très-bien compris les avantages que présentaient

treizième siècle, un chirurgien italien, Bruno, l'ami de Pétrarque, conseille d'espacer ces nœuds à une distance d'un travers de doigt; et lorsque la racine d'un polype nasal est très-profonde, il veut qu'on exerce alternativement une traction sur les deux bouts du fil, jusqu'à ce que le polype soit coupé. (Chirurgia magna et parva, lib, II, cap. XII.)

[1] Opera omnia, t. II, p. 298. On y trouve une figure représentant la canule et le fil.

[2] Sur la cure radicale de plusieurs polypes, 5e éd., p. 482.

[3] Voyez la dissertation de Rhodius : De Aciâ dissertatio ad Cornelii Celsi mentem, et Fab. d'Acquapendente (Op. chir., éd. de Leyde, 1723, p. 125 et 670.) J'ai souvent vu M. Edwards réunir les bords d'une plaie récente par un procédé analogue. Relativement à l'usage de l'agrafe par Galien, voyez plus haut, p. 62.

les sutures métalliques pour la réunion des plaies ; il avait prévu, en quelque sorte, les résultats auxquels nous sommes parvenus aujourd'hui [1].

SECTION IV. — *De l'emploi des fils métalliques dans les sutures.*

Bien que l'usage des fils métalliques pour la réunion des plaies n'ait guère prévalu que de nos jours, l'idée sur laquelle repose cette pratique remonte à une très-haute antiquité ; car, sans parler des procédés de la chirurgie mythologique [2], je ferai observer que Rho-

---

[1] « Si licet aliquando paradoxum vobis afferre, dixero potiùs, meam fibulam potiorem esse ; propter rationes ex comparatione desumptas à juvantibus et vocuelibus, si quidem fibula Fallopii, ex filo facta, mordet ubique carnem ; quia filum asperum est, et inæquale, cum sit tortum, acus vero lævigata est et perpolita. Rursus, filum mordendo labia vulneris transversè ea perrodit, quod experientia passim patefacit, et confirmat ; at acus flexibilis, cum rotunda sit, et lævigata, nihil istiusmodi facit ; exemplo sint annuli aurei, aut ferrei, qui auribus perforatis, diutissimè gestantur, utcunque penduli sint. Rursus, si filum valentius stringatur, interdum rumpitur, quod non patitur acus mollis, ferrea, aut ænea. Amplius, filum est materia, qua facilè tenditur, et laxatur ; ferrum vero flexibile neutiquam laxatur. Insuper, laxitas ex filo dupliciter succedit, tum ex laxa fili natura, tum ex corrosis labiis ; unde etsi à filo labia vulneris ad mutuum contactum adducuntur, non tamen adducta conservantur ; quia propter fili naturam, dupliciter laxitatem disjunguntur, et hiant ; sed neutram laxitatem ex acu flexibili, rotunda, et perpolita exspectare oportet. Ultimo, filum non difficulter putrescit à sanie, et ichoribus ; at acus ferrea, aut ænea, innocuus est ab hujusmodi labe. Quod si tandem addatis, æs et ferrum habere vim refrigerandi, et adstringendi, vulneris glutinationi consentaneum erit ; et hoc est argumentum veritatem paradoxi omninò comprobans et confirmans. » (Opera chirurgica, Leyde, 1723, p. 671.)

[2] Il existe par exemple une vieille légende irlandaise qui fait allusion à l'emploi de la suture dorée. Parmi les héros de la période mythologique de l'Irlande, Conchobar ou Conar M'Nessa, roi d'Ulster, occupe le premier rang. Dans l'intéressant ouvrage du professeur Eugène O'Curry, intitulé « Lectures on the Manuscript Materials of Ancient Irish History, » nous trouvons la traduction du récit suivant, emprunté au Book of Leinster, qui date du douzième siècle. « Conchobar est frappé par une pierre à la tête. Elle s'y enfonce aux deux tiers. On amène son médecin, Fingen ; il était capable de reconnaître, à la fumée qui s'élevait du toit, le nombre de gens malades que renfermait une maison et la nature de leurs maladies. « Si l'on retire la pierre, dit il, tu mourras sur-le-champ ; si on la laisse « dans la plaie, tu guériras, mais avec une difformité. — La difformité vaut mieux « que la mort, » répondirent les sujets du prince. On pansa donc la plaie, qui fut recousue avec un fil d'or, parce que les cheveux du roi étaient de cette couleur. » (P. 640.) On prétend que cette opération fut pratiquée sept ans avant la crucifixion de Jésus-Christ, qui coïncide, jour pour jour, avec la mort de Con-

dius, dans une savante étude sur l'agrafe de Celse, mentionne plusieurs espèces différentes de fils : « *filum lineum, laneum, sericeum, xylinum, aureum, argenteum, ferreum, plumbeum.* » Après avoir parlé de l'emploi des fils d'or et de fer dans les arts industriels, il discute l'utilité qu'ils peuvent offrir en chirurgie, et, sans en avoir jamais fait l'essai, il condamne péremptoirement cette pratique. « *Alterutrum certè subtile ad modum continendis vulnera oris sine evidenti doloris molestia vix conferre potuit* [1]. »

Cependant, au siècle dernier, les sutures métalliques paraissent avoir été employées par un ou deux chirurgiens. Purmann a pratiqué avec succès la suture métallique pour les plaies de la langue. Il se servait, conformément aux usages modernes, de fils d'argent [2]. Des aiguilles d'or ou d'argent ont longtemps été préparées pour la suture entortillée, dans l'opération du bec-de-lièvre. En 1846, Mihles proposa d'employer, au lieu d'aiguilles, des fils d'or et d'argent dans cette opération ; il donne une figure qui représente une aiguille [3] destinée à faire passer ces fils métalliques à travers les bords de la solution de continuité. C'est la première indication (à ma connaissance du moins) d'une aiguille destinée à cet usage chirurgical. L'instrument offre à son extrémité obtuse une fente pour recevoir le fil.

A une époque plus voisine de la nôtre, le célèbre Percy paraît avoir compris à merveille la supériorité des fils métalliques comparés aux fils organiques, dans les sutures chirurgicales ; il en recommande l'emploi dans le bec-de-lièvre. Il se servait de fils de plomb ou d'un fil mince d'or ou de platine recouvert de plomb [4].

chobar. » (P. 277 et 642) La chirurgie des temps mythologiques, en Irlande, est pleine de faits merveilleux : les chirurgiens d'armée préparaient des bains médicinaux pour les blessés (p. 246-250) et l'Esculape irlandais Diancecht, aidé du célèbre orfévre Creidné, fabriqua un bras d'argent pour le roi Nuada, qui avait perdu un membre à la bataille de Moytura. Quelques historiens irlandais font remonter la date de cette bataille à une époque antérieure au siége de Troie, (Voyez O'Donovan, Annals of the Kingdom of Ireland by the Four Masters, t. II p. 17 ; et O'Flaherty, Ogygia, t. II, p. 18.)

[1] *Op. cit.*, p. 192 et 194.

[2] Voyez sa Chirurgie, part. I, chap. vi. Il est cité à cet égard par Heister « Purmann prétend, dit-il, avoir employé des fils d'argent avec succès pour les plaies de cette partie de la langue. » (Traité de Chirurgie, éd. de Londres, 1768, p. 92.)

[3] Elements of Surgery, p. 277, et pl. i, fig. 2.

[4] Voyez Laurent, Vie de Percy, p. 116, et Ollier, Des Sutures métalliques, p. 9, 1862. M. Malgaigne, en parlant des sutures en général, fait la remarque suivante : « Il ne faut pas omettre que Percy avait voulu substituer le fil de plomb à *tous* les autres moyens. » (Manuel de médecine opératoire, 6e éd., p. 55.)

Dans le courant du siècle actuel, feu le professeur Dieffenbach, de
Berlin, fut le premier à faire largement usage des fils métalliques. Dans
un mémoire sur la staphyloraphie, publié en 1826, il a rapporté plusieurs cas dans lesquels il s'est servi de fils de plomb pour réunir les
bords de la solution de continuité. Il préférait les fils de plomb à ceux
de soie, parce qu'en tordant leurs extrémités il rapprochait plus facilement les bords de la plaie qu'en plongeant les doigts au fond de la
bouche pour nouer les fils ordinairement employés[1]. « La difficulté,
dit Fergusson[2], de maintenir en place le premier fil a été déjà signalée ; les fils de plomb tordus ensemble obvient à cette difficulté. »

La suture métallique, dans la staphyloraphie, a été signalée par
plusieurs auteurs et modifiée par quelques-uns d'entre eux. Liston,
en 1831[3] : MM. Velpeau[4], Pancoast[5], etc.

Les sutures métalliques ont été d'ailleurs employées dans d'autres
opérations plastiques. M. Spencer Wells, dans son ouvrage intitulé
« Practical Essays on Plastic Surgery, » s'exprime de la manière
suivante : « La suture de plomb est quelquefois utile dans les cas où
l'on opère au fond d'une cavité naturelle. Un fil de plomb porte une
courte aiguille à chacune de ses extrémités ; à l'aide d'une pince, on
les passe de dedans en dehors, puis on les retire. Les bouts du fil

---

[1] On trouve une description détaillée du procédé de Dieffenbach dans le journal
The Lancet, 1826, t. XI, p. 405. J'emprunte à cet article les passages suivants :
« Ce qui distingue surtout le procédé de Dieffenbach de ceux de Grafe, Roux,
Souchet, Jousselin et Alcock, c'est la substitution d'un fil de plomb aux fils ordinaires. Ce métal doit être dans un état de pureté presque absolue; le fil ne doit
pas être plus gros qu'une forte épingle. S'il vient d'être fabriqué, on le trouvera
aussi flexible qu'un fil ciré.... Les aiguilles ayant été dévissées, on tord une ou
deux fois les bouts des fils, et on les repousse de côté pour en introduire d'autres.
On conseille alors de commencer à réunir les bords de la plaie, en tordant, avec
la pince, les extrémités de la ligature antérieure, jusqu'à ce que les surfaces
saignantes soient mises en contact. Les fils seront coupés à un quart de pouce
au delà du palais et repoussés en haut et en avant. La seconde, la troisième ligature, etc , seront traitées de même. Si l'inflammation cause une tuméfaction
notable des parties, on peut dévisser les ligatures assez pour réduire la tension,
sans permettre aux bords de la plaie de se séparer; quand cette inflammation
s'est calmée, on resserre de nouveau les fils. Pour les retirer, il suffit d'en couper
la portion tordue; le reste cède aisément à une traction latérale. »
[2] Observations on Cleft Palate, etc., in Medico-Chirurgical Transactions,
t. XXVIII, p. 295.
[3] Elements of Surgery, part. II, p. 193 : « Une ligature de fil ordinaire, ou de
fil d'étain, peut être placée de cette manière. Quand on fait usage du fil métallique, on en tord les extrémités, puis on en coupe l'excédant à l'aide d'une pince.»
[4] Nouveaux Eléments de médecine opératoire, 1832, t. II, p. 96 et 97.
[5] Treatise on Operative Surgery, 1844, p. 261.

sont tordus ensemble jusqu'à ce que les bords de la plaie soient réunis. On coupe tout ce qui dépasse. Cette suture est la plus commode de toutes pour les opérations de fistule vésico-vaginale, quand l'ouverture anomale est profondément située[1]. »

Dans la Lancette du 29 novembre 1834, M. Gosset, autrefois chirurgien de Newgate, a publié un travail remarquable sur les sutures métalliques. Il commence par rapporter l'observation d'une femme atteinte d'une fistule vaginale d'ancienne date, qui fut opérée avec succès par le procédé suivant : les bords de la fistule, ayant été avivés, furent réunis par trois points de suture, faits avec un fil doré. On tordit le bout du fil. La première de ces trois sutures fut retirée au bout de neuf jours, la seconde après douze jours, la troisième au bout de trois semaines. La fistule se ferma complétement. Mais M. Gosset connaissait parfaitement les avantages que présentent les sutures métalliques pour le traitement des plaies de toute espèce ; il déclare expressément que le but de son travail est d'attirer l'attention sur les propriétés de fils de suture en *argent doré*. « Ces fils présentent, dit-il, les avantages suivants : 1° ils ne produisent qu'une irritation des plus minimes et ne développent point des ulcérations comme les fils de soie ou de toute autre substance ; ils ne produisent cet effet que lorsqu'ils sont trop serrés ; on peut donc maintenir indéfiniment en contact les bords de la plaie, ce qui favorise notablement la réunion directe. J'en ai fait usage dans plusieurs opérations, dans des amputations du sein, après l'ablation de diverses tumeurs et après l'extirpation d'une tumeur cancéreuse des lèvres. Dans toutes ces opérations, le résultat fut satisfaisant. Je ne recommande pas cependant l'emploi de ce procédé dans les grandes amputations, car il offre un peu plus de difficulté que la suture ordinaire.

« C'est surtout dans les opérations délicates que l'on apprécie les avantages de la suture aux fils d'argent doré, lorsqu'il s'agit de guérir le bec-de-lièvre, d'opérer la staphyloraphie ou de fermer des trajets fistuleux : en un mot, dans tous les cas où le succès de l'opération dépend d'une prompte réunion des bords de la plaie[2]. »

D'autres chirurgiens ont appliqué les sutures métalliques aux solutions de continuité ordinaires. Nous voyons dans le British and Foreign Medical Review, avril 1846, p. 246, que M. Morgan, à Guy's Hospital, a employé avec succès le fil de platine. Un des

<hr>

[1] Medical Times and Gazette, 29 juillet 1854, p. 109.

[2] Calculus of the Bladder, — Incontinence of Urine, — Vesico-Vaginal Fistula. Advantages of the Gilt-Wire Suture, in Lancet, 29 nov. 1834, p. 345.

élèves de ce chirurgien m'assure que, pendant une année ou deux,
M. Morgan a constamment employé le fil de platine pour recoudre
toutes ou presque toutes les plaies qu'il avait à traiter. L'un des col-
lègues de M. Morgan, feu Bransby Cooper, en parlant du traitement
des plaies chirurgicales par la suture interrompue, s'exprime de la
façon suivante dans son Traité de chirurgie, publié en 1851 : « Ce
genre de suture est celui dont les chirurgiens font le plus souvent
usage, et la soie est la substance le plus souvent employée ; le fil de
platine est préféré par certains opérateurs ; mais, comme il est rarement utile de laisser séjourner les sutures plus de quarante-huit
heures dans la plaie, je crois qu'il importe peu de savoir quelle est
la nature de la substance employée [1]. » M. Guthrie, en parlant du
traitement des plaies d'amputation, conseille de « rapprocher les téguments par des sutures de plomb flexible, ou par des fils de soie,
si l'on n'a point de fils de plomb à sa disposition [2]. »

Mais c'est surtout en Amérique que cette question a été soigneusement étudiée. En 1831, le docteur J.-P. Mettauer, de la Virginie,
en fit usage avec succès dans un cas très-grave de déchirure du périnée et du rectum à la suite d'un accouchement laborieux. La solution de continuité remontait sur le rectum dans une étendue de
trois pouces. Après avoir disséqué et avivé les bords de la plaie, le
docteur Mettauer les réunit soigneusement avec des fils de plomb.
« A mesure que les fils étaient passés, on les serrait pour rapprocher
les surfaces saignantes ; on en tordait ensuite les extrémités, et l'on
en coupait l'excédant. Il fallut environ douze ligatures pour fermer
la plaie. De temps en temps, on serrait les sutures par la torsion des
fils, et l'on cautérisait la portion vaginale de la plaie avec le nitrate
d'argent pour y développer des bourgeons charnus, afin de fortifier
cette partie de la plaie. » Les fils ne furent retirés qu'au bout de six
semaines. « La réunion était parfaite. » En terminant son récit, le
docteur Mettauer fait observer « qu'on donna la préférence aux fils
de plomb, chez cette malade, parce que l'expérience a prouvé que
non-seulement ils sont moins irritants et moins sujets à couper les

[1] Lectures on the Principles and Practice of Surgery, p. 54.

[2] Lectures on the more important points of Surgery, in Lancet, 12 juin 1852,
p. 555 ; et Commentaries on the Surgery of the war in Portugal, etc., 5ᵉ éd.,
1853, p. 72.

[3] A case of ununited Parturient Laceration of the Recto-Vaginal Septum, suc-
cessfully treated with Metallic Ligatures. By John P. Mettauer, M. D., of Prince
Edward county, Virginia ; in American Journal of the Medical Sciences, 1833,
t. XIII, p. 113.

tissus que ceux de toute autre substance, mais encore qu'ils sont infiniment plus commodes pour maintenir les surfaces dans une juxtaposition parfaite, à cause de la facilité avec laquelle on les serre en
les tordant. Et ce qui prouve que les fils de plomb peuvent agir longtemps sur les parties molles sans les ulcérer, c'est qu'en les retirant
de la plaie, chez cette malade, on ne trouva aucune trace de section
sur les bords de l'ouverture. »

Quatorze ans plus tard, le même observateur publia[1] six autres
cas, dans lesquels il avait réuni des déchirures fort étendues du périnée, à l'aide du fil de plomb, mais en retirant les points de suture
plus promptement que chez sa première opérée, environ huit à douze
jours après leur insertion, et en laissant les bouts un peu moins
courts, afin de pouvoir plus aisément les resserrer au besoin, en les
tordant.

Dans le courant de la même année, le docteur Mettauer publia
quelques observations de fistules vésico-vaginales traitées d'après les
mêmes principes. Dans le premier cas qu'il rapporte, l'ouverture
vésicale offrait les dimensions d'une piastre espagnole ; elle était d'une
forme arrondie. Les bords furent avivés et rapprochés à l'aide de
huit fils de plomb, et après avoir tordu et serré ces fils sur tous les
points, l'ouverture se trouva complétement fermée, et la ligne de la
réunion offrait une longueur de deux pouces. Le troisième et le septième jour, on resserra les fils ; au treizième jour, on les retira, la cicatrisation était parfaite. La malade a eu depuis cette époque deux
enfants ; aucun nouvel accident ne s'est manifesté. Dans cinq autres
cas, l'opérateur fut moins heureux. Dans l'une de ses observations,
après huit tentatives de réunion, l'ouverture, quoique rétrécie, n'était
pas complétement fermée. Dans deux autres cas, il employa des
sutures de soie, mais il eut moins de succès qu'avec les fils métalliques. En somme, les résultats obtenus furent assez avantageux pour
lui permettre d'arriver à la conclusion suivante : « Je crois que toutes
les fistules vésico-vaginales sont guérissables, et mes succès justifient
cette assertion[2]. »

Mon ami le docteur Marion Sims, autrefois de New-York, mais aujourd'hui résidant à Paris, a publié en 1852 un « Essai sur le traitement de la fistule vésico-vaginale » dans lequel il décrit son procédé opératoire et son mode particulier de traitement. Dans ce travail

<hr>

[1] American Journal of the Medical Sciences, avril 1847, p. 314 et suiv.
[2] American Journal of the Medical Sciences, juillet 1487, p. 117 et suiv.

il recommande, entre autres choses, de réunir les bords saignants de la fistule par des fils d'argent. A la séance publique annuelle de l'Acamie de médecine de New-York, en 1858, il lut un discours sur les *sutures d'argent*; qui fut publié plus tard. Il y déploie, suivant ses propres expressions, « toute l'ardeur d'un néophyte. » Il propose d'étendre l'usage de ces fils à toutes les plaies chirurgicales. En parlant des résultats ainsi obtenus, il dit : « A partir du jour où j'ai constaté ces résultats dans le traitement des fistules vésico-vaginales, je n'ai jamais fait usage d'aucune autre suture dans les opérations chirurgicales. » Il se déclare convaincu « que l'emploi des sutures d'argent est le plus grand triomphe de la chirurgie au dix-neuvième siècle ; » il n'hésite pas à prédire que dans huit ans, aucun chirurgien instruit ne songera à se servir de fils de soie pour les sutures, et il ajoute que la découverte des anesthésiques est infiniment inférieure, au point de vue pratique, à celle des sutures métalliques. « Mon langage, dit-il, n'a rien d'exagéré, et je verrai sans doute le jour où tous les médecins du monde civilisé regarderont cette découverte, si simple en apparence, comme le plus grand progrès que la chirurgie ait réalisé de nos jours [2]. »

De pareilles expressions prouvent au moins une conviction profonde de la part de cet habile chirurgien.

Section v. — *Du choix des métaux qu'on doit employer
pour les sutures.*

Nous venons de voir que parmi les métaux, il en est plusieurs qui ont été tour à tour employés pour recoudre les plaies. Morgan se servait de platine; Dieffenbach, Wills et Mettauer, de plomb; Purmann, Mihles et Marion Sims, d'argent; Gosset, d'argent doré.

Le choix du métal n'offre pas peut-être une bien grande importance, pourvu toutefois qu'il soit souple, solide et peu oxydable.

Dans le Medical Times du 19 juin 1850, j'ai énoncé l'idée que le fil de fer est le meilleur de tous pour les usages chirurgicaux. En

---

[1] American Journal of the Medical Sciences, janvier 1852, p. 59; or Braithwaite's Retrospect of Medecine, 1852, t. XXVI, p. 341; or Ranking's Half-Yearly Abstract of the Medical Sciences, 1852, t. XV, p. 231.

[2] Silver Sutures in Surgery : the Anniversary Discourse before the New-York Academy of Medicine. By J. Marion Sims, M. D. New-York, 1858.

faisant des expériences comparatives avec d'autres fils métalliques chez les animaux et chez l'homme, je l'ai trouvé aussi inoffensif que l'or, l'argent, le platine, le palladium, le plomb, etc. Depuis plusieurs années, je me suis exclusivement servi de fils de fer pour toutes mes opérations, sans en excepter la fistule vésico-vaginale.

Pour empêcher les fils de fer de s'oxyder, on peut les dorer ou les argenter; on peut aussi les couvrir d'étain ou de zinc (fil de fer galvanisé). Je me sers habituellement des fils de fer passif de Schönbein [1], c'est-à-dire de fer rendu inoxydable en le plongeant dans l'huile au moment où il se trouve porté à une très-haute température.

J'ai dit que le fer est la substance la plus commode et la moins chère pour les usages de chirurgie, et ce qui est important à constater, c'est le plus résistant de tous les métaux et celui par conséquent auquel on peut donner la plus grande tenuité sans le rendre cassant. Le ténacité de divers fils métalliques est indiquée dans le tableau suivant [2].

Supposons que la ténacité du plomb soit représentée par l'unité, celle des divers métaux passés à la filière sera représentée par les chiffres suivants, d'après les expériences de Wertheim :

Plomb.	1,0	Argent	8,9
Cadmium	1,2	Platine	13,0
Etain	1,3	Palladium.	15,0
Or	5,6	Cuivre	17,0
Zinc	8,0	Fer	25,0

Un fil de fer est donc deux fois aussi fort qu'un fil de platine du même diamètre, trois fois autant qu'un fil d'argent, et vingt-six fois autant qu'un fil de plomb. Les fils dont je me sers habituellement sont fabriqués par Cockers, de Birmingham, et portent le n° 32 de l'échelle anglaise. Le fil de fer ordinaire est très-commode, et c'était autrefois celui dont je me servais; mais il est moins flexible et moins commode que celui qui est préparé tout exprès pour les opérations chirurgicales.

---

[1] « Le fer malléable, dit le docteur Graham, se dissout avec effervescence dans l'acide nitrique marquant 1,3 à 1,5 à l'aréomètre; mais on peut le rendre passif, suivant l'expression de Schönbein, c'est-à-dire le placer dans une condition moléculaire telle, qu'il n'est plus attaqué par l'acide nitrique et peut y séjourner indéfiniment, sans subir la moindre altération. » Le docteur Graham décrit quatre à cinq procédés qui peuvent conduire à ce résultat : On y parvient, par exemple, en plongeant le fil deux ou trois fois dans de l'acide nitrique concentré et en le lavant ensuite dans de l'eau, etc., etc. (Elements of chemistry, 1858, t. II, p. 35.)

[2] Miller, Elements of chemistry, t. II, p. 667.

Dans un excellent travail de M. Ollier, de Lyon, sur les sutures métalliques, il est dit que les fils métalliques sont moins irritants que ceux d'origine végétale ou animale lorsqu'on les emploie pour la réunion des plaies ; qu'ils coupent moins rapidement les tissus, sont tolérés plus longtemps, provoquent moins de suppuration et laissent des cicatrices moins apparentes. M. Ollier, après de nombreuses expériences, est arrivé à la même conclusion, à savoir : que le fer est le métal qui présente les plus grands avantages à ce point de vue, en raison de son extrême abondance, et de sa ténacité, qui permet de l'employer dans un état de ténuité extrême [1]. J'ai appris qu'un grand nombre de chirurgiens, soit anglais, soit étrangers, se servent constamment aujourd'hui de fils de fer très-minces pour toutes les sutures.

Section vi. — *Preuve de la supériorité des fils métalliques sur les fils organiques*

Ces preuves ont été déjà données en divers endroits. Elles résultent d'observations cliniques chez l'homme et d'expériences faites sur les animaux.

Pendant l'été et l'automne de 1858, je fis un grand nombre d'expériences sur les effets comparés des sutures métalliques et des fils organiques, et sur les propriétés des divers fils métalliques. Ces expériences furent pratiquées principalement sur de jeunes cochons par MM. Edwards, J. Murray et Coghill. Les animaux ayant été chloroformés, nous faisions habituellement des incisions parfaitement semblables sur les deux côtés opposés du dos, et nous recousions l'une des plaies avec des fils métalliques, l'autre avec de la soie, du chanvre et du coton. En général, le contraste était frappant, car tandis que la soie, le chanvre et les autres fils organiques produisaient en général de l'inflammation et de la suppuration, deux ou trois jours après leur insertion, les fils métalliques demeuraient passifs pour ainsi dire dans les lèvres de la plaie, sans y exciter aucun travail inflammatoire. On aurait dit que les tissus avaient oublié la présence des fils métalliques et ne se souvenaient que de la présence des fils organiques. Dans ces expériences, les fils de l'une et l'autre espèce

[1] Des Sutures métalliques, de leur utilité et de leur supériorité sur les sutures ordinaires, Paris, 1862, p. 54, 55, etc.

étaient disposés de manière à n'exercer sur aucun point une pression exagérée.

Chez l'homme, les fils de soie ou de substance organique doivent être presque toujours retirés au troisième ou quatrième jour, à cause de l'irritation et de la suppuration qu'ils produisent ; lorsqu'on ne les retire pas, ils se mettent en liberté eux-mêmes par un travail ulcératif.

Au contraire, les fils métalliques peuvent séjourner presque indéfiniment dans les tissus, à la condition de n'exercer sur aucun point une pression excessive. Et lorsque cette dernière condition existe, les effets qu'elle produit cessent d'eux-mêmes, quand l'ulcération a donné assez de jeu aux fils.

Chez l'homme, j'ai plus d'une fois étudié les effets opposés des sutures métalliques et organiques, en recousant les lèvres de la même plaie avec des fils des deux espèces. Les effets opposés des deux genres de sutures sont habituellement aussi marqués que possible.

M. Ollier a rapporté une série d'observations qui l'ont conduit à un résultat identique. .

Une preuve irrécusable de la supériorité des fils métalliques sur les fils organiques, c'est que certaines lésions, — la fistule vésico-vaginale par exemple, — ne guérissaient presque jamais lorsqu'on employait des fils organiques, tandis qu'aujourd'hui elles guérissent presque à coup sûr à l'aide des sutures métalliques. En rapprochant les bords de cette solution de continuité, les fils organiques produisent presque toujours une irritation telle, que la réunion échoue presque inévitablement, tandis qu'elle a presque toujours lieu quand les fils métalliques sont employés, parce qu'en raison de leur innocuité, ils peuvent être laissés impunément en place pendant plus de huit jours, jusqu'à ce que l'adhésion soit complète. Dans l'opération de la fistule vésico-vaginale, le succès était une exception à l'époque où on employait les fils organiques ; aujourd'hui que nous employons les fils métalliques, le succès est la règle. Une guérison qui ne s'obtenait autrefois que par accident pour ainsi dire, est aujourd'hui un résultat qu'on peut considérer comme certain. Nous devons la plus grande reconnaissance au docteur Marion Sims, pour le talent avec lequel il a plaidé cette cause.

Nous pourrons peut-être exprimer plus clairement, sous forme de tableau, les différences qui existent sous ce point de vue entre les deux genres de fils.

*Tableau de comparaison des résultats obtenus par les sutures organiques
ou métalliques.*

FILS ORGANIQUES.

1. Leurs surfaces sont toujours plus ou moins rugueuses.

2. Ils se gonflent après leur insertion.

3. Ils s'imprègnent des liquides sécrétés par les tissus ambiants.

4. Ces fluides se décomposent bientôt et deviennent une cause d'irritation pour les tissus voisins.

5. Ils développent sur leur trajet, comme de petits sétons, un travail de suppuration et d'ulcération.

6. Le travail de suppuration et d'ulcération continue, en général, jusqu'à ce qu'ils aient coupé les bords de la plaie.

7. On est généralement obligé de les retirer au bout de trois, quatre ou cinq jours, à cause de l'irritation qu'ils produisent.

8. Leur flexibilité permet quelquefois aux lèvres de la plaie de se séparer, et n'en n'assure point la coaptation complète.

FILS MÉTALLIQUES.

Leurs surfaces sont toujours lisses et polies.

Ils ne se gonflent pas.

Ils ne s'imprègent jamais des liquides qui les baignent.

Ils demeurent passifs, parce qu'ils ne contiennent aucune substance irritante.

Ils n'excitent jamais d'ulcération ni de suppuration, à moins d'être disposés de manière à comprimer les tissus.

Ils demeurent passifs ; et si par excès de pression il leur arrive de produire de l'ulcération, elle cesse aussitôt que la pression diminue.

Une fois ajustés, on peut les laisser en place plusieurs jours et même plusieurs semaines.

Leur rigidité permanente leur permet de maintenir immobiles les lèvres de la plaie, comme les éclisses appliquées à une fracture maintient en place les fragments osseux.

Par ces raisons, je crois qu'une plaie, dont les bords sont unis par des sutures métalliques, est placée dans de meilleures conditions pour guérir que lorsque des fils végétaux ou d'origine animale ont été employés. Le véritable but de la chirurgie est de trouver les conditions qui conviennent le mieux à la nature pour accomplir son travail de réparation. Car, ainsi que le faisait observer dans le langage de Bacon un vieil auteur : « Le chirurgien est le serviteur et non le maître de la nature ; il doit s'occuper exclusivement d'en favoriser les desseins et d'éloigner les obstacles qui l'empêchent de parvenir à son but, c'est-à-dire à la réunion des parties divisées [1]. »

[1] Read, Treatise of the First Part of Chyrurgerie, 1638, p. 11.

N° III.

(Voyez page 17.)

DES LIGATURES MÉTALLIQUES APPLIQUÉES AUX ARTÈRES.

Dans le Journal américain des Sciences médicales (mai 1829), le docteur Lever, de l'Alabama, a publié une série d'expériences faites sur les artères carotides, fémorales, et crurales chez les chiens.

Cinq fois il a lié ces artères avec des fils de plomb, trois fois avec des fils d'or, trois fois avec des fils d'argent, trois fois avec des fils de platine. Dans ces quatorze expériences, il coupa les fils à ras et laissa la plaie se refermer. Il sacrifia les animaux après un espace de temps qui pouvait varier de quinze jours à un mois ; dans un cas, l'animal s'étant échappé, ne fut repris et sacrifié qu'au bout de sept semaines. Chez tous ces animaux, l'artère s'était oblitérée, le fil métallique s'était enkysté autour du vaisseau, et il ne restait plus aucune trace d'inflammation. On voit par là combien les tissus vivants tolèrent facilement les corps métalliques. Mais dans deux autre cas où il avait employé des fils de soie, le résultat fut tout autre. La ligature avait coupé les tubes artériels, quoique dans le principe elle n'eût été serrée que juste assez pour rapprocher les parois du vaisseau sans en déchirer les tuniques. Le fil fut trouvé libre dans l'un et l'autre cas, et situé au centre d'un abcès ; dans trois autres expériences, les artères furent liées avec du caoutchouc, et dans deux autres cas avec des brins d'herbe. Dans les trois cas où le caoutchouc avait été employé, il existait du pus autour de la ligature, et dans les deux expériences faites avec des brins d'herbe, il existait un kyste autour d'eux, mais dont la surface intérieure était humide et rugueuse, et ne paraissait pas embrasser la ligature comme dans les cas où des fils métalliques avaient été employés [1].

En 1858, j'instituai une série d'expériences semblables pour constater les effets des ligatures métalliques comparées aux ligatures organiques. Un excellent anatomiste, M. Jardine Murray, me rendit les plus grands services dans l'exécution de ces expériences. Elles furent faites sur les animaux les plus divers, le cheval, l'âne, le cochon, le chien et le chat; on employa, comme ligatures, des fils d'or, d'argent, de fer simple ou galvanisé, de platine, de palladium, de cuivre et de soie. Les fils furent coupés à ras, aussitôt après avoir été noués. Les carotides furent le siége le plus habituel de ces expériences, mais on lia aussi quelquefois l'artère fémorale. On examina les vaisseaux à des périodes diverses, depuis un jour jusqu'à une semaine, après la ligature. Les résultats généraux de toutes ces expériences furent en tout semblables à ceux annoncés par le docteur Levert. Au bout de trois ou quatre semaines, les fils de soie avaient coupé par ulcération les tubes artériels et se trouvaient environnés de pus, et prêts, en un mot, à être éliminés. Chez deux de ces animaux, les fils métalliques se trouvaient environnés de pus. Dans le premier cas, on avait employé un fil de cuivre et d'argent; le cuivre avait peut-être été la cause de ce travail inflammatoire. Dans le second cas, une ligature d'or avait été jetée sur la carotide droite et un fil de fer sur la carotide gauche. Seize jours plus tard, après avoir sacrifié l'animal, on trouva le fil d'or entouré de pus et les tuniques artérielles ulcérées au niveau de la ligature, quoique l'artère fût environnée d'un exsudat plastique à ce niveau. La carotide gauche du même animal, comprimée par un fil de fer, offrait une oblitération complète du canal artériel, qui se trouvait entouré d'une quantité considérable de lymphe plastique. Il n'existait point de pus autour du fil, mais il y avait un abcès à l'extérieur. Ces expériences ayant été tentées concurremment avec plusieurs autres chez cet animal, il est possible que son affaiblissement général l'ait prédisposé à la suppuration. Dans tous les cas, dix-neuf autres expériences, dans lesquelles les artères avaient été liées avec divers métaux, ne donnèrent aucune trace d'une inflammation aiguë. Les anses métalliques demeuraient autour du point oblitéré sans devenir le centre d'un travail d'élimination, et les fils correspondants se trouvaient ensevelis dans un exsudat plastique. Dans celle de ces

---

[1] American Journal of the Medical Sciences, mai 1829, p. 17 et suiv.

expériences qui dura le plus longtemps, et dans laquelle on avait lié les carotides d'un chat avec des fils de palladium, sept mois avant de tuer l'animal, les ligatures, entourées par un peu de lymphe plastique, se trouvaient exactement au même endroit où on les avait placées un semestre auparavant[1].

Les résulats de ces expériences me parurent démontrer qu'en liant les artères dans les plaies chirurgicales avec des fils métalliques, on parviendrait sans nul doute à de meilleurs résultats que lorsqu'on se sert de fils organiques. Mais, comme le fait observer M. Malgaigne, les fils métalliques n'avaient été essayés que sur des chiens[2].

Dans le Journal médical d'Édimbourg, juillet 1858, page 76, j'ai rapporté la première observation de l'emploi des ligatures métalliques chez l'homme, à la suite d'une opération chirurgicale. Il s'agissait de l'extirpation d'une tumeur mammaire. J'appliquai des ligatures de fil de platine aux extrémités artérielles, la plaie fut fermée par des sutures métalliques, et du collodion fut répandu à sa surface. La plaie ne se ferma point par première intention. Elle se rouvrit et les ligatures furent éliminées quand sa surface interne se recouvrit de bourgeons charnus; elle se cicatrisa lentement par seconde intention.

Depuis cette époque, un nombre considérable de cas analogues, empruntés à la pratique d'Emmet, Holt, Letenneur, Langenbeck, etc., ont été publiés dans les journaux pour prouver que des fils métalliques (le fer a été surtout employé) suffisent parfaitement pour fermer les orifices artériels ouverts dans des plaies de tout genre, tandis que d'autres observations recueillies par Stone, Redfern Davies, Smith, etc., ont montré qu'elles pouvaient également servir à fermer les grosses artères dans leur continuité. Leur efficacité est certaine, mais leur utilité est contestable. Pour mieux le faire comprendre, je dois établir que ces ligatures métalliques ont été appliquées aux vaisseaux de deux manières différentes : 1° en comprimant légèrement l'artère, les bouts étant coupés et l'anse métallique laissée dans la plaie pour s'y enkyster; 2° en serrant les vaisseaux avec autant de force qu'une ligature ordinaire de chanvre ou de

[1] Les vaisseaux liés dans les expériences précédentes furent disséqués avec soin par M. Murray et se trouvent aujourd'hui dans le Musée anatomique de l'Université d'Edimbourg. Je dois à l'obligeance de M. Murray un recueil de fort beaux dessins coloriés, qui représentent les résultats de ces expériences.

[2] Manuel de médecine opératoire, 6° éd., p. 44.

soie, c'est-à-dire en déchirant les tuniques internes du vaisseau ; on laissait passer au dehors leurs extrémités allongées, dans l'espoir que se comportant comme des fils organiques, elles couperaient la tunique externe du vaisseau et pourraient ainsi se détacher. Considérons rapidement l'une et l'autre de ces deux méthodes différentes.

SECTION I. — *Les fils coupés à ras, et l'anse abandonnée dans la plaie, pour s'y enkyster.*

En réimprimant mon premier travail sur l'acupressure, j'y ajoutai une note sur les ligatures métalliques, dans laquelle je posais la question suivante : « Serait-il possible d'appliquer aux artères ouvertes une ligature, soit arrondie et circulaire, soit ovoïde et aplatie, de fil métallique très-fin, de manière à étancher le sang sans rompre les tuniques internes, ni produire l'étranglement et la gangrène du bout inférieur ? S'il en était ainsi, disais-je, on pourrait peut-être laisser séjourner ces fils dans la plaie, sans aucun inconvénient, après en avoir coupé les bouts. »

Lorsque j'écrivais ces lignes, je pensais qu'après avoir entouré d'un cercle de fil métallique l'extrémité d'une artère divisée, on pouvait aplatir cet anneau en le comprimant avec la pince, de manière à lui donner une forme elliptique qui comprimerait le vaisseau sans en lacérer les tuniques ; et je m'imaginais qu'on pourrait aussi, dans quelques cas, plonger une fourchette en fil de fer dans les chairs, de manière à comprimer l'artère en l'embrassant dans l'angle formé par la réunion de deux branches de l'instrument.

Nous ne possédons que bien peu de données positives sur les résultats du procédé qui consiste à lier les artères avec un fil métallique, à en couper les bouts et à laisser dans la plaie l'anse de la ligature. Cependant quelques observations, publiées par MM. Emmet et Holt, prouvent que quand un fil de fer ou d'argent est appliqué à la façon d'une ligature ordinaire, aux orifices artériels ouverts, on parvient, en le nouant ou en le tordant, à fermer parfaitement le vaisseau.

Dans un cas d'amputation du sein publié par le docteur Emmet[1], onze artères divisées furent liées avec des fils d'argent. Chacun de ces

[1] American Journal of the Medical Sciences, juillet 1859, p. 121.

vaisseaux, soulevé à l'aide d'un tenaculum, fut entouré d'un fil qu'on serra autour de l'artère et dont les bouts furent tordus. On coupa ensuite les extrémités des fils d'aussi près que possible, et on abandonna la ligature dans la plaie pour s'y enkyster. Dans le but de prévenir toute espèce de tiraillements, les bords de la plaie, qui offrait une longueur de neuf pouces, furent soigneusement réunis par une suture continue faite avec le fil d'argent. La réunion immédiate eut lieu dans presque toute l'étendue de la solution de continuité ; mais il fut nécessaire de séparer les lèvres de la plaie au point le plus déclive pour livrer passage à une petite quantité de pus. Huit jours après l'opération, la suture fut accidentellement arrachée en partie, laissant une ouverture qui se ferma sans difficulté par des bourgeons charnus. La suture ne fut retirée en totalité que quarante-trois jours après l'opération. A cette époque, malgré l'examen le plus attentif, « il fut impossible de retrouver la place d'une seule des onze ligatures, elles s'étaient enkystées ; l'avenir nous apprendra si elles ont pu séjourner indéfiniment dans les chairs. » Le docteur Emmet ajoute que « le suintement purulent, qui eut lieu pendant quelque temps à la suite de l'opération, ne résultait pas de la présence des fils métalliques, mais de l'étranglement et de l'élimination des extrémités artérielles qu'ils comprimaient. » Nous savons que l'acupressure nous permet d'éviter cet inconvénient.

Dans le même volume, nous trouvons une observation de ligature métallique de l'iliaque primitive chez un sujet affecté d'un anévrysme. L'opération fut pratiquée par le docteur Stone, professeur de chirurgie à l'université de la Louisiane. Le fil d'argent fut noué autour du vaisseau, à la façon d'une ligature ordinaire ; les bouts furent coupés de près, et les pointes rabattues, de manière à ne point irriter les parties molles. On n'exerça pas une compression énergique, comme dans les cas ordinaires ; on se contenta d'arrêter le cours du sang dans l'artère. La tumeur anévrysmale avait déjà diminué de volume, et l'opéré se trouvait dans un état satisfaisant, lorsqu'il fut subitement pris d'une dyssenterie qui l'emporta vingt-six jours après l'opération. Malheureusement l'autopsie n'eut pas lieu ; nous ne savons donc pas ce qui s'était passé autour de la ligature métallique [1].

Nous trouvons dans la Lancette du 23 juillet 1863 cinq observations empruntées à la pratique de M. Holt, chirurgien de l'hôpital

---

[1] American Journal of the Medical Sciences, oct. 1859, p. 570.

de Westminster (trois amputations du sein, une de la cuisse et une
du bras), dans lesquelles cet habile chirurgien se servit de ligatures
en fil de fer pour fermer les vaisseaux divisés, en coupant de près
les bouts du fil et en s'efforçant d'obtenir la réunion par première
intention, de manière à enkyster les ligatures. Dans ces cinq cas,
vingt-neuf vaisseaux furent liés avec des fils de fer, et les vingt-neuf
ligatures restèrent dans la plaie sans occasionner aucun accident. La
réunion immédiate ne fut complète chez aucun des cinq opérés ;
« cependant, d'après M. Holt, la cicatrisation directe se fit dans une
plus grande étendue que de coutume, et il y eut beaucoup moins
de suppuration que dans les cas où on lie les vaisseaux d'après la méthode ordinaire... On était donc moins exposé à la résorption purulente qu'après l'emploi de la ligature ordinaire. Les surfaces de la
plaie se trouvaient maintenues en contact sans l'interposition d'aucun corps étranger ; le malade n'eut point à subir le tiraillement
qui résulte de l'ablation des ligatures, et qui est souvent très-dou-
loureux : et, dans les cas favorables, il est probable qu'on pourrait
obtenir la réunion directe dans toute l'étendue de la plaie, la présence d'un fil métallique au centre de la plaie n'offrant aucun obstacle au travail adhésif. »

Malgré ce récit séduisant, nous apercevons des ombres au tableau :
car si la tolérance des tissus pour les corps métalliques permet aux
ligatures de séjourner presqu'impunément dans la plaie, leur présence peut incommoder mécaniquement le blessé, surtout lorsqu'elles sont accidentellement soumises à une pression quelconque.
M. T. Smith[1] nous apprend qu'il fut obligé d'enlever une ligature
en fil d'argent, appliquée à l'artère radiale, trois mois après l'opération, « parce qu'elle gênait le malade. » Une seconde opération
fut donc ici nécessaire pour guérir les effets de la première, ce qui
arriverait bien d'autres fois sans doute ; peut-être serait-on obligé
de recourir parfois à une série de petites incisions pour retirer l'une
après l'autre toutes les ligatures abandonnées dans une plaie. Tous
ces inconvénients se trouvent naturellement évités par l'acupressure,
les aiguilles pouvant être retirées complétement de la plaie peu de
jours après leur insertion.

[1] Holmes, Syst. of Surgery, t. III, p. 15.

Section ii. — *Les ligatures sont destinées à couper le vaisseau par ulcération, et à en être ensuite retirées.*

Dans les cas dont nous venons de parler, les fils métalliques avaient été disposés de manière à ne point déchirer la tunique interne, ni étrangler le vaisseau au point lié. En d'autres termes, ils n'étaient pas assez fortement serrés pour déterminer la mortification des extrémités artérielles, à la façon des ligatures ordinaires (voyez le chapitre IV). Mais quelques chirurgiens, en employant les fils métalliques pour lier les vaisseaux, ont exercé une compression tout aussi énergique. Ainsi, dans un cas d'éléphantiasis des Arabes, M. Redfera Davies [1] lia l'artère poplitée avec un fil d'argent pour empêcher le sang de se rendre au membre hypertrophié ; la ligature tomba le vingt et unième jour, et le membre revint presque complétement à ses dimensions primitives.

Le docteur Letenneur, dans deux amputations, l'une du bras, l'autre de la cuisse, lia tous les vaisseaux ouverts avec des fils d'argent. Ces fils tombèrent, d'après lui, à peu près à la même époque où des ligatures organiques se seraient détachées; celle de l'artère humérale au neuvième jour ; celle de la crurale au onzième, et celles des petites artères au cinquième. Pour ce qui touche à la réunion directe, les fils métalliques lui parurent équivalents aux fils ordinaires [2].

En règle générale on trouvera, je crois, que des ligatures métalliques, fortement serrées, tombent plus tard que les ligatures organiques. Le docteur Martin, dans sa thèse déjà citée, a décrit deux amputations dans lesquelles M. Langenbeck ferma les orifices artériels avec des fils de fer [3]. Dans l'une de celles-ci — c'était une amputation de la cuisse — il lia la fémorale et quatre autres vaisseaux par ce procédé. Une des ligatures fut retirée au douzième jour ; une autre au vingtième, et les trois dernières vingt-deux jours après l'opération. Dans un cas d'amputation de la jambe, sept vaisseaux furent liés de même. Les ligatures ne tombèrent que du vingt-quatrième au trentième jour.

[1] On Silver Wire Ligatures. Lancet, 28 février, 1863, p. 233.
[2] Gazette hebdomadaire, 21 févr. 1862, p. 119.
[3] *Op. cit.*, p. 12 à 17.

Le docteur Martin m'apprend que certaines de ces ligatures coupè-
rent le vaisseau et tombèrent spontanément comme des ligatures ordinaires. D'autres furent retirées par le chirurgien. Les deux opérés
se rétablirent, circonstance digne d'être remarquée, car à cette époque
presque tous les amputés dans l'hôpital mouraient d'érysipèle ou
d'infection purulente. Le fait est d'autant plus intéressant qu'il
coïncide avec une réflexion de M. Holt par rapport à deux cas d'amputation dans lesquels il avait employé les ligatures en fil de fer.
« Il est probable, dit-il, que dans ces deux cas, l'absence de toute
irritation locale avait empêché des résultats fâcheux de se produire ;
car, à l'époque où l'opération fut pratiquée, il existait une épidémie
de pourriture d'hôpital dans les salles ; plusieurs opérés, ainsi que
des malades atteints d'ulcères, en avaient été frappés[1]. »

Dans un travail sur la substitution des fils de fer à la soie et au
chanvre, M. Nunneley[2], de Leeds, propose d'employer comme ligatures des fils de fer à la fois solides, souples et flexibles. Il conseille donc d'employer les numéros 37, 42 et 43 de l'échelle anglaise. Ces fils, d'après lui, coupent fort bien les tuniques internes
du vaisseau sans attaquer la tunique externe. Le numéro 32, dont je
me sers depuis longtemps, répond assez bien aux indications pro-
posées ; mais il est possible qu'un fil encore plus fin soit préférable.
En fixant les ligatures métalliques, il est inutile de faire un double
nœud ; on peut se contenter de tordre les fils ou de faire un seul
nœud et de le tordre ensuite.

Les considérations que nous venons de développer ici paraissent
justifier les conclusions suivantes :

1° Les ligatures métalliques sont d'une application facile et paraissent offrir les mêmes garanties que les ligatures de soie ou de
chanvre ;

2° Elles ne paraissent pas prédisposer aux hémorrhagies secondaires, ou à d'autres inconvénients particuliers ;

3° On peut les employer pour oblitérer les artères dans leur continuité (exemple, celles qui se rendent aux anévrismes), et pour
fermer les orifices artériels ouverts dans une plaie chirurgicale ;

4° Dans l'un ou l'autre cas, elles produisent infiniment moins
d'irritation et de phénomènes inflammatoires que les ligatures organiques ;

[1] Lancet, 23 juillet 1864, p. 92.
[2] Lancet, 10 mai 1862, p. 486.

5° On les peut appliquer avec une constriction légère de façon à fermer l'artère sans en blesser les tuniques ; on coupe alors les extrémités du fil et on abandonne l'anse de la ligature dans la plaie ;

6° Mais, dans ces conditions, on est quelquefois obligé d'extraire les fils enkystés par suite de la gêne qu'ils produisent mécaniquement ;

7° On peut au contraire les serrer comme des ligatures ordinaires pour déchirer immédiatement les tuniques internes de l'artère, en produisant l'étranglement de la tunique-externe, — les extrémités des fils étant laissées en dehors, afin que l'on puisse les retirer quand le vaisseau a été coupé ;

8° Mais, par ce procédé, les extrémités artérielles sont étranglées et mortifiées, absolument comme dans les cas où on a recours à la ligature ordinaire, avec cet inconvénient de plus que le travail ulcératif dure plus longtemps ;

9° Dans l'état actuel de nos connaissances, la seule condition dans laquelle les ligatures métalliques doivent obtenir la préférence est celle où l'opérateur est décidé d'avance à laisser séjourner les fils métalliques d'une façon permanente dans les tissus. S'il s'agit, par exemple, d'une hernie épiploïque étranglée, lorsque dans le cours de l'opération on enlève un fragment gangréneux, on voit quelquefois saigner un ou deux vaisseaux, on les lie, et les ligatures sont alors destinées à rentrer avec le péritoine dans la cavité abdominale.

Il en est de même dans certains cas d'ovariotomie, non-seulement par rapport aux vaisseaux des parties adhérentes au péritoine, mais aussi pour ceux qui se rendent aux fausses membranes, qu'on est souvent forcé de déchirer. Dans ces conditions, il est incontestable que la ligature métallique pratiquée avec un fil de fer ou d'argent très-fin est infiniment moins dangereuse que la ligature ordinaire.

Lorsque je commençai pour la première fois, en 1858, à m'occuper des ligatures métalliques, j'étais persuadé qu'elles se montreraient aussi supérieures aux ligatures ordinaires que les sutures métalliques le sont aux sutures organiques. Mes recherches m'ont conduit à un résultat que je ne prévoyais pas alors : c'était à des aiguilles mobiles, et non à des ligatures permanentes, qu'appartenaient ces propriétés bienfaisantes dont la découverte était le but de mes travaux.

N° IV.

(Voyez page 34.)

OBLITÉRATION DES ARTÈRES PAR L'ACUPRESSURE.
— SON MÉCANISME PHYSIOLOGIQUE.

Ce travail a tellement dépassé les limites que je lui avais primitivement assignées, qu'il ne me reste point d'espace pour discuter la manière dont les vaisseaux s'oblitèrent quand leurs orifices sont fermés par l'acupressure. Au point de vue historique, cette étude aurait embrassé plusieurs questions accessoires, telles que le mécanisme physiologique de l'oblitération des artères sur lesquelles on a jeté les ligatures, soit filiformes, comme on le fait aujourd'hui, soit rubanées, comme on le faisait autrefois ; les effets des ligatures provisoires de Travers, Roberts, Cline, Poletta et Giuntini, et du cylindre ou coussinet de Scarpa, tel qu'il l'employait lui-même, ainsi qu'avec les modifications d'Uccelli, Vacca Berlinghieri, Morigi et d'autres chirurgiens ; enfin la manière dont les tubes artériels sont aplatis et fermés par les fils semi-circulaires, et les « presse-artères » de Deschamps, Percy, Dubois, Crampton, Flajani, Assalini, Kohler, etc., etc.

Il y a soixante ans, à l'école de médecine d'Edimbourg, le professeur John Thompson enseignait, et son élève Jones démontrait expérimentalement, sous sa direction, que lorsque nous lions une artère avec un fil ordinaire, nous devons toujours la comprimer assez pour déchirer les deux tuniques internes.

On sait que ce système prévaut aujourd'hui en Angleterre, et j'en ai toujours parlé dans le cours de cet ouvrage comme d'une doctrine parfaitement établie. Le principe sur lequel elle s'applique a été combattu par plusieurs chirurgiens distingués, en Europe et en Amérique. Avant l'époque de Thompson, le but avoué du chirurgien n'était point, en liant l'artère, d'en déchirer les tuniques internes, mais seulement d'en juxtaposer les parois opposées par tous les moyens alors en usage[1].

« La ligature, dit l'une des premières autorités chirurgicales de l'Amérique, le professeur Gross, doit être serrée avec assez de force pour diviser les tuniques internes, si l'artère est volumineuse ou d'un calibre moyen ; tandis que pour les artérioles de moindre importance, la simple juxtaposition des parois opposées peut suffire[2]. »

Mais depuis quatre ans l'acupressure a prouvé de la façon la plus évidente que la juxtaposition suffit pour fermer les plus grandes aussi bien que les plus petites artères, et que, pour obtenir une occlusion permanente et complète du vaisseau, il suffit en général de la continuer pendant quelques jours.

Avant de fermer les artères par acupressure chez l'homme, j'avais étudié les effets des ligatures métalliques appliquées, de manière à rapprocher seulement les parois opposées d'un vaisseau, sans les couper ni les blesser d'aucune manière, et je m'étais assuré que le rapprochement opéré par l'acupressure suffisait pour oblitérer les plus grandes artères : je constatai, en outre, que par les seuls effets de l'acupressure, je pouvais oblitérer un vaisseau du calibre de la carotide chez le cheval. On n'a pas encore fait un assez grand nombre d'expériences chez les animaux, on n'a pas assez recueilli d'observations chez l'homme, pour connaître le mécanisme par lequel l'acupressure parvient à oblitérer les artères : c'est une question que je recommande à l'attention des physiologistes.

Le but du chirurgien, lorsqu'il déchire les tuniques internes d'une artère par la ligature, est de produire une plaie à l'intérieur de l'ar-

---

[1] Un célèbre chirurgien irlandais, Crampton, a publié d'intéressantes observations sur les anévrysmes et sur l'oblitération des artères dans les Medico-Chirurgical Transactions de Londres, en 1816 (t. VII) ; il combat les opinions de Thompson et Jones, et s'efforce de démontrer par une série d'expériences faites sur le cadavre et sur les animaux vivants :

1° Que l'oblitération d'une artère peut très-bien s'effectuer sans rompre ni diviser ses tuniques ; 2° que ce résultat de la ligature, loin de favoriser l'occlusion, s'y oppose quelquefois (p. 344). Il soutient, en outre, dans des termes qui semblent s'appliquer à l'acupressure : 3° qu'un léger degré d'irritation appliqué à la tunique externe d'une artère avec une compression suffisante pour en rapprocher les parois internes, suffit pour l'oblitérer ; 4° que l'oblitération permanente du vaisseau peut s'effectuer de cette manière, dans l'espace de vingt-quatre heures.

[2] System of Surgery, 2ᵉ éd., t I, p. 695.

tère et d'obtenir l'adhésion des parois vasculaires par des exsudats inflammatoires. Une inflammation artificiellement provoquée et poussée jusqu'à l'ulcération et la gangrène, constitue le mécanisme physiologique par lequel sont oblitérés tous les vaisseaux qu'on lie. Mais les artères ouvertes peuvent se fermer sans aucun travail inflammatoire. Nous en voyons la preuve dans l'occlusion spontanée des petites artères, dans les plaies chirurgicales sans ligature ni torsion, ainsi que dans l'oblitération des vaisseaux utéro-placentaires après l'accouchement. Les effets de l'acupressure seraient-ils indépendants de tout travail inflammatoire ?

N° V.

(Voyez page 43.)

DES AGGLUTINATIFS NATURELS ET ARTIFICIELS.
DU COLLODION, ETC. — ET DE LA TRANSFORMATION
DES PLAIES EXTERNES EN PLAIES INTERNES.

Parmi les plaies chirurgicales et les solutions de continuité, on peut établir une division de la plus haute importance. Les unes sont internes ou fermées, les autres sont externes ou exposées à l'air.

Dans le premier cas, la plaie est sous-cutanée ; les téguments ne sont point lésés. Dans le second, il existe une division de la peau qui conduit à l'intérieur de la plaie sous-cutanée. Dans le premier cas la plaie n'est point exposée au contact de l'air ; dans le second l'air y circule avec tout les éléments qu'il renferme, soit régulièrement, soit accidentellement.

Parmi les plaies intérieures on peut ranger les fractures simples des os ; les déchirures des capsules fibreuses des ligaments et d'autres tissus qui succèdent aux luxations ; les ruptures tendineuses accidentelles, et ces larges ecchymoses qui résultent de la rupture de petits vaisseaux sanguins à la suite des coups, des chutes, etc.

Les fractures et les luxations compliquées rentrent dans la classe des plaies externes, ainsi que toutes les lésions chirurgicales dans lesquelles la peau est divisée, de manière à établir une communication avec l'extérieur.

L'immense différence qui sépare ces deux espèces de lésion a été signalée par Hunter. « Les lésions de la première espèce, dit-il, dans lesquelles il n'y a point de communication avec l'extérieur, ne s'enflamment que rarement ; tandis que celles de la seconde espèce

s'enflamment et suppurent habituellement[1]. » L'une des plus grandes
illustrations de la chirurgie contemporaine, M. Paget, fait observer
à cet égard que dans ces paroles Hunter a formulé le principe sur
lequel repose la chirurgie sous-cutanée un principe dont il est impossible, je crois, d'exagérer l'importance[2]. »

Dans la chirurgie sous-cutanée[3], — qui comprend dans ses diverses
subdivisions, la section des tendons, des muscles et souvent d'autres
tissus, le travail de réunion et de réparation organique se fait sans
aucun phénomène inflammatoire, et sans suppuration, pourvu que
les parties soient maintenues au repos pendant quelques jours ; il
en est de même pour les fractures simples et luxations ordinaires. Au
contraire, dans toutes les solutions de continuité qui communiquent
avec l'extérieur, ainsi que les fractures et les luxations compliquées,
l'inflammation et la suppuration se produisent presque inévitablement, à moins que la plaie cutanée ne soit petite et promptement
fermée. Mais la réunion immédiate de toutes les plaies dépend en
grande partie de l'absence de toute inflammation excessive[4]. « Le

---

[1] Œuvres, éd. Palmer, t. III, p. 240. M. Guérin a formulé cette proposition
dans les termes suivants : « Les plaies pratiquées sous la peau, et maintenues
hors du contact de l'air ne s'enflamment ni ne suppurent, et s'organisent immédiatement. » Essais sur la Méthode sous-cutanée, Paris, 1841, p. 2.

[2] Lectures on Surgical Pathology, 2e éd., p. 129.

[3] Ce principe s'applique à bien des circonstances différentes : une plaie du
genou, communiquant avec l'extérieur, est infiniment plus grave qu'une plaie
sous-cutanée de cette articulation ; c'est ce qui explique les succès de M. Goy-
rand dans l'extraction des corps étrangers par les incisions sous-cutanées successives. Il s'applique aussi, mais d'une façon plus limitée, aux plaies cutanées
comparées aux plaies muqueuses. C'est peut-être ce qui explique les avantages
des urétrotomies internes d'après le procédé de Holte et Thompson, comparé
aux incisions périnéales de MM. Tolet et Syme. Peut-être que le succès de l'o-
pération, pour la fistule vésico-vaginale, repose en partie sur des causes analogues. (Voyez plus haut, p. 116.) La plaie qui résulte de l'accouchement, à
l'intérieur de la cavité utérine, plaie occasionnée par l'arrachement du système
utéro-placentaire tout entier, et par la chute de la membrane caduque, se cicatrise en général avec une merveilleuse rapidité, en vertu de cette même loi.
D'ailleurs, la nature est seule à opérer le traitement de cette plaie. Si elle avait
été accessible à nos moyens, combien de baumes, de cérats, d'onguents n'au-
rait-on pas cherché à y appliquer ?

[4] Des guérisons extraordinaires se produisent quelquefois quand les fractures
compliquées sont traitées par le repos absolu, à la condition que la peau ne
soit point entamée, ou que, si elle est endommagée, la plaie ait été immédiatement fermée. En voici un exemple : « Un garçon, âgé de douze ans, eut la
main gauche écrasée par une machine. Elle avait passé entre deux rouleaux qui
n'étaient séparés que par une distance de 1/6 de pouce. Toutes les phalanges et
quelques-uns des métacarpiens étaient écrasés, et la main était complétement

travail réparateur des plaies, soit accidentelles, soit produites par des opérations chirurgicales, sera d'autant plus parfait, dit M. Adams, qu'il y aura moins d'inflammation ; et le danger que présentent les plaies dépend en grande partie des complications inflammatoires qu'elles peuvent offrir[1]. Nous évitons ces complications inflammatoires quand la plaie est interne. Nous y sommes plus ou moins exposés quand elle est externe, et qu'on n'a point cherché à la fermer, car toutes les parties de la plaie qui ne sont point en contact avec une autre surface saignante doivent inévitablement suppurer avant de se cicatriser.

L'un des grands objets que se propose la chirurgie est de convertir toutes les plaies externes en plaies internes, qui se cicatrisent par la réunion immédiate. C'est dans ce but que nous rapprochons aussi complétement que possible les bords de la plaie par des sutures métalliques, qui ne produisent aucune irritation.

La nature elle-même opère quelquefois cette transformation pour de petites plaies, et quand ce travail a été porté assez loin, l'art n'a plus besoin d'intervenir. Nous voyons, par exemple, les bords de certaines incisions se rapprocher par l'interposition d'une croûte de sang coagulé ; procédé naturel qui surpasse bien souvent les meilleures inventions de la chirurgie[2].

aplatie. Heureusement, il n'existait qu'une plaie très-étroite à la partie interne de l'index. En raison de cette circonstance, M. Hancock, chirurgien de l'hôpital de Charing-Cross, dans le service duquel ce malade était couché, crut pouvoir éviter l'amputation. Malgré la gravité de cette mutilation, la suite lui donna raison. Quatre mois après l'accident, les doigts avaient repris à peu près leur forme naturelle, et toutes les articulations pouvaient exécuter quelques mouvements. Ce fut l'absence de toute plaie extérieure communiquant avec le foyer des fractures qui décida M. Hancock à essayer de conserver le membre : c'est donc uniquement à cette circonstance que ce malheureux a dû la conservation d'un membre. » (Adams, Sketch of the Principles and Practice of Subcutaneous Surgery, 1857, p. 10.)

Cette observation et quelques autres cas semblables, nous obligent à croire que souvent on a sacrifié des membres qu'il eût été possible de sauver, si les principes de la chirurgie préservatrice avaient été plus généralement connus et adoptés dans les temps passés.

[1] Op. cit., p. 22 ; et Paget, Op. cit., p. 215, 216.

[2] Un cas rapporté par le docteur Macartney met en lumière les avantages que présente cet opercule naturel. Un voyageur fut attaqué par des brigands, et reçut sept coups de baïonnette dans les bras et les côtés de la poitrine. Il continua son voyage sans s'arrêter, ne montra ses blessures à personne, et ne changea même pas d'habits, de peur d'irriter la plaie et de faire tomber la croûte qui la recouvrait. En arrivant à Margate, il fit examiner ses blessures par le docteur Macartney, qui fut très-surpris de constater qu'elles s'étaient fort

D'ailleurs, dans la plupart des cas où les bords de la plaie ne sont rapprochés qu'après la cessation de l'hémorrhagie, la nature verse sur ces parties divisées un exsudat séro-sanguin, que l'évaporation transforme bientôt en une croûte fibrineuse. Quand la solution de continuité a été réunie par des sutures, ce ciment naturel se dépose bientôt sur ses bords, laissant échapper par un pertuis étroit le liquide en excès qui peut se former à l'intérieur de la plaie, tout en interceptant le passage de l'air. La présence de cet opercule me paraît éminemment utile ; aussi j'ai conseillé de ne point appliquer immédiatement aux plaies récentes le pansement à l'eau, parce qu'il tend à ramollir cette croûte[1] et défait, en quelque sorte, l'ouvrage de la nature. (Voyez p. 55.)

Nous venons de parler des plaies linéaires, qui résultent des incisions ; mais, dans les cas de plaies avec dénudation et de solutions de continuité étendues, mais superficielles, la croûte spontanément formée constitue le meilleur pansement, à la condition de n'y point toucher jusqu'à ce qu'elle tombe d'elle-même, ce qui n'a souvent lieu que plusieurs semaines après l'accident. Ce fait pratique est bien connu, et souvent on l'a vérifié en principe pour le traitement de plaies d'une grande étendue. Par exemple, dans une vaste plaie qui avait résulté de l'amputation de la mamelle, avec perte d'une portion considérable de peau, M. Wardrop laissa séjourner le sang,

bien cicatrisées sous ce pansement naturel, à l'exception de deux plaies situées à l'avant-bras, qui contenaient un peu de pus, probablement à cause des mouvements inévitables de la main. (Treatise on Inflammation, p. 208.)

[1] Sur les plaies récentes, ces croûtes sont formées de fibrine ou de sang desséché ; dans les cas chroniques elles se composent de pus. Pour en hâter artificiellement la formation, M. Guyot avait autrefois proposé d'exposer toutes les plaies à l'action de l'air chaud et sec. Un courant d'air froid, propulsé par un soufflet, donne d'aussi bons résultats, si même ils ne sont pas meilleurs, surtout quand la plaie est encore fraîche. Quelques chirurgiens emploient des moyens chimiques pour provoquer la formation de cette croûte, surtout lorsqu'il s'agit de plaies suppurantes et d'ulcères. Une cautérisation superficielle au nitrate d'argent ou au sulfate de cuivre, ou mieux encore, une aspersion de poudre de bismuth réalise assez bien le but. D'autres ont recours à des moyens mécaniques : ils appliquent à la surface ouverte des gâteaux de charpie râpés, de l'amidon, de la poudre de craie, etc. Quelques chirurgiens, pour obtenir un opercule exclusivement formé de sang, couvrent les parties de continuité avec un morceau de charpie trempé dans du sang frais. C'est ainsi qu'Astley Cooper, en parlant des fractures compliquées et des luxations du genou, fait les réflexions suivantes : « Quand les os ont été remis en place, trempez un morceau de linge dans le sang du malade et appliquez le tout chaudement sur la plaie, il s'y coagule et forme le pansement le meilleur et le plus naturel de tous. » (Treatise on dislocations, etc., 2ᵉ éd., p. 255.)

qui se coagula à la surface de la plaie, et lorsque cette croûte tomba, au bout de plus de trente jours, la cicatrisation était complète[1].

Il faut soigneusement éviter, en pareil cas, toute espèce d'irritation ou d'inflammation, car la formation de pus au-dessous de cette croûte s'opposera plus ou moins à la cicatrisation.

Si, dans le cas d'une incision superficielle, on ne juge pas à propos de recourir aux sutures métalliques, et si les incrustations naturelles dont nous venons de parler paraissent insuffisantes, on pourra peut-être recourir à des moyens artificiels pour recoller les bords de la plaie. Depuis les premiers temps de la chirurgie, des emplâtres divers étendus sur de la toile, du linge, etc., ont été employés dans ce but; mais on se dispensait d'appliquer directement ce moyen agglutinatif à la ligne de séparation. Mais ces emplâtres, surtout lorsqu'ils sont appliqués les uns près des autres, ont une telle tendance à échauffer, irriter et resserrer les lèvres de la plaie, et y produisent une telle inflammation, que nos meilleurs chirurgiens en ont proscrit l'usage dans le pansement des plaies récentes.

N'existe-t-il aucun moyen plus efficace de recoller les bords des plaies extérieures et d'en faire, en quelque sorte, des plaies internes ? N'existe-t-il aucune substance que nous puissions déposer sur la ligne de réunion, qui, d'abord fluide comme la fibrine de sang, puisse ensuite se solifier par évaporation et maintenir en contact les bords de la plaie ?

Dans un travail sur cette question, lu au mois de juin 1848 devant la société médico-chirurgicale d'Edimbourg, et intitulé : « Des dissolutions de collodion, de gutta-percha et de caoutchouc, considérées par rapport au pansement des plaies, » j'ai mentionné les résultats d'un grand nombre d'expériences dans lesquelles ces préparations ont été employées comme agglutinatifs, et, après avoir signalé la solubilité de la gutta-percha dans le chloroforme, j'ai formulé les réflexions suivantes :

« Il est probable qu'un pas de plus se fera dans ce sens, et que les chirurgiens trouveront une substance qui, pour favoriser la cicatrisation des plaies, réunira les qualités que nous allons énumérer :

« 1° Elle offrira une ténacité suffisante pour maintenir en place les bords de la plaie, sans produire l'irritation quelquefois occasionnée par les sutures et les aiguilles.

« 2° Elle servira de pansement complet à la plaie.

[1] Lancet, 17 août 1853, p. 653.

« 3° Elle ne sera point soluble dans l'eau et ne pourra pas être facilement enlevée, ce qui permettra au chirurgien d'appliquer de la glace sur les plaies, pour calmer le travail inflammatoire, etc., etc.

« 4° Elle sera soluble dans quelque liquide volatil.

« 5° Elle pourra s'appliquer sous forme liquide ou demi-liquide et pourra, par conséquent, s'adapter à toutes les anfractuosités de la plaie ou des surfaces voisines ; le véhicule liquide pourra facilement s'évaporer, laissant derrière lui un emplâtre adhésif, offrant la ténacité et l'insolubilité nécessaires pour réunir les bords de la plaie [1]. »

Lorsque quelques gouttes de collodion (c'est-à-dire d'une solution de coton-poudre dans l'éther) sont déposées sur la peau, l'éther s'évapore rapidement et laisse derrière lui une toile mince, demi-transparente et fortement adhérente, imperméable à l'air et à l'eau et parfaitement insoluble. Il en est de même quand on emploie une solution de gutta-percha dans le chloroforme ; seulement le véhicule s'évapore plus lentement, et la pellicule est plus épaisse. Le docteur Bigelow et M. Maynard ont proposé d'appliquer le collodion pur au pansement des plaies récentes ; mais, dans cet état, le collodion appliqué sur la peau se rétracte au point de comprimer les tissus sous-jacents, produisant quelquefois des tiraillements considérables, et la rougeur et l'irritation tout autour de lui. Sous cette forme, c'est un moyen plus nuisible qu'utile. En l'appliquant cependant aux ulcérations du mamelon et à des éruptions ou de petites plaies cutanées, j'ai constaté que l'addition de vingt ou trente gouttes d'huile de ricin à chaque demi-once d'éther en modifie très-favorablement les propriétés, en faisant disparaître sa tendance à se contracter. Si jamais on l'applique aux plaies récentes, il faudra donc le mêler à l'huile de ricin.

La plupart des qualités que j'exige d'un bon agglutinatif appartiennent au collodion et à une solution saturée de gutta-percha dans le chloroforme ; il n'y a qu'une seule objection, c'est que les deux véhicules employés ont une action topique irritante. Si la première couche déposée sur la peau est très-mince, on évite jusqu'à un certain point cet inconvénient ; une couche mince d'huile ou de glycérine vaudrait peut-être encore mieux [2]. Mais une objection bien plus

---

[1] Edinburgh Monthly Journal of Medical science, juillet 1848, p. 49.

[2] Dans une excellente monographie sur la glycérine, M. Demarquay en a démontré l'utilité dans le pansement des plaies, surtout de celles qui guérissent par seconde intention. (De la Glycérine, de ses applications à la chirurgie et à la médecine, Paris, 1863, p. 96.)

sérieuse résulte de ce fait, que l'une et l'autre de ces deux applications ferment complétement les lèvres de la plaie et empêchent le
suintement séro-sanguin de s'écouler ; il s'accumule alors à l'intérieur
de la plaie ; il peut produire des effets délétères. Avec un peu d'attention, on pourrait peut-être éviter cet inconvénient, en laissant
des espaces libres pour l'écoulement des liquides. L'application d'un
tel pansement est souvent entravée par la présence du sang ou d'autres liquides, qui empêchent le collodion d'adhérer à la peau, à
mesure qu'il se dessèche ; dans de telles conditions, il vaut peut-être
mieux imprégner de cette substance un morceau de linge ou un
fragment de charpie, qu'on appliquera ensuite sur la plaie. Mais je
doute beaucoup, aujourd'hui que j'ai pu approfondir la question
par des observations directes, que nous trouvions jamais de grands
avantages à employer de tels agglutinatifs pour les plaies, excepté
celles qui sont très-étroites et superficielles.

Il faut après tout se rappeler que dans toutes ces petites plaies,
comme dans les grandes, nous avons pour but de les fermer et de
maintenir leurs bords dans un rapprochement complet, par des
moyens inoffensifs, pendant deux ou trois jours, assez longtemps
pour que la réunion immédiate ait lieu ; et que la nature « se refuse
bien rarement à faire son devoir quand nous faisons le nôtre, en
maintenant la coaption parfaite des bords de la plaie et en la protégeant de toute fluxion inflammatoire, comme le dit Wiseman. Mais,
ajoute-t-il, ce n'est pas à la nature qu'il appartient de rapprocher
les bords de la plaie ; cela regarde le chirurgien [1]. »

[1] Chirurgical Treatises, p. 341 et 362.

Nº VI.

(Voyez page 55.)

DE L'APPLICATION DE L'ACIDE CARBONIQUE
AU TRAITEMENT DES PLAIES : SON ACTION LOCALE,
COMME ANESTHÉSIQUE,
COMME CICATRISANT ET COMME DÉTERSIF.

Dans le chapitre VIII de ce travail, je me suis efforcé de prouver que le meilleur moyen d'obtenir la juxtaposition exacte des lèvres de la plaie est de les rapprocher par de nombreuses sutures métalliques, sans appliquer aucun pansement extérieur. Mais si, après un certain temps, les lèvres de la plaie ont une tendance à l'inflammation, on peut les soumettre à l'irrigation ou, ce qui vaut mieux encore, à l'action d'un courant d'air froid, ce qui adoucit tout aussi bien les douleurs du blessé, sans avoir l'inconvénient de dissoudre la croûte formée par la nature à la surface de la plaie. L'acide carbonique, comme je l'ai fait remarquer (p. 55) est, en pareil cas, un sédatif encore plus puissant.

Dans un article publié en 1856, sur l'anesthésie locale, obtenue au moyen de l'acide carbonique (Obstetric Works, vol. II, p. 765), je me suis efforcé de signaler les effets sédatifs et bienfaisants de ce gaz, dans les affections de la plupart des grandes muqueuses de l'économie, — celles de l'estomac, des intestins, de l'utérus, de la vessie, du pharynx, des poumons, de l'œil ; et je m'efforçai de prouver que, sous une forme déguisée, ce moyen avait été employé par Hippocrate, Paul d'Égine, Rueff, Paré, etc., tandis que, de nos jours, ce même gaz, qui se dégage en grande abondance des sources thermales de Nauheim, Marienbad, etc., produit des effets topiques fort utiles dans un grand nombre de maladies.

Dans le même travail, j'ai cherché à démontrer que les effets locaux de l'acide carbonique avaient paru utiles dans le traitement des plaies cancéreuses aux docteurs Ewart, Percival, etc. Il agit comme anesthésique local et comme détersif, pour désinfecter les sécrétions de la plaie et produire quelquefois une cicatrisation provisoire. Le docteur North a publié quelques observations qui se rapportent au même sujet. En outre, j'ai cité les expériences des docteurs Ingenhouz et Beddoes, pour prouver que, lorsque la peau est soulevée par un vésicatoire, la douleur qu'on produit en enlevant l'épiderme s'évanouit lorsqu'on plonge la surface, ainsi mise à nu, dans l'acide carbonique, mais reparaît lorsqu'on la remet au contact de l'air. « S'il n'y a point d'erreur dans ces expériences, ajoutais-je, elles nous mettent sur la voie d'une amélioration immense dans le traitement des brûlures et des plaies douloureuses [1] ; car il paraît possible de faire cesser les douleurs que produisent ces lésions en maintenant les parties affectées dans un bain d'acide carbonique ou de quelque autre anesthésique gazeux. Si les assertions d'Ewart, de Beddoes et de Fourcroy sont exactes, nous devrions aussi retirer de grands avantages de l'emploi de l'acide carbonique, au point de vue de la cicatrisation et de la réunion des solutions de continuité [2].

Dans son intéressant travail sur l'acide carbonique et ses usages thérapeutiques, M. Herpin dit [3] que mes travaux sur cette question ont été poursuivis avec succès par MM. Follin, Maisonneuve et Broca. Pour le moment, je ne fais allusion à ces recherches qu'au point de vue du traitement des plaies chirurgicales. Un mémoire,

---

. [1] C'est ici, je crois, la première fois que l'application de l'acide carbonique au traitement des plaies chirurgicales ait été proposé. MM. Lecomte et Demarquay, dans leur mémoire sur cette question, s'expriment de la manière suivante :

« *L'acide carbonique semble donc appelé, ainsi que l'avait annoncé le premier Priestley, à jouer un rôle important dans la thérapeutique des plaies.* » (Comptes rendus hebdomadaires des séances de l'Académie des sciences, 18 avril 1859, t. XLVIII, p. 845.)

Je n'ai trouvé nulle part, dans les ouvrages de Priestley, une allusion quelconque à ce mode de traitement des plaies. Il parle de l'utilité que pourrait offrir l'emploi de l'acide carbonique pour les cancers et les ulcères, mais il n'a jamais proposé de l'appliquer au traitement des plaies.

[2] Obstetric Memoirs, etc., t. II, p. 777.

[3] De l'Acide carbonique, 1864, p. 230.

basé sur de nombreuses expériences, a été récemment présenté à l'Académie des sciences par MM. Leconte et Demarquay ; ces auteurs ont prouvé que, dans les plaies sous-cutanées, — (et probablement aussi, d'après nous, dans les plaies ouvertes), — l'application de l'acide carbonique accélère au plus haut degré le travail de la cicatrisation. Dans une note publiée plus tard sur le traitement des *plaies rebelles* par le traitement de l'acide carbonique, ils maintiennent que ce gaz est « le plus puissant agent » de la cicatrisation des plaies exposées à l'air et qui résistent à tous les moyens ordinaires [1].

L'histoire de l'emploi des anesthésiques, soit généraux, soit locaux, chez les anciens, est intéressante au plus haut degré. Dans un travail archéologique sur cette question [2], j'ai montré que Dioscoride, qui parle à plusieurs reprises de l'anesthésie générale produite par la mandragore, fait observer que, selon l'opinion commune, on peut obtenir des effets d'anesthésie locale par l'usage de la pierre de Memphis. Pline nous apprend que la pierre de Memphis était du marbre ; — c'était donc du carbonate de chaux, dont l'acide carbonique pouvait être mis en liberté par l'emploi d'un acide faible. « Pour les usages médicinaux, dit Pline, on la triture et on l'applique sous forme de liniment, avec du vinaigre, aux parties du corps qui doivent être incisées ou cautérisées ; les chairs s'engourdissent et deviennent insensibles à la douleur [3]. »

[1] Comptes rendus de l'Académie des Sciences, t. XLVIII (1859), p. 843 et 45 ; et t. LIV (1862), p. 689.

[2] London Medical Gazette, juillet 1848, p. 62.

[3] Hist. nat., lib. XXXVI, cap. xi.

N° VII.

(Voyez page 166.)

DE QUOI MEURENT LES AMPUTÉS?

Nous avons vu plus haut (p. 166) que, sur cent cinquante-trois opérés morts à Guy's Hospital, le docteur Chevers trouva que dix-huit ou dix-neuf, c'est-à-dire un sur huit, avaient succombé à des accidents chirurgicaux proprement dits, — la gangrène, l'hémorrhagie, le tétanos, etc. Pour ce qui touche aux cent trente-quatre autres, j'ai fait les réflexions suivantes dans mes leçons sur la *fièvre des amputés* :

« Si les complications chirurgicales ne font périr qu'une proportion relativement si faible des malades, de quoi meurent la plupart des opérés? Ils ont présenté des phénomènes fébriles pendant la vie, et, après la mort, ils offrent des traces d'inflammation aiguë dans les principaux viscères de l'économie. Ils succombent à la fièvre des amputés, — maladie qui se compose d'une combinaison de phénomènes fébriles et de lésions inflammatoires internes. Sur les décès signalés par le docteur Chevers, cent trente-quatre furent occasionnés par la fièvre des amputés, et l'on trouva à l'autopsie des lésions inflammatoires récentes au sein de divers organes. La fréquence relative de ces diverses lésions se trouve sommairement indiquée dans la table suivante :

Lésions inflammatoires observées dans 134 cas de fièvre des amputés (Chevers).

Péritonite, dans	52 cas.	Phlébite, dans	3 cas.
Entérite	9 —	Méningite	27 —
Pneumonie	47 —	Encéphalite	9 —
Pleurésie	35 —	Cystite	8 —
Bronchite, laryngite, diphthérite	4 —	Suppuration des muscles ou des articulations	3 —
Péricardite	14 —	Inflammation de la tunique vaginale	1 —
Artérite	4 —		

Mon neveu, le docteur Alexandre Simpson, ayant été admis à consulter les registres pathologiques de l'hôpital général de Vienne, où les autopsies se font sous la dirction du professeur Rokitansky, eut l'obligeance de dresser une table destinée à montrer la fréquence relative des lésions situées sur divers points du corps dans le cas de fièvre des amputés et de fièvre puerpérale. Je signale cette table à votre attention.

Table montrant la fréquence relative des lésions inflammatoires récentes sur divers points du corps, dans 100 cas de fièvre des amputés.

Poumons et plèvre.. ...	59 cas.	Vessie	6 cas.
Veines.	53 —	Foie	5 —
Siége de l'opération	40 —	Péricarde	4 —
Muscles et tissu cellu-		Lymphatiques..........	3 —
laire.................	28 —	Artères	2 —
Péritoine	16 —	Vagin.................	2 —
Cerveau et membranes ..	16 —	Intérieur de l'utérus	1 —
Os et articulations	15 —	Substance charnue du	
Rate.	10 —	cœur	1 —
Reins.	9 —	Glande parotide........	1 —
Estomac et intestins.....	7 —	Oreille................	1 —

Les malades, chez qui des lésions inflammatoires de ces divers organes furent découvertes après la mort, avaient subi des opérations et des blessures sur tous les points du corps et de tous les degrés possibles de gravité, depuis l'amputation de la cuisse jusqu'à l'opération du phimosis.

Considérez maintenant la table suivante, qui montre la fréquence relative des lésions semblables dans la fièvre puerpérale :

Tableau montrant combien de fois sur 100 des lésions inflammatoires récentes furent rencontrées sur divers points du corps dans 500 cas de fièvre puerpérale.

Intérieur de l'utérus....	74,4 %	Reins................. .	3,4 %
Veines utérines........	69,8	Estomac et intestins	2,6
Péritoine	64,2	Péricarde	2,4
Poumons et plèvre	40,4	Glande mammaire......	1,4
Vaisseaux lymphatiques.	25,8	Trompe de Fallope.....	1,0
Ovaires.	15,6	Vessie...............	0,8
Tissu cellulaire et muscles	9,2	Glande parotide........	0,6
Veines extérieures à l'u-		Substance musculaire du	
térus.	8,0	cœur	0,6
Cerveau et membranes..	4,6	Endocarde	0,4
Rate.................	4,2	Iris	0,2
Vagin et vulve........	3,8	Amygdales............	0,2
Os et articulations	3,6	Larynx et trachée......	0,2

En comparant ces deux tableaux, vous verrez combien nous sommes autorisé à considérer la fièvre puerpérale et la fièvre des amputés comme des affections de même nature ; la différence dans la fréquence avec laquelle divers organes sont exposés à devenir le siége de ces lésions inflammatoires dans la fièvre puerpérale et celle des amputés, tient principalement au siége différent de la lésion primitive ; car l'identité de ces deux maladies devient plus évidente lorsqu'on compare au tableau précédent le tableau que voici :

Tableau montrant la fréquence relative des lésions inflammatoires récentes dans divers organes sur 19 cas de fièvre chirurgicale à la suite des diverses opérations et lésions des organes pelviens, sans en excepter l'opération de la hernie étranglée.

Péritoine	63,1 %	Vessie	15,8 %
Poumons et plèvre	63,1	Foie	15,8
Siége de la plaie	26,3	Veines	10,5
Tissu cellulaire périné-phrétique	26,3	Rate	10,5
		Vagin	5,3
Tissu cellulaire des autres points	21,0	Utérus	5,3
		Bronches	5,3
Tube intestinal	15,8	Glande parotide	5,3

La proportion dans laquelle divers organes internes deviennent le siége de lésions inflammatoires aiguës est ici la même, à peu de chose près, que chez les malades qui succombent à la fièvre puerpérale, parce que la lésion primitive est ici, comme dans la fièvre puerpérale, située dans les viscères pelviens ou les parties voisines [1].

[1] Clinical Lectures on Diseases of Women, Philadelphia, 1863, p. 158 ; or Medical Times and Gazette, avril 23, 1859, p. 412.

N° VIII.

(Voyez page 172.)

CHIRURGIE PROPHYLACTIQUE : SON IMPORTANCE PRATIQUE,

« La dernière partie de la chirurgie, à savoir la médecine opératoire, dit John Hunter, est une critique acerbe de l'art de guérir : c'est un aveu de l'impuissance de la chirurgie. » Il ajoute plus loin : « Aucun chirurgien ne devrait approcher sa victime sans terreur et sans une certaine répugnance [1]. »

Il est certain que lorsqu'un chirurgien est sur le point de soumettre son malade à une opération dangereuse, il ne doit négliger aucun renseignement capable d'offrir une chance de salut de plus à l'opéré. Il est souvent appelé à agir sur-le-champ dans les cas d'accidents graves et soudains qui ne laissent pas le temps de préparer le malade à l'opération. Mais le plus souvent, il s'agit d'une affection chronique ou des suites éloignées d'un accident, et l'on dispose alors d'une semaine ou deux pour préparer l'économie à la secousse qu'elle va subir.

L'importance de ce traitement préparatoire est aujourd'hui presque universellement reconnu par les chirurgiens instruits. C'est là ce qui constitue la chirurgie prophylactique. Dans mes leçons sur la fièvre des amputés [2], dont je viens de donner un extrait dans l'appendice précédent, je me suis efforcé de montrer l'importance de faire subir au malade destiné à l'opération un traitement spécial. J'ai discuté à ce point de vue l'époque de l'opération, la préparation du malade par la diète, la condition hygiénique de l'opéré par rap-

---

[1] Œuvres, éd. Palmer, t. I, p. 210.
[2] Medical Times and Gazette, 23 avril, 30 avril, 14 mai, 21 mai 1859.

port à l'état de l'atmosphère, etc. [1], ainsi que plusieurs autres points qui peuvent influencer les résultats de l'opération. Après avoir insisté sur ces points, je faisais les réflexions suivantes, au sujet de l'importance et l'utilité de la médication prophylactique :

« Des moyens thérapeutiques divers ont également été proposés pour préparer les malades à subir les opérations sanglantes dans les conditions les plus favorables. Dans ce but, des toniques et des altérants leur ont été parfois administrés à la veille d'une opération, dans le but d'éviter l'infection purulente. Cette méthode prophylactique n'a point donné jusqu'à présent de bien grands résultats. D'ailleurs, ces expériences n'ont jamais été pratiquées sur une grande échelle. Mais j'avoue que ce genre de recherches, par rapport aux opérations chirurgicales, m'a toujours paru digne d'attirer l'attention des jeunes chirurgiens.

Voyez ces deux malades couchés l'un auprès de l'autre dans la

---

[1] Par rapport à la question si vivement controversée dans ces derniers temps, de la ventilation des hôpitaux et de la construction de ces établissements, j'ai fait les réflexions suivantes : « Nous savons que lorsqu'on néglige la précaution de placer les opérés dans une atmosphère souvent renouvelée, et lorsqu'on accumule un grand nombre de blessés dans une salle étroite, l'infection purulente et la pourriture d'hôpital se développent rapidement chez ces malheureux. Vous pouvez donc créer, en quelque sorte, cette maladie à volonté, en négligeant les soins de propreté nécessaires. Et l'on peut se demander s'il ne conviendrait pas, dans l'intérêt de nos blessés, de transformer nos vastes hôpitaux en villages, et les palais dont ils consistent en petites chaumières, plutôt que de suivre le système actuel, et de construire, pour les recevoir, des bâtiments où les salles sont empilées les unes au-dessus des autres. Peut-être aussi que les salles d'hôpital sont infectées après un long service, et sans doute il est utile de les évacuer de temps en temps pour les nettoyer et les blanchir. De vieux hôpitaux et d'anciennes salles ne fournissent guère d'aussi bons résultats que les hôpitaux nouveaux et les salles neuves. » (Medical Times and Gazette, 14 mai, 1859, p. 490.)

En 1848, je faisais les remarques suivantes à ce sujet : « J'ai souvent professé que si nos hôpitaux actuels, au lieu d'être de vastes bâtiments encombrés de malades étaient transformés en villages ou en chaumières avec un ou deux malades dans chaque pièce, bien des vies seraient épargnées. Et si le village était construit en fer au lieu d'être bâti en briques ou en pierre, on pourrait le démolir et le reconstruire au bout de quelques années, ce qui paraît offrir une grande importance au point de vue hygiénique. D'ailleurs, la valeur des matériaux ne serait pas considérablement amoindrie par le temps. Les principales dépenses seraient celles de la construction première. On pourrait l'établir sur quelque terrain vague aux environs de la ville ; et, en cas d'épidémie, on pourrait aisément en agrandir la contenance. » Voyez Edinburgh Monthly Journal of Medical Science, novembre 1848, p. 538 ; et mes Obstetric Memoirs and Contributions, t. I, p. 857.)

même salle : ils sont à peu près du même âge et ont été opérés tous les deux, il y a peu de jours, par le même chirurgien. L'un d'eux a subi l'amputation de la cuisse, et quoique le couteau du chirurgien ait ainsi produit une vaste mutilation chez lui, quoiqu'il existe chez cet homme une vaste solution de continuité, le pouls est calme, la peau fraîche, et par rapport à l'état général, il se trouve dans des conditions satisfaisantes. Son voisin a subi l'extirpation d'une petite tumeur sous-cutanée, opération beaucoup moins grave et qui laisse une plaie beaucoup moins étendue, et cependant il offre 130 à 140 pulsations par minute ; sa peau est alternativement brûlante et couverte de sueur, et il est en proie à une attaque grave et probablement fatale d'infection purulente. Il doit avoir existé une différence marquée entre la constitution de ces deux hommes avant l'opération [1]. L'état général du premier malade s'oppose à l'infection purulente, même après l'une des opérations les plus graves de la chirurgie ; tandis que l'état général du second l'expose à cette complication funeste, même après une opération légère.

La grande question à résoudre est de savoir si nous pouvons, par des moyens artificiels, produire d'avance chez tous nos opérés cet état particulier de la constitution générale qui a permis à notre premier malade de subir impunément une opération aussi grave ? En d'autres termes, pouvons-nous à volonté modifier, améliorer ou fortifier l'économie de manière à lui permettre de subir impunément l'intervention chirurgicale ? Il s'agit d'une question pratique qui comporte à la rigueur une solution positive, et celui qui la résoudrait avec succès, qui saurait empêcher l'infection purulente de se produire chez les amputés, et la fièvre puerpérale chez les femmes en couches, aurait assurément réalisé l'une des plus grandes découvertes des la médecine, une découverte qui sauverait la vie à plus de malades que toute autre innovation chirurgicale.

Divers altérants, divers toniques, comme je vous l'ai dit, ont été employés dans ce but ; mais on n'a jamais expérimenté sur une grande échelle ni avec beaucoup de persévérance. On a administré

---

[1] J'entends par là une différence existant à l'époque de l'opération, et non pas une différence fondamentale. Nous voyons tous les jours, en chirurgie, que des sujets qui ne peuvent aujourd'hui supporter la moindre opération sans danger d'infection purulente, ont pu subir, quelques mois auparavant, une amputation grave, ou même l'opération de la taille, sans encourir aucun danger de ce genre. En d'autres termes, c'est une différence dans la constitution du malade au moment de l'opération, qui le prédispose à cette affection terrible, ou qui parvient à l'en garantir.

aux malades le bisulfate de quinine, le chlorate de potasse, etc.
Pendant quelque temps, avant de les opérer, Hamilton Bell et d'autres praticiens écossais ont préconisé le perchlorure de fer dans des
cas d'érysipèle. Il existe une analogie réelle entre l'érysipèle et la fièvre des amputés, qui, sans être identiques, offrent cependant un caractère commun, et qui participent toutes les deux à la nature des inflammations et à celle des fièvres. D'après cette analogie, je supposai
que le perchlorure de fer pouvait être employé comme moyen prophylactique contre la fièvre puerpérale et l'infection purulente,
surtout en considérant que ce médicament peut guérir l'érysipèle
après le début de la maladie, et qu'il purifie le sang, par l'intermédiaire des reins, d'une foule de substances azotées, tandis que c'est
en même temps un tonique puissant. Dix-huit mois avant de quitter son service à l'hôpital Royal, mon ami le docteur Dunsmure eut
la bonté de soumettre, à ma prière, tous ses opérés à l'emploi quotidien du perchlorure de fer, quand on avait le temps de les préparer
d'avance à subir l'opération. Le docteur Dunsmure m'a positivement
assuré qu'à la suite de ce traitement préventif ses malades se rétablissaient plus franchement après les opérations, et qu'ils étaient
moins souvent atteints d'infection purulente. C'était là peut-être une
simple coïncidence : mais le docteur Dunsmure était convaincu que ce
résultat était la conséquence du traitement qu'il avait adopté. Des
observations nombreuses seraient nécessaires pour démontrer le fait,
et des moyens bien supérieurs au perchlorure de fer pourront sans
doute être découverts. Permettez-moi seulement de vous faire observer que si les idées que je viens d'exposer au sujet de la fièvre
des amputés sont quelque peu fondées, ces moyens prophylactiques
s'adresseront probablement aux organes excréteurs et sécréteurs de
l'économie, et débarrasseront ainsi le sang des matières organiques
altérées qu'il peut renfermer. Sans doute, plus il existe de ces matières dans le sang, plus l'absorption de produits septiques sera dangereuse. Ce principe est vrai, même quand ces matériaux de désassimilation ne sont pas ceux sur lesquels le poison spécifique agit
spécialement. La variole, la rougeole et la scarlatine paraissent agir
sur une matière spéciale qui se trouve épuisée par une seule manifestation de la maladie. Mais, lorsqu'un de ces poisons pénètre dans
l'économie d'une femme dans l'état puerpéral, à une époque où le
sang est chargé de matières organiques en état de régression, son
action est tellement intense, qu'elle amène presque toujours la mort.
Voilà pourquoi, dans l'état puerpéral, les fièvres éruptives sont dix

ou vingt fois plus graves que dans les conditions ordinaires [1]. »

Dans ces mêmes leçons, je me suis efforcé de prouver que dans l'infection purulente comme dans la fièvre puerpérale, les symptômes fébriles et les inflammations viscérales ne sont pas dans le rapport de cause à effet, comme on l'a si longtemps supposé, mais que ces deux ordres de phénomènes résultent simultanément d'une seule et même cause, — l'intoxication du sang, — et j'ai cherché à montrer de quelle manière cet empoisonnement général se produit chez les opérés, et par quel mécanisme il donne lieu aux lésions inflammatoires qu'on trouve dans les principaux viscères.

[1] Loc. cit., p. 490.

N° IX.

(Voyez page 227.)

DE L'ANESTHÉSIE CHIRURGICALE AU POINT DE VUE DE L'OPÉRÉ.

Je ne me propose point de discuter ici les questions qui se rattachent à l'emploi du chloroforme dans les opérations, ni de considérer la question de l'anesthésie chirurgicale au point de vue scientifique : mais je ne puis résister au désir de placer un instant nos confrères au point de vue du malade, dont les sensations ont été décrites avec éloquence par un homme parfaitement capable de les peindre ; — je veux parler de mon excellent collègue et ami, feu le professeur Georges Wilson, qui fut obligé de subir une opération grave en 1842, quelques années avant la découverte des anesthésiques.

« Il y a plusieurs années, m'écrivait-il, que je fus obligé de me préparer subitement à subir l'amputation d'un membre. Je me résignai sur-le-champ, mais après avoir exigé un délai de huit jours. Je n'avais aucun espoir de me soustraire à cette cruelle nécessité, ni de vaincre, en y réfléchissant, la répugnance qu'elle m'inspirait ; je désirais seulement avoir le temps de me préparer à la mort, qui pouvait évidemment résulter de l'opération.

« Cet espace de temps, qui me paraissait à la fois si long et si court, s'écoula bientôt, et je vis arriver le jour fixé d'avance.

« Avant la découverte des anesthésiques, le malade qui se préparait à subir une opération était dans les mêmes conditions qu'un condamné qui se prépare au supplice. Il comptait les jours, il comptait les heures jusqu'au moment fatal. Il écoutait avec inquiétude le roùlement des voitures, en attendant celle du chirurgien ; il entendait avec émotion le coup de sonnette qui l'annonçait ; il écoutait le bruit de ses pas dans l'escalier ; il le voyait paraître dans sa chambre ; il jetait un regard sur ses redoutables instruments ; il recevait ses derniers avertissements : il faisait enfin le sacrifice de sa liberté, et s'abandonnait, en frémissant, aux aides de l'opérateur. L'agitation, l'inquiétude et l'épuisement qui résultaient d'une aussi longue série d'émotions pénibles ne pouvaient qu'aggraver les suites de l'opération, l'état physique de l'économie étant de nature à les exagérer plutôt qu'à les amoindrir. Combien de douleurs n'épargne-t-on pas au malade, en le plongeant dans l'insensibilité, et en lui ravissant jusqu'au souvenir de ses souffrances ! N'est-ce pas un moyen de favoriser d'avance son rétablissement ?

« L'opération que j'avais à subir était plus fatigante que plusieurs de celles qui paraissent offrir plus de gravité. Il s'agissait de promener le couteau sur des tissus enflammés et d'une sensibilité exquise, et il était impossible de la terminer rapidement. Je ne crois pas avoir souffert plus que la majorité des opérés ; mais j'ai souffert pour le moins autant ; c'est tout ce que je veux établir.

« Je renonce à décrire les tortures que j'éprouvai : aucune langue ne saurait les exprimer. Si les détails se sont plus ou moins effacés de ma mémoire, je n'oublierai jamais l'émotion violente qui me saisit, ni l'horreur profonde qui s'empara de moi : il me semblait que j'étais abandonné de Dieu et des hommes, et le désespoir s'emparait de mon cœur.

« Pendant l'opération, en dépit de la douleur physique, tous mes sens jouissaient d'une lucidité particulière, comme il arrive, à ce qu'on prétend, à tous ceux qui se trouvent placés dans de telles circonstances. Une sorte de fascination m'obligeait à suivre des yeux tous les mouvements du chirurgien. Je me rappelle encore la disposition des instruments ; la compression du tourniquet ; la première incision ; les attouchements pratiqués sur l'os qui venait d'être scié ; l'éponge appliquée sur les lambeaux ; la ligature des vaisseaux, et ce membre tout couvert de sang qui gisait par terre.

« Ces souvenirs sont trop précis pour ne pas être pénibles. Pendant longtemps ils m'ont poursuivi : aujourd'hui encore ils se réveillent facilement ; et s'ils ne ramènent pas les douleurs de l'opération, ils me font souffrir à leur manière, et me jettent dans une agitation qui nuit à la santé du corps aussi bien qu'à celle de l'esprit. De pénibles réminiscences sont heureusement épargnées à ceux qui ont respiré le chloroforme ; et si je pouvais, même aujourd'hui, boire la coupe de l'oubli, pour effacer de ma mémoire ces tristes souvenirs, je le ferais volontiers, car ils reviennent souvent et me font toujours souffrir.

« Je plaide donc en faveur des anesthésiques. Je crains d'être accusé d'exagération : mais je vous assure que je n'en suis nullement coupable. Quand j'appris l'existence de cette découverte, je refusai d'abord d'y croire. Aujourd'hui je remercie Dieu de vous avoir inspiré la pensée d'un moyen si simple d'atténuer la souffrance[1]. »

Après avoir lu ce récit terrible et touchant de ce que les malades avaient quelquefois à éprouver avant la découverte des anesthésiques, on se réjouit de penser qu'en dépit des prédictions qui affirmaient le contraire, de pareilles souffrances sont pour toujours abolies. Nous savons et nous confessons aujourd'hui, que ces douleurs, qui passaient autrefois pour une cruelle nécessité, loin d'être utiles, sont en réalité nuisibles au malade. Car, comme le dit Galien, *dolor in dolentibus inutile est*. Et ce serait aujourd'hui une action inhumaine d'infliger à nos semblables les tortures qui viennent d'être si vigoureusement dépeintes. Tandis que les anesthésiques épargnent à l'opéré les douleurs qui accompagnent les mutilations de ce genre, ils préviennent l'épuisement de ses forces et favorisent son rétablissement. Mais ce n'est pas seulement au malade, c'est aussi au chirurgien lui-même que les anesthésiques sont utiles : ils lui permettent d'opérer avec plus de calme, avec une lenteur calculée, et permettent d'entreprendre des opérations autrefois réputées impossibles. Il y a longtemps que Marx, de Gottingue, avait exprimé l'espérance « que les nombreuses expériences tentées pour abolir la douleur dans les opérations chirurgicales, qui font tant d'honneur à leurs auteurs, seraient un jour couronnées de succès[2]. » On peut d'ailleurs se réjouir de la rapidité avec laquelle l'emploi de ces moyens s'est répandu sur le globe entier. Il existe en Angleterre plusieurs usines qui s'occupent exclusivement de la fabrication du chloroforme : j'en connais une à Edimbourg qui en fabrique 4,000 doses par jour : et dans d'autres pays, la consommation n'est pas moins grande ; bien des souffrances sont ainsi épargnées à l'humanité.

---

[1] Voyez cette lettre en entier dans mes Obstetric Memoirs and Contributions, t. II, p, 796.

[2] Voyez sa lettre à Boerhaave, dans l'Akesios, trad. Macness, p. 329.

FIN DE L'APPENDICE.

TABLE DES MATIÈRES.

——

APPENDICE.

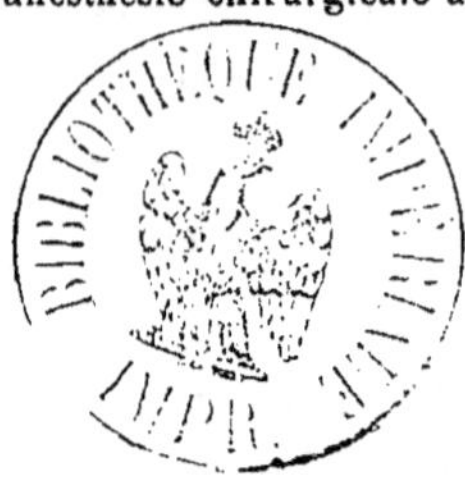

FIN DE LA TABLE DES MATIÈRES.

LISTE DES FIGURES INSÉRÉES DANS LE TEXTE.

FIN DE LA LISTE DES FIGURES.